中国百年百名中医临床家丛书

何 炎 燊

马凤彬 编著

中国中医药出版社

·北京·

图书在版编目（CIP）数据

何炎燊 / 马凤彬编著 . —— 北京：中国中医药出版社，2001.02（2024.12重印）

（中国百年百名中医临床家丛书）

ISBN 978–7–80156–135–0

Ⅰ . ①何… Ⅱ . ①马… Ⅲ . ①中医学：临床医学－经验－中国－现代 Ⅳ . ① R249.7

中国版本图书馆 CIP 数据核字 (2000) 第 59994 号

中国中医药出版社出版

北京经济技术开发区科创十三街 31 号院二区 8 号楼
邮政编码　100176
传真　010–64405721
廊坊市佳艺印务有限公司印刷
各地新华书店经销

开本 850×1168　1/32　印张 8.5　字数 192 千字
2001 年 2 月第 1 版　2024 年 12 月第 5 次印刷
书号　ISBN 978 – 7 – 80156 – 135 – 0

定价　33.00 元
网址　www.cptcm.com

服 务 热 线　010–64405510
购 书 热 线　010–89535836
维 权 打 假　010–64405753

微信服务号　zgzyycbs
微商城网址　https://kdt.im/LIdUGr
官 方 微 博　http://e.weibo.com/cptcm
天猫旗舰店网址　https://zgzyycbs.tmall.com

如有印装质量问题请与本社出版部联系（010–64405510）

出版者的话

祖国医学源远流长。昔岐黄、神农，医之源始；汉仲景、华佗，医之圣也。在祖国医学发展的长河中，临床名家辈出，促进了祖国医学的迅猛发展。中国中医药出版社为贯彻卫生部和国家中医药管理局关于继承发扬祖国医药学，继承不泥古、发扬不离宗的精神，在完成了《明清名医全书大成》出版的基础上，又策划了《中国百年百名中医临床家丛书》，以期反映近现代即 20 世纪，特别是新中国成立 50 年来中医药发展的历程。我们邀请卫生部张文康部长做本套丛书的主编，卫生部副部长兼国家中医药管理局局长佘靖同志、国家中医药管理局副局长李振吉同志任副主编，他们都欣然同意，并亲自组织几百名中医药专家进行整理。经过几年的艰苦努力，终于在 21 世纪初正式问世。

顾名思义，《中国百年百名中医临床家丛书》就是要总结在过去的 100 年历史中，为中医药事业做出过巨大贡献、受到广大群众爱戴的中医临床工作者的丰富经验，把他们的事业发扬光大，让他们优秀的医疗经验代代相传。百年轮回，世纪更替，今天，我们又一次站在世纪之巅，回顾历史，总结经验，为的是更好地发展，更快地创新，使中医药学这座伟大的宝库永远取之不尽、用之不竭，更好地服务于人类，服务于未来。

本套丛书第一批计划出版 140 种左右，所选医家均系在中医临床方面取得卓越成就，在全国享有崇高威望且具有较高学术造诣的中医临床大家，包括内、外、妇、儿、骨伤、针灸等各科的代表人物。

本套丛书以每位医家独立成册，每册按医家小传、专病论治、诊余漫话、年谱四部分进行编写。其中，医家小传简要介绍医家的生平及成才之路；专病论治意在以病统论、以论统案、以案统话，即将与某病相关的精彩医论、医案、医话加以系统整理，便于临床学习与借鉴；诊余漫话则系读书体会、札记，也可以是习医心得，等等；年谱部分则反映了名医一生中的重大事件或转折点。

本套丛书有两个特点是值得一提的：其一是文前部分，我们尽最大可能收集了医家的照片，包括一些珍贵的生活照、诊疗照，以及医家手迹、名家题字等，这些材料具有极高的文献价值，是历史的真实反映；其二，本套丛书始终强调，必须把笔墨的重点放在医家最擅长治疗的病种上面，而且要大篇幅详细介绍，把医家在用药、用方上的特点予以详尽淋漓地展示，务求写出临床真正有效的内容，也就是说，不是医家擅长的病种大可不写，而且要写出"干货"来，不要让人感觉什么都能治，什么都治不好。

有了以上两大特点，我们相信，《中国百年百名中医临床家丛书》会受到广大中医工作者的青睐，更会对中医事业的发展起到巨大的推动作用。同时，通过对百余位中医临床医家经验的总结，也使近百年中医药学的发展历程清晰地展现在人们面前，因此，本套丛书不仅具有较高的临床参考价值和学术价值，同时还具有前所未有的文献价值，这也是我们组织编写这套丛书的初衷所在。

中国中医药出版社

2000 年 10 月 28 日

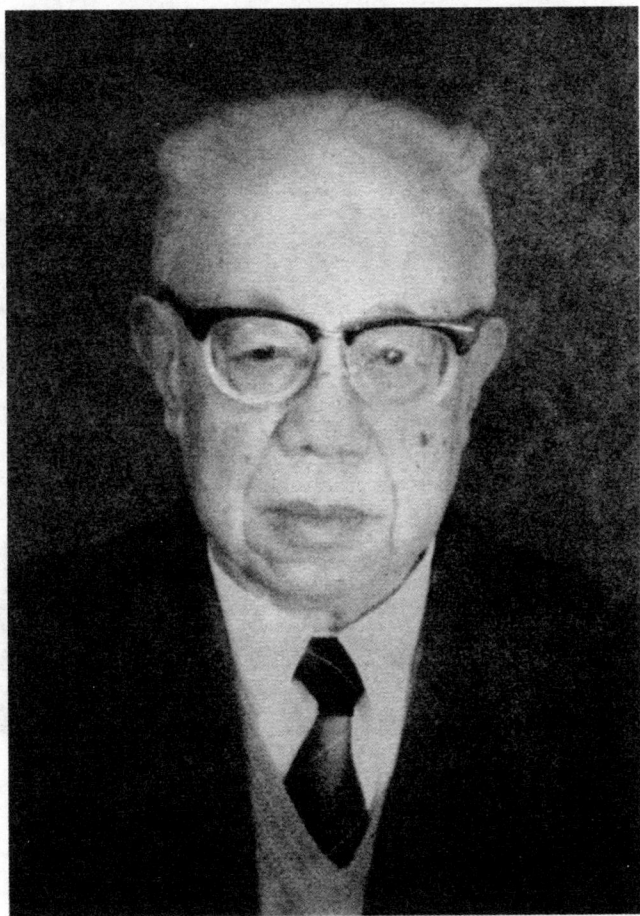

何炎燊老中医

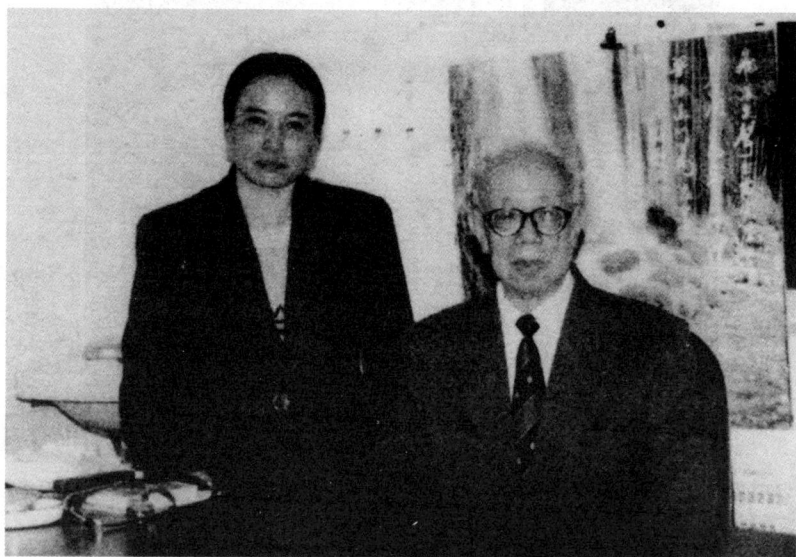

何炎燊老中医与其弟子马凤彬的合影

内容提要

    本书重点介绍了何炎燊治疗伤寒、温病、中风、哮喘、胃病、肝病、肾病、滑胎、不孕、麻疹、小儿腹泻、紫癜等11种病症的临床经验。每病先有医论，后列医案，并附按语，深入浅出，皆何氏数十年临证有得之言，可资临床借鉴。

    此外，另选10个疑难病案，详加评析，体现何氏精思明审，善用古方化裁以治今病的学术特色。

    诊余漫话中，《锲而不舍，自学成医》一文，乃何氏自述其刻苦自学，而成一代名医的奋斗历程，文情并茂，对中青年中医能起到教育和鼓励作用。

凡 例

一、专病论治，共编辑了何氏所专长的 11 个病症。每个病症，先论后案。医论的形式不拘一格，文字长短不一，都是何氏几十年来读书临证的有得之言，弥足珍贵。何氏还治愈不少疑难重病，故另选 10 个病案，加以评析，从另一个侧面反映何氏的学术思想。

二、中西医病名尚未统一，本集也不强求一致。每个病案的标题基本上采用西医病名和中医辨证相结合。故常有一连数案病名相同而辨证各异，充分体现了中医辨证论治的特点。

三、医案之后，附有按语，或揭示辨证论治的关键，或指出处方用药的灵活化裁，或阐述古人未发之旨，或把几个病案综合分析其异同，富有启发性。

四、古人医案，常只写药名而不写药量，或仅标方名而不列药味。何氏早年医案，亦有此失。因原案散失，无可查核，只好一仍其旧，若加润色，反失其真。

五、何氏撰写的《锲而不舍，自学成医》一文，详细叙述了他出身贫寒，经历坎坷，刻苦自学而成为一代名医的特殊经历，文情并茂，可读性强。此文发表后，在社会上引起很大反响。许多中医界老前辈，都认为此文对中青年中医有很大启发和教育作用。现收入本集《诊余漫话》中，以飨读者。

六、医论医案，是在何氏指导下，由门人马凤彬副主任中医师整理而成，故用第三人称。《诊余漫话》都是何氏原文照录，故用第一人称。

目 录

医家小传

"不为良相　当为良医"

何炎燊，男，广东省东莞市人，1922 年 10 月出生于一商人之家。9 岁时，父亲送他到宿儒李仲台的专家馆就学，长达 5 年；希望他在名师的教育下，将来"学而优则仕"。李老师则用范仲淹的"不为良相，当为良医"的话教导何氏，不要听从父亲的摆布，争逐于荣名利禄之场，而要做一个有益于社会的人，才不枉此生。何氏深受感动，于是啮指自誓，要做一名良医。

何氏考入高中第二年，日寇侵入华南，莞城沦陷。父亲病逝，家产荡然，全家到了山穷水尽的地步。他只好硬着头皮，白天开设私塾，教二三十个小学生，靠微薄的收入养活一家四口。晚上，则是"三更灯火五更鸡"，刻苦自学中医。三四年间，虽学有进益，但体重日减，视力日差。现在，何氏患有多种慢性病、深度近视和白内障，溯本寻源，实始于此时。然而，"衣带渐宽终不悔，为伊消得人憔悴"，他一直没有后悔。

何氏 21 岁开始以医术问世。他牢记李老师的教导，自撰一联，悬于诊室。他把"不为良相"的"不"字，改为"懒"字。其联曰："好把仁心布仁术，懒为良相作良医。"这副对联，便成为他其后 50 多年理想情操的真实写照。

俱收并蓄　待用无遗

何氏不仅有深厚的古文基础，而且精勤力学，至老不倦。他遍读了中医古今名著，还流览了经、史、子、集、诗词以及数、理、化，知识十分渊博。在中学时代，地下党的同学又指导他学了历史唯物主义和辩证法。这就使他具有高度的分析能力，能对古今各流派的医学成就，俱收并蓄，待用无遗。

何氏精研伤寒温病数十年，却不曾成为泥执仲景方的经方派和徒尚轻清的时方派。他主张寒温学说，既应汇通，更须发展。他对外感热性病的理、法、方、药，都有所创新，疗效卓著。他对金元四大家的寒凉、攻破、温补、养阴诸派，不存偏见，而撷采其长，为己所用。所以，他善用古方加减化裁以治今病。何氏常自谦说自己是不入流派的"万金油医生"，而中医界的专家学者则称他是"师古而不泥于古，博采众长，治病不拘一格的临床家"。

何氏医学造诣很深，却从不把知识作为一己私有，而是全部贡献给社会。他主办了四届中医学徒班，不论是课堂教学，还是临床带教，他都毫无保留地把自己的心得经验传授给下一代，期望他们"青出于蓝而胜于蓝"。他又勤于笔耕，先后在国家级、省级医刊发表 61 篇学术论文。出版专著有《常用方歌阐释》《竹头木屑集》《何炎燊临证试效方》和《双乐室医集》等四部，为中医学术的继承和发扬做出了重大贡献。

身处逆境　矢志不移

1966 年，一场史无前例的"文化大革命"像暴风疾雨般直卷中国大地。无数正直的、善良的革命干部和知识分子遭受迫害、摧残，何炎燊也不例外。

是年 9 月，何氏无端被扣上"反动学术权威"的帽子，超负荷的强迫劳动，使他身心大受摧残。他血压陡升，心律失常，几次肺大出血，几乎送了性命。他没有悲观失望，白天劳动，晚上支撑着孱弱多病的身体，批阅医书。1968 年岁末，他早晨劳动时，看见盆中贺春梅开花，有感而作七绝诗一首：

> 偶见盆梅寂寂开，
>
> 幽思如絮独徘徊。
>
> 漫言风雪迷诗眼，
>
> 一线春光已暗催。

此诗是他的心声，他在逆境中看见光明，对前途充满信心。

20 世纪 70 年代初，医院新领导认真落实党的知识分子政策，委何氏为科研组长，并主持留医部工作，他又主动提出办第三届中医学徒班。这样，他一身兼负医疗、科研、教学三大任务。他每天工作长达 13 小时，连假日也不休息。六七年间，他一天干两天的活，不但把失去的时间夺了回来，若按工作量计算，他已多活几年了。

高风亮节　医林楷模

何氏从医不久，即享盛名，四方求治者，日踵于门。他医德高尚，医风正派，对来求医者，不分贫富贵贱，都一视同仁，悉心诊治。他从不以医谋私，除了节日市领导和学生们送些慰问品外，他一向拒收红包，不受馈赠。他严于律己，当了十几年医院领导，职工们一致称他为公正廉明的院长。他 70 岁生日时，市领导送他一副对联："七十载天与稀龄，高风亮节，德为人颂；五十年自寻医道，扶弱救危，功在世传。"这是对何氏恰如其分的评价。

何氏的小书室名叫"双乐室"。所谓"双乐"，就是"知足常乐"与"为善最乐"。何氏一生淡泊名利，无求自足，食力心安。他生活俭朴，除了读书看报，无其他嗜好。工资奖金用不完，他就大笔大笔地捐赠给社会上的公益、救济事业。据医院办公室不完全的统计，近五年来，何氏各种捐款已超过 6 万元。对于一个受薪者来说，这是个不少的数目。

几十年来，党和人民给了何氏许多荣誉，他是东莞市（县）政协第一、第二、第三届常委，第四、第五届副主席。广东省政协第四、第五、第六届委员。多次被评为优秀共产党员，县、市、省、全国的先进卫生工作者。1978 年，广东省人民政府授予他"广东省名老中医"称号。1991 年，国务院批准他享受政府特殊津贴。在荣誉面前，何氏从不自满，只当作党和人民对他的鞭策，更加努力工作。

何氏今年 78 岁，还不退休。几年前，市领导只让他每周上班三个上午。他一如既往，提早 1 小时上班，每日都推迟下班。他说："共产党员有残年而无闲年，生命不息，应当战斗不止！"

何炎燊不愧为当代大医，是医林楷模。

专病论治

外感热病辨证论治

伤寒温病之间，并无明显界限

太史公说他作《史记》，是"欲以究天人之际，通古今之变"，何氏认为研究中医外感热病正好用上这句话。自从仲景根据《内经》天人相应之理，创立六经辨证论治学说之后，至今两千余年，中医治疗外感热病的理、法、方、药不断得到补充、发展。历代医家，虽持论不同，但理无二。从历史发展的角度来看，伤寒温病学说不仅应该合流，而且还要随着时代的前进而有所创新。故伤寒温病，不能强行划分，今举一些显而易见的事例，足以说明问题。

（1）外感热病中哪个病属寒？哪个病属热？哪个病属湿？虽说与季节的转移、六气的变化有关，但主要的还是决定于某种致病因素（邪毒）的特定性质。霍乱多发病于暑湿交蒸的夏秋之间，但 40 年代，何氏所经治的许多病例，几乎全是"寒中三阴"这种类型；这与光绪年间湖北田宗汉所著的《医寄伏阴论》称为"时行伏阴病"者完全相同，近 10 年来所见的散发性副霍乱病例也是如此。这就说明，霍乱弧菌致病，不论是在 100 年前还是现代，不论是在长江流域还是广东，都具有"阴寒"的特性。又如流行性脑脊髓膜炎多发生于寒风凛冽的冬春季节，而其临床表现却不是"冬伤于寒"，而是"温邪逆传营血，发斑动风"。广东肠伤寒发病最多的季节是秋末冬初，此时正是风高气爽，燥金司令，而患者却出现"湿热缠绵"的证候。由此可知，按季节气候强划伤寒温病，显然是不符合实际的。

（2）外因要通过内因才能起作用，所以病人的素质在疾病发展过程中也起着重要作用。例如，我院某医生，素禀虚寒，1975 年盛夏，家中数人患流感，都是暑热证型。第三天，他也染上了，但症见凛凛恶寒，漐漐汗出，发热头痛，干呕不渴，舌白脉浮而松软，何氏授以桂枝汤合玉屏风散，一剂知，两剂已。同是感染上一种病邪，却又因人之体质不同，发病之寒热虚实迥异。《医宗金鉴·伤寒心法要诀》第一条就明确指出："六气感人，为病同也，人受之生病异也。推原，其人形之厚薄，脏之寒热非一也，或从寒化，或从热化，或从虚化，或从实化，故多端不齐也。"读了这些阅历有得之言，则伤寒温病门户之见，不攻自破了。

（3）人生活方式的改变与疾病的发生也有密切的关系。张洁古曾言"夏日贪凉饮冷，静而得之为阴暑"，后世温病学家多斥其非。今天，随着人民生活的现代化，风扇、冷气日趋普及，冰棍、雪糕到处皆是，阴暑（即夏日感寒与寒湿伤中）之病却一天天多起来了。在冬天，室外虽朔风怒号，室内则暖气温煦，加上蛇羹狗肉，对酒围炉，故俞根初在《通俗伤寒论》一书所说的"客寒包火"之病，亦屡见不鲜了。

又如麻疹喘咳（合并肺炎）之治，自宋迄清，儿科方书皆用苦辛寒降、肃肺涤痰、清热解毒之法。近十多年来，临床所见麻疹合并肺炎（特别是中后期）约有半数出现火盛刑金，伤津耗气证候。这些患儿，大都是父母溺爱，偏食膏粱、朱古力、红外线烘饼干，平素内热燔灼，偶一发热，动辄静脉输液，抗生素与激素并进，以致肌柔骨脆，气阴不足，一患麻疹，每致酿成重病。此时若泥执板法，极易导致心衰。何氏用喻氏清燥救肺汤原方（人参宜用西洋参）加沙参、川贝母；若合并心衰，尚未致亡阳者，再加五味子、安宫牛黄丸，皆可转危为安。此法乃前人所未论及者。故医贵达权，体察古今之变，正如叶氏所云："治病者当活泼泼地，如盘走珠耳。"

后世医家对《伤寒论》的补充

仲景根据《内经》的天人合一学说，确立了治疗外感热病的六经辨证体系，是中医辨证论治的奠基人，其396法、113方历用1700余年而不衰，不愧为医中之圣。然而，用历史发展的观点来衡量，仲景所立的理、法、方、药，并非完美无缺的，后世医家在实践中加以修正补充也是必然的。可以说，《伤寒论》的六经辨证论治，是治疗外感热性病之"源"，丢了《伤寒论》就如无源之水。后世医家的补充，则是其"流"，只有源而无流，那就变成一潭死水了。

从西晋到明末清初，发展伤寒学说有成就的医家不下10余人，何氏认为以朱肱、刘守真、陶华、吴又可为最。

宋代朱肱论少阴病，不拘泥于以虚寒为主要病机的"脉微细，但欲寐"，却认为"伤寒热气入于脏，流于少阴之经，少阴主肾，肾恶燥，故渴而引饮，又经发汗、吐、下后，脏腑空虚，津液枯竭"。提出少阴病的主要病机是"热邪伤阴"，修正了仲景的寒化为正局，热化为变局的立论，无疑是符合临床实际的。又如朱肱论厥阴病，提出"故唇青舌卷而挛缩，知厥阴受病也"，已体察到厥阴病有肝风内动的病机，这也是仲景所未论及的。

金元时期，刘河间大胆地提出"六气皆从火化"之说，倡言"人之伤寒，皆为热病，古今一词，通谓之伤寒。病前三日，巨阳、阳明、少阳受之，热在于表；后三日，太阴、少阴、厥阴受之，热传于里。六经传变，由浅而深，皆是热证。"其言虽未免偏执，但已开后世温热学派之先河。无怪叶天士在医案中也写上"仲景伤寒，先分六经，河间温热，须究三焦"了。

明代陶华（节庵）是一位"治病有奇效，名动一时"的临床家，对仲景的方药，多有补充。仲景在阳明急下，少阴急下诸条，一律用大承气汤。甚至病情发展到热灼神明，昏不知人，循衣摸床，惕而不安，直视微喘的危候，也没有其他方法。陶氏补一黄龙汤，在大承气汤中加入人参补气，当归补血，以救正虚失下之证，多可挽回。又如：少阴病死候最多，因病在心肾两脏，是生命之根。此时阴寒极盛，阳气欲绝，仲景用四逆汤救治，甚至下利清谷，手足厥逆，身蜷，烦躁，脉微欲绝的危候，还是用四逆汤，不过用附子大者一枚，加重干姜之量，更名为通脉四逆汤而已。陶氏则立一回阳救急汤，在四逆汤中加入人参、五味子以收敛元气，加入温煦血分的肉桂，取血为气母之意，又加用苓、术、陈、夏者，是体察到危重病人常兼寒痰上涌，而用少量麝香于大温大补剂中，确有回苏救脱之妙，此已为今日科研所证实。故陶氏此方，远胜仲景原方，故何廉臣称之为"回阳救脱，益气生脉之第一良方"。

如果说，朱肱、刘守真、陶华等人对仲景的理、法、方、药的修正补充，只是六经辨证的小修小补，到了明末，吴又可又索性离开了六经立论，提出致病原是六淫之外的一种"戾气"，传入途径不是"一日太阳受之"，而是"邪从口鼻入"，病变部位则是"伏于膜原"了。与此同时，新创的辛凉祛风、甘淡祛湿、清营凉血、开窍息风的方法，又大大提高了疗效。医家不再对《伤寒论》作小修小补，叶天士跳出伤寒圈子，另立温热学说，是历史发展的必然。

其实叶天士根本没有把温病与伤寒对立起来，《温热论》开头就说："辨营卫气血与伤寒同。"因为藏象学说，是中医理论的核心，而营卫气血则是脏腑功能活动的物质基础。无论是仲景的六经辨证，还是叶天士的卫气营血辨证和后来吴鞠通的三焦辨证，都离不开这个基础，只不过"若论治法则与伤寒大异"而已。而所谓"大异"，并非一道鸿沟，而是发展和补充了许多新的治疗方法。

融汇伤寒温病的理、法、方、药，并有所创新

如上所述，何氏一向认为伤寒温病学说，是应该合流的，他不尚空谈，而是在实践中融汇了伤寒温病的理、法、方、药，大大提高了疗效。

（1）新订柴胡饮系列方

张景岳的《新方八阵·散阵》中有正柴胡饮（柴胡、防风、白芍、甘草、陈皮、生姜）和一、二、三、四、五柴胡饮。何氏师其意而不泥其方，新订了一系列柴胡饮，治外感热性病邪在卫分者。

　　景岳的正柴胡饮，实从仲景桂枝汤脱胎而来，不用桂枝而用防风者，李东垣谓防风为风药中之润剂，既能解肌祛风，又不若桂枝之温燥，与柴胡为伍，则解表逐邪之力更强。去大枣之壅，加陈皮之走，兼利气透解之能。故景岳说，外感病中，凡血气和平，既不同于桂枝汤之温散，又非银翘散之凉散，其实与叶天士"在卫汗之可也"用葱豉汤之平散法，药虽不同而理同。以此方为基础，可加减成以下一系列方：

　　解肌柴胡饮——加桂枝、大枣，即合桂枝汤，治如桂枝汤证，临床实践证明，疗效较桂枝汤原方为优。

　　撤热柴胡饮——去生姜，加银花、连翘、栀子、黄芩，此辛凉解表、苦寒清里之法。吴鞠通之银翘散，为后世所宗，然其解表之荆芥、豆豉、薄荷之力，不及柴胡、防风，而清热之力又嫌不足。吴氏界划三焦每多清规戒律，他说银翘散一方是从清心凉膈散加减而成，"病初起，去入里之黄芩，勿犯中焦"。实际上黄芩亦是上焦药，能清肺热，吴氏所说的"犯"，未免固执而不合理，除非辨证谬误，方药舛错，否则黄芩从无犯中焦之弊。众所周知，一药是有多能的，吴氏所用之银花，既能清上焦风热，亦可治大肠热痢，岂非直犯下焦乎？叶天士说"温邪则热变最速"，既然"最速"，则应遵《金匮》"上工治未病"之理，方中仍应用清心凉膈散之栀子、黄芩，解表邪与清里热双管齐下。实践证明，疗效较银翘散为优。

　　疏风柴胡饮——外感热性病早期，常见上呼吸道症状，温病家说是"风温犯肺"，常用桑菊饮主之，方轻清而力尚薄。现将正柴胡饮去生姜之辛燥，加入桑叶、菊花、杏仁、桔梗、牛蒡子，以肺为娇脏，既不宜温燥，又不可过于寒凉也。

益气柴胡饮——即正柴胡饮合玉屏风散（初起恶寒重，无汗者用苍术，有汗用白术）。仲景治太阳病表实无汗者用麻黄汤，表虚自汗者用桂枝汤。但常有气虚之人，表虚而不能作汗者，仲景未出方治，陶节庵则立再造散一方以补仲景之缺。然总不如正柴胡饮加玉屏风散为稳当。因其有无汗能发，有汗能止之双向作用也。

（2）大青龙汤变法

《伤寒论》云："太阳中风，脉浮紧，发热恶寒，身疼痛，汗不出而烦躁者，大青龙汤主之。"此治外寒束内热之祖方，然方药甚峻，仲景告诫："一服汗者，停后服，汗多亡阳遂虚。""若脉微弱，汗出恶风者不可服。"1956年夏秋，南粤晴雨寒暖失调，患流感者沿门阖户。症见：凛凛恶寒，壮热无汗，头痛目疼，身痛，腰脊如折，咳嗽声重，心烦口渴，时医用温热、暑湿之法治之不应，何氏谓此乃外寒束内热之大青龙汤证也，然脉不紧而浮数无力，不能套用原方，以致汗多亡阳。考《活人书》之人参败毒散，喻嘉言盛称其功，说"暑湿热三气门中，推此方为第一"，后世温病家余师愚治暑热疫，擅用寒凉，仍说"先用败毒散去其爪牙"，可知此方败毒（抗菌、抗病毒）之力甚强，乃用此方重用石膏以清热除烦，即仿大青龙汤之义，一两剂病即霍然。仅两月，治愈700余例。其后的1985年，东莞地区登革热流行，亦如大青龙汤证型，何氏用此法治之，有立竿见影之效。

（3）分消走泄与和解少阳

叶天士《温热论》云："……气分不传血分，而邪留三焦，亦如伤寒中少阳病也，彼则和解表里之半，此则分消上下之势，如温胆汤之走泄。"所谓"走"，是用半夏、橘皮之辛香流动以舒展气机；所谓"泄"，有两义，一是竹茹、枳实之微苦清泄以撤热邪，一是茯苓之淡渗，以泄湿邪。故能上下分消，邪势得松，可冀战汗而解，此是叶氏心思灵巧之处，其实是从《伤寒论》推理而得。《伤寒论》第101条，服柴胡汤后有"蒸蒸而振，却复发热汗出而解者"，是战汗透邪之最早描述。而第230条更阐明柴胡汤能战汗透邪之理："上焦得通，津液得下，胃气因和，身濈然汗出而解。"故分消走泄与和解少阳，理一无二，惟叶氏畏忌柴胡不用耳。何氏常于温胆汤中，加柴胡疏透少阳，黄芩苦寒泄热，人参（太子参或西洋参）扶持正气，而去姜枣之温，治热邪留于半表半里者有良效。

（4）湿温可下，下之宜早

吴鞠通倡言湿温下之则洞泄，近世之宗吴氏者皆云湿温忌下。其实吴氏的前辈薛生白所著的《湿热条辨》，用下法就有3条。王孟英也说："湿热证原有可下之证，惟湿未化燥，腑实未结者不可下耳。……如已燥结，亟应下夺，否则垢浊熏蒸，神明蔽塞，腐肠炼液，莫可挽回。"何氏更认为，湿温早期，湿浊蕴聚化热，应从吴又可"注意逐邪，勿拘结粪"之说，若等待王孟英所说的"已经燥结"才用下法，未免太迟。蒋宝素所著之《医略十三篇》记其师王九峰善用达原饮治湿温伏邪，何氏吸取其法，于达原饮加柴胡解表，大黄通腑，治疗肠伤寒（属湿温病之一），大大缩短病程，退热时间与用氯霉素相同，而用氯霉素病例有1/3复发，用中药者只1例复发。经多年临床实践，厘定为加减达原饮一方，治肠伤寒早期有实效（槟榔、地榆、银花各20克，厚朴、草果、黄芩、白芍、柴胡、大黄各15克），二三日畅下后，大黄改用黄连。

综上所述，何氏从临床实践中，深深体会到伤寒学说从奠基时起，一直发展到温病学说的成熟，是不断地补充和完善的过程。科学永远不会停止在一个水平上，因此伤寒温病学说也应不断地发展和创新，"学如积薪，后来居上"，理固然也。

（一）病毒感染

1. 温邪传里　肺胃同病

黄某，男，45 岁，干部。1990 年春节前天气温煦，风阳鼓荡，流行性感冒在莞城流行。患者早饭后感受风邪又加劳累，即发热，头痛，口渴不欲饮，咳嗽轻而胸脘满闷，用西药退热药及抗生素未效，继而腹痛下利溏黄多次，脘胀欲呕，小便短而不畅，医者建议入院，患者先驱车就何氏诊。持其脉浮滑数，舌苔薄黄干腻，此冬令风温，肺胃俱受，热邪下注大肠也。用陈氏升泄法加味治之，处方：煨葛根 20克，黄芩、竹茹、豆卷各 15 克，厚朴、桔梗各 10 克，橘皮、甘草各 5 克，滑石 20 克，嘱其即服 1 剂，黄昏时再服1 剂，看病情如何，再商量是否入院。晚上 9 时，患者电话告何氏，现已热退，利止，痛除，溺畅，惟觉疲倦饥饿耳，问能否进食，以明日尚须外出公务也。是夜食粥两碗，安睡一宵，天明即工作如常。

按："陈氏升泄法"见《温热经纬·陈平伯外感温病篇》第五条。原文："风温证，身热咳嗽，口渴下利，苔黄谵语，胸痞脉数，此温邪由肺胃下注大肠，宜用黄芩、桔梗、煨葛、豆卷、橘皮、甘草之属，以升泄温邪。"后贤张聿青善用此法，《张聿青医案·风温门》第二案初诊所用之"薛氏升泄法”，即此方加味。而陈氏却变为薛氏者，因此卷《外感温病篇》最初名《温热病指南集》，题陈平伯撰。后吴子音刻叶、薛、缪三家医案时，附录此卷，易名为《温热赘言》，却题寄瓢子述，后人认为是薛生白所作。姑勿论作者为谁，现以《温热经纬》为准，名之曰："陈氏升泄法。"王孟英评注此条，颇多偏见，如云："下利正是病之去路，升提安可妄投；既有咳嗽胸痞之兼证，岂葛根、桔梗、豆卷之所宜乎？当易以黄连、桑叶、银花。"果如王氏所增删者，则此方只泄不升，与作者立方原意不符矣。试看陈平伯自注云："温邪不利是风热内迫，虽有谵语一证，仍是无形邪热蕴蓄于中，故用葛根之升提，不任硝黄之下逐也。"此论实从《伤寒论》之太阳邪陷阳明用葛根黄芩黄连汤一法中悟出，且经实践检验而化裁者。葛根既是主药不可去，桔梗亦不可删。叶氏《幼科要略》论春温、风温初起，皆列清心凉膈散为首选之备用方。此方即凉膈散去硝黄之下夺，加桔梗为舟楫之官，上行而清胸膈无形风热，陈氏此处用桔梗，即取其意。至于大豆黄卷，《纲目》谓能除胃中积热，王孟英自订之蚕矢汤，亦用之与芩、连、蚕矢、木瓜配伍，治热性霍乱吐泻转筋，豆卷岂升提药乎？故陈氏升泄法之妙，在此三味，王孟英肆意吹求，致使后人畏忌而弃置此法不用，良可慨也。

风热内迫肺胃，表里皆受，此证常见，尤以儿童为然，可以陈氏原方为基础，并根据其原文所列之证候加味，常收良效。

陈氏升泄法原方（药量乃何氏所订）：煨葛根、黄芩、豆卷各15克，桔梗10克，橘皮、甘草各5克。

身热，表证较重，无汗，里热较甚，口渴喜饮，心烦，溺辣者，加银花 15 克，竹叶 12 克，芦根 30 克。咳嗽痰稀，喉痒者加前胡 10 克，北杏仁仁 12 克，痰稠难排者加桑白皮、瓜蒌仁各 15 克。下利黄秽，肛热后重者加黄连 10 克，白头翁 15 克。下利溏滞，腹满痛者加厚朴 10 克，山楂 18 克。胸痞气逆者加瓜蒌皮 10 克，郁金 10 克。胸痞脘闷欲呕者加竹茹 15 克，半夏 10 克。谵语一证较少见，而多是心烦懊侬不安，睡中梦呓，加山栀子 12 克，豆豉 10 克。

总之，前贤经验，可法可师，临证加减，活法在人耳。

2. 伤暑高热　腠理内闭

叶某，男，7 岁，1994 年 7 月 10 日初诊。初因发热不退，曾入某医院治疗，经全面检查无异常，诊断为流行性感冒。西药用抗病毒及静注等法，又结合中药治疗，用白虎、芩连等药，治之 7 天未效，乃来就何氏诊。

病孩面赤，神烦，壮热（40.2℃），无汗，胸痞，肌肉酸痛，溺黄，口苦不渴，舌黄，脉数，寸浮关滑。此暑热仍在肌表，予清络饮合鸡苏散：

丝瓜络、荷叶、金银花、淡竹叶、萹蓄花各 15 克，西瓜皮、滑石各 25 克，甘草 5 克，薄荷 7 克。

小孩服药后，黄昏时微汗溅然，体温稍降，又将药渣再煎服一次，入夜汗出溱溱，热随汗退，翌晨已退至 37.5℃，脉转大数，口渴思饮，再予竹叶石膏汤两剂病愈。

按：此病本不重，前医用重剂治之不效，何氏用轻药治之而愈者，关键在于辨证。忆 40 年前，有一自诩为"科学化中医师"者，谓治外感热病，用体温计可测其轻重而用药，凡 37~38℃者，用银翘散，38~39℃者用白虎汤，40℃以上者用羚犀紫雪云云。识者皆嗤之。时至今日，仍有以西套中者，见病孩壮热至 40.2℃，则用白虎芩连等大寒之剂，忽略无汗，不渴，脉不洪而浮，非白虎汤所宜。古云"体若燔炭，汗出而散"，常有表证壮热用辛温解表而愈者，故中医之寒热，并不等于体温计之高低也。

清络饮一方，见《温病条辨·上焦暑温》，"由鲜荷叶边、鲜金银花、鲜扁蕹花、竹叶卷心、丝瓜皮、西瓜翠衣等六味药组成（无鲜品用干者亦可）。原治暑温余邪未解，但头微眩，目不了了者"。又云："凡暑伤肺经气分之轻证皆可用之。"何氏不但用之治暑证初起之轻者，若加减用之得宜，亦可治重证，此"轻可去实"之妙也。今治此例，兼见脉浮无汗，故加入鸡苏散（六一散加薄荷）。

薛生白《湿热条辨》第21条云："胸痞发热，肌肉微疼，始终无汗者，腠理暑邪内闭，宜用六一散一两，薄荷叶三四分，泡汤调下即解。"刘河间创制六一散，可治各种暑证。加入薄荷解表，可得微汗而解，与清络饮合用，投剂即效。

附记45年前一案：1952年夏，何氏在联合诊所工作，一日，时近黄昏，诊务已完，何氏下班回家，刚出门，友人带一中年商人请何氏一诊。自述发热已1周，服药多剂未效，现仍身热无汗，肢体微疼，胸脘不舒，溺短不渴，脉浮濡略数，正薛氏所云暑邪内闭腠理之证，书方：

滑石30克，甘草5克，薄荷5克，急火煎数沸，乘热服之。

商人见方，面有愠色，归谓友人曰："汝说何某人诊病细心，现匆匆开方，药仅三味，无非敷衍塞责耳。"友曰："时已入夜，姑服之，明日易医可也。"

翌晨，商人来所复诊，频呼："真妙药，昨夜服后2小时，遍体汗出，全身轻快，入睡颇安，今晨诸恙悉退矣。"

此事与本例有类似之处，故记之以为佐证，可知前贤经验，极为宝贵也。

3.气虚伤暑　热入血室

李某，女，22岁，未婚，1992年7月中旬，时方溽暑，而台风夹雨，潺潺3日，风雨过后更炎酷迫人。患者感受暑湿时邪，发热，倦怠，便溏，又失于调治，依旧贪凉饮冷，夜游无度，以致发热经旬不退，日见困顿。医疑为肠伤寒，令其入院。血象：4.4×10^9/L，分叶核0.44，嗜酸球0.03，淋巴球0.53，肥达反应阴性。X线胸片显示：肺纹理稍增粗，余无异常。初步诊断为病毒感染合并支气管炎，用抗病毒药、先锋霉素、氨苄青霉素，结合中药（银翘散、甘露消毒丹之类）治疗4天，体温反升至39.5℃。7月28日经水适来，第2日即断，两季肋及少腹拘急作痛，神烦短气，30日请何氏诊治。发病至今，已将3周，面色萎悴，舌边光红，苔薄白微黄而滑，脉弦大虚数。仲景谓妇人伤寒，经水适来适断，恐其热入血室，予小柴胡汤旋转少阳枢机。处方：柴胡、太子参各15克，黄芩、半夏各12克，炙甘草5克，生姜3片，大枣2枚，赤芍、白芍各10克，服2剂。药后8小时，月经复来而畅，1天半渐止。8月1日复诊：云经净后两胁少腹拘急已解，仍发热弛张（上午38℃，下午39.2℃），微恶寒，无汗，头痛昏沉，目眩不欲开，短气懒言，神倦而烦，肢体无力以动，口干渴喜热饮，纳呆厌食，中脘痞闷，腹满时减，按之柔，大便溏滞，小溲黄短，脉舌如前。病由平素劳逸饮食失节，中气先伤，复感暑湿时邪，内外交困，遂致缠绵，所服辛凉苦寒，皆不中病，抗生素亦无济于事，乃以东垣清暑益气汤，去养血之当归，加补气渗湿之茯苓，和中祛湿不用苍术、青皮之辛燥，改用南豆花、大豆卷之清化。处方：西洋参、茯苓、麦冬、葛根、泽泻、大豆卷各 15 克，黄芪 20 克，白术、黄柏、南豆花各 12 克，炙甘草、五味子、升麻各 5 克，陈皮 3 克，2 剂。服 1 剂，微汗自出，恶寒罢，热降（上午 37.2℃，下午 38℃），再剂，头目清舒，热续降（上午 37℃，下午 37.5℃），脘腹里和，便溏止，乃去升麻、黄柏、神曲，加石斛 15 克，怀山药 20 克，又 3 剂而安。后本此法，治疗多例皆效。

按：《伤寒论》论妇人热入血室云："妇人中风七八日，续得寒热，发作有时，经水适来适断者，此为热入血室。其血未结，故使之如疟状，发作有时，小柴胡汤主之。"此例发热二十余日，而汛适至，一日即断，因无营血分证候，故知"其血未结"，用小柴胡汤旋转少阳枢机，1 剂即经水复来。论中所云"脉迟身凉，胸胁下满，如结胸状，昼日明了，暮则谵语如见鬼状者"，百不一见。或是妇从汛期患热病传里，出现阳明府证，故有此说。而临床常见者，乃妇人患外感热病，经水适来适断，外证解后，仍未复来者，多有续发为痛经、崩、带、瘕气之病，不可不防范于未然。此例有少腹拘急疼痛之兼症，故于小柴胡汤中，加入赤芍行血，白芍缓急，乃遵《金匮》上工治未病之意。

至于其本病，乃劳倦内伤，脾胃元气大虚，复感暑湿时邪，迁延日久，脾胃元气更伤之故。东垣之清暑益气汤，正为此等病而设也。

4.内伤久热　复感外邪

卢某，男，36 岁，东莞人，1984 年 9 月 7 日初诊。患者于 1983 年 6 月，无明显诱因，恶寒发热如疟，在医院治疗 3 个半月，病情恶化，经某院诊断为"血液病"，送广州某医院治疗，1 个月后热暂退出院。下面是该院出院小结摘要：……检查：白细胞 $3.8 \times 10^9/$ 升，红细胞 $2.8 \times 10^{12}/$ 升，血沉 25 毫米 / 小时。B 超示肝大 2 厘米，脾大 3 厘米，未见占位性病变。骨髓、肾功能、肝扫描、、HBsAg、X 线胸腹部平片等检查均未发现异常。10 月 20 日按"恶网"处理，用强的松、氢氧化铝凝胶，用药 10 天，热退。出院诊断：恶性网状细胞增多症。

病者出院后遵医嘱用药，初时颇安。1984 年春节后停药，寒热复发。改服中药近百剂，仍未控制，形体日衰。至 5 月，复用激素，初尚见效，后则效果不显，7 月起强的松用量加大至每日 60 毫克，发热仍有反复，被诊为"不治之症"，乃转来我院门诊。

病者因久用激素，面部虚浮，色灰黄萎悴，行动迟缓，气怯喘促，啬啬恶寒，身热（体温 38.4℃）无汗，头重眩晕，肢体沉重，关节酸疼，口苦咽干，渴不引饮，胸腹满闷，杳不思食，大便溏色黄，小便黄短，舌质淡红不华，苔白微黄干腻，脉六部皆洪大，按之空豁。血常规：白细胞总数 $3.6 \times 10^9/$ 升，中性杆状核 2%，分叶核 16%，嗜酸球 22%，淋巴 58%，大单核 2%；红细胞 $2.4 \times 10^9/$ 升；血红蛋白 7.2 克 %；血沉 25 毫米 / 小时。

中医辨证是肺脾大虚，清阳不升，津液不布，而中焦蕴湿，下泉有火之候。时值初秋，天热地湿，按天人合一之理，治当益气清暑，运脾燥湿，用东垣清暑益气汤加减治之：升麻、陈皮、五味子、炙甘草各 5 克，柴胡、白术、当归、麦冬、泽泻、神曲各 15 克，葛根、茯苓各 20 克，黄芪 30 克，苍术、黄柏各 10 克，以道远，嘱服 3 剂。

9 月 11 日复诊：寒热已罢（体温 36℃），自述过去服激素虽暂退热而证候不减，今则头目稍舒，肢节痛减，精神好转。惟腹仍满痛，大便稀溏。守前方暂去麦冬、五味子，加砂仁 5 克，萹蓄 20 克。病者自服第 1 剂起，即停用一切西药。此方服 5 剂后，腹满痛减，大便成形，胃纳稍佳，口觉燥渴，舌苔退薄少许，但仍干腻。方中去苍术，复用麦冬，又服 10 剂。

10 月 3 日三诊：据述自 9 月 8 日退热后，20 天未见发热。将前药服完后，停药数天，以观其变。昨日秋风乍起，喷嚏流涕，随即恶寒发热（体温 39℃），头痛身疼无汗，口淡不渴，舌苔白滑略腻，脉浮大缓。此新感风寒，非关旧病，即进人参败毒散原方 1 剂，当晚即汗出，寒热罢。次日仍续服清暑益气汤（10 剂）。

10 月 18 日四诊：自述半月来颇安，惟稍劳则气怯，入寝则咽干，多食则腹满。此元气未复，津液未充，脾运未健。拟一善后之方：升麻、陈皮、炙甘草、五味子、砂仁各 5 克，柴胡、防风各 10 克，黄芪、党参各 30 克，白术、麦冬、当归各 10 克，怀山药、萹蓄、茯苓、苡仁各 20 克。

此方以补中益气汤升发清阳，玉屏风散固表御风，生脉散益气生津，参苓白术散健脾祛湿，合成复方，大旨仍在益元气，补脾胃。盖正气存内，邪不可干，脾旺则不受邪也。嘱病者隔天 1 剂，连服 3 个月。1984 年底随访，洪大之脉平，腻苔退薄七八。据云，虽冬令感冒，亦不发热，将何氏所处之人参败毒散煎服 1 剂即可。复查血象：白细胞 5.7×10^9/升，中性 61%，嗜酸 3%，淋巴 34%，大单核 2%；红细胞 3.92×10^9/升；血红蛋白 11.5%；血沉 4 毫米/小时。

1985 年春节后恢复工作，迄今健康良好。

按：此病发热经年，经大医院多方检查，仍未确诊，仅怀疑为"恶性网状细胞增多症"。中医自古以来，无"恶网"之名。近年文献间有报道，多按血癌论治，用苦寒克伐之药；若贸然施于此病，必致偾事。中医治病，并不完全针对其特异性之病因，而着重于整体调节。此病发热经年，当非外感，且病程既长，病机亦由单纯而变为复杂。脉症合参，病属劳倦内伤，脾胃气馁，清阳不升，导致肺气虚而津液不足。脾胃运化失职，则湿聚中焦为痞为满，流于下焦，则阴火上冲。劳倦内伤之治，莫详于东垣。其清暑益气汤具有补脾胃、升清阳、益元气、生津液及运中祛湿泻火等多种功能，施于此病，最为贴切。去青皮加柴胡者，以其有寒热也。加茯苓者，一以助参芪补气，一以同泽泻渗湿也。药既中肯，故投剂即效；恪守其法，竟获全功。可知古人立方自有其独到妙用，灵活加减，可治新病。后人未经实践，徒纸上谈兵，诬此方驳杂。自王孟英另立清暑益气汤以来，东垣此方，常被搁置，殊可惜也。

5. 暑热久羁 伤津耗气

1993 年 7 月 4 日上午 9 时，有中年夫妇二人背一儿童来求何氏诊。据云，起病至今已 17 天，在某医院治疗未效，因诊断不明，建议转往广州大医院。今晨出院，未能立即成行，欲先服中药 1 剂，明日赴穗。随即出示某医院转院意见书：

陈某，男，8 岁，发热 8 天，6 月 25 日入院，发热 39~40℃，关节疼痛，颌下、颈内外、腹股沟淋巴结肿大如花生米大小，无粘连，质中，无压痛，心肺（－），肝肋下二横指，脾未触及。既往史：1993 年 3 月因发热出现异型淋巴球增高，住院诊为"传染性单核细胞增多症"，血白细胞 20.1×10^9/升，红细胞 4.11×10^{12}/升，疟原虫（－），肥达（－），血培（－），抗"O"＜1：500，肝功能无异常，B超示肝大2厘米，肝内光点浓密，用先锋V、氨苄青霉素、阿莫西林、氟哌酸等对症处理，仍反复高热，故转上级医院治疗。

病孩身热烙手，有微汗出，面赤神烦，自诉头痛骨楚，口渴引饮，大便干结，小便黄短，唇焦舌赤，苔黄干，脉濡细数疾。病属暑热久羁，伤津耗气，予王氏清暑益气汤合清络饮加减：

西洋参、竹叶卷心、丝瓜络、知母、石斛、南豆花、麦冬各10克，鲜莲叶半块，西瓜皮、忍冬藤各15克，甘草3克，崩大碗20克，1剂，水煎2次，分多次服。

第二天清早，复来就诊，问其是否即往广州。其父曰："服药后，热降睡安，此次住院已花费数千元，若中药得效则不愿再跋涉出外。"病孩神气颇佳，并谓今晨溏便1次。前方去知母，加葛根10克，又2剂热净身和，诸恙悉退，乃去竹叶卷心、莲叶，复入消瘰丸（元参、浙贝、牡蛎）及夏枯草、王不留行、罂粟壳等，出入为方，又10余剂，身上淋巴结肿大亦渐消退。

按：此例暑热伤津，何氏不从西医之病名强行对号入座，而着重于辨证论治得愈。王氏清暑益气汤能清暑热，扶元气，生津液，因无心经烦热之症，故去黄连之苦燥，易以崩大碗之甘淡，因有骨节疼烦之主诉，故复入吴氏清络饮，取丝瓜络、忍冬藤（代金银花）之清热透络，仅3剂而热退病除。最后，复入程氏消瘰丸等，而痰核亦渐消退矣。

（二）肠伤寒

1. 湿温下血

黎某，男，中年，屠宰烧腊业职工，1955年秋患感冒，犹带病工作，失于调治，外感未愈，复加劳倦内伤，遂发为大病。初起寒热骨疼，神气极疲，医进发散清解不应，渐至神志昏沉，莫知所苦。易医数手，连进清凉，而灼热不退，汗出沾衣；又作阳明经病治之，服白虎汤两剂，汗不止，高热更甚，神志昏愦，大便下血。戚好见其势危，招何氏往视。见其人，面色苍白，目瞑不欲开，神志昏乱，妄语时作，身灼热如燎，汗涔涔自出，大便下血，日四五行，色红而稠，中无粪便。呼吸浅促，颈下胸前白疹密布，细如针孔，色枯不亮。六脉浮数，重按无力，舌红苔黄薄而润。此病起于劳倦内伤，脾肺气馁，此薛氏所谓"先有内伤，再感客邪"，治不得法，以致阳陷于阴，即《内经》所谓："汗出复热，不为汗衰，狂言不能食，病名阴阳交，交者死也。"今脉虽浮数尚未散乱，重按虽无力尚有根，汗虽多而身仍灼热，大便虽下血而腹壁尚柔，一线生机未泯。若再迁延，即脉浮散无根，汗出身冷，脘腹胀满，阴阳离决，无可挽回。即用仲景桂枝龙牡汤重加参、芪、归、地，1剂而喘定汗收，便血减半。次日用归脾汤加地、芍，而便血全止，神志清朗，白疹遍出如珠。此后悉本此法，日进阴阳双补之剂，身又微汗出而热日减，疹出日多。家人问何以汗止后又微汗出之故。何氏曰："昔日之汗乃阴脱阳浮，元气欲离之兆；今日之汗，乃阴平阳秘，营卫流行之机，岂能一例视之。"果然，疹随汗出至膝下，热随汗退至正常，及至疹透热净，汗亦自止，遂愈。〔此病将愈之际，曾嘱其到某院作肥达氏检

查，"O" 1/320（＋），"H" 1/640（＋），诊断为肠伤寒〕

2. 温邪内陷营血

1959年夏秋，初则淫雨为灾，继而暑热如火，人在气交之中，感受暑湿之邪，发病较往年为重，极易内陷营血。当时，卫生院收治此等病10余例，皆用清瘟败毒饮得效，今举1案为例。

张某，女，19岁，未婚，莞城北隅人，体壮健，平素无病。8月20日发热，自恃体强，不服药。次日，即感头痛，服羌活、白芷、藁本等药1剂，即头重昏沉不举，发热如故，易医，认为其为暑湿之病，投银花、连翘、荷叶、滑石、黄芩、栀子等药，病未减，而腹痛泄泻，又加茵陈、苡仁、黄连等，继用温胆汤加减两剂，病势依然，乃来我院诊治。其人面赤怫郁，体如燔炭（体温40.2℃），神迷，闭目则谵语滔滔，睁目则狂躁呼叫，频呼腹痛，按之腹满不实，脐周压痛，大便溏黄，夹有瘀黑胶便，烦渴引饮，目绕红丝。唇焦，舌质深绛，边尖红粒如刺，舌苔黄厚干燥，中心焦黑，口秽喷人，脉弦滑数。审视胸部，已见蔷薇红疹十数颗，颈项白疹数粒。血象：白细胞$2.5 \times 10^9/$升，肥达氏反应阳性，诊为伤寒并发肠出血，即中医所谓暑湿秽浊之邪，弥漫三焦之病，现已内陷营血矣。虽未经误治而现症甚重者，以邪毒太盛故也。幸正气未虚，一乃病人体质素强，亦是前医用药无误之故。遂仿清瘟败毒饮法，用犀角、生地、赤芍、丹皮、石膏、知母、黄连、黄芩、银花、连翘、栀子、竹茹、冬瓜仁大剂冲服紫雪丹。一剂热降至38.8℃，气息柔，谵语减，便血止。再剂得汗，热转弛张（晨36.8℃，午后38.2℃），舌转红，黑苔退，腹满痛大减，神志渐清，病始转危为安。此后用化湿清热、益气通津之品，调治10

日，痊愈出院。

3. 湿温误汗厥脱

戚某，男，7 岁，住莞城维新路。1959 年 7 月中旬得病，先在门诊治疗 1 周，继入某院住院，确诊为肠伤寒，治疗 6 日，热退出院。8 月 4 日，复发热，家人给服退热散，即汗出热退。次日，发热更甚，又给退热散加量。如是者 3 日，渐至神昏谵妄，家人惶惑，于 8 月 8 日到我院（莞城卫生院）住院。时我院住院部刚设立不久，一切规章制度尚未完备，有重病入院，领导即召群医会诊。其脉细数而促，舌绛而干，体温高至 40.5℃，面青，唇焦干，神志昏瞀，目不识人；日夜谵妄，呼叫不休，无片时安静。众议为热邪深入厥阴，方用羚羊角、犀角、紫雪丹、黄连、元参、生地、麦冬等。次日，病仍不减，反增泄泻，腹部热满，众议仍用前方出人。是日中午，突然大汗出，体温陡降至 36.5℃，面色苍白，谵语更频，目光炯炯，而视物不见。药适煎成，不敢与服，姑予少许洋参水沃之，以观其变。下午体温升至 40.8℃，诸医以其复热也，又将煎成之羚犀药灌之，是夜仍无好转。第三日晨，又大汗出，如水淋漓，体温再降至 36.2℃，脉细数且乱，舌光绛而痿，腹胀满，按之绷紧，上气喘促，神色迷糊，语无伦次，且手足震颤作痉，循衣摸床，撮空理线，而二便失禁矣！斯时群贤毕集，多云不治。何氏曰："此病若是热邪逆传心包，以致神昏谵语者，则汗出热退之际，自当神志清，脉趋和缓为是，何以谵语更甚，脉更细数而乱，病反加重？盖此病反复久延，当其复热之时，误服大量退热散 3 次，妄发其汗，以致心液外泄，神明失守，此与热邪内陷心包有别。其余所有见症，皆正虚阴阳离决危候。经云'病温虚甚死'，病已危殆，当分秒必争，冀转危为安也。"众问何氏用何药？何氏曰："急进参附汤，下午再商。"当时人参难得，改用野山参20克，加附子10克，浓煎大碗，频频与之。何氏自晨至暮，留院观察病情。下午患儿谵妄稍减，入睡约2小时，气喘渐缓，汗亦渐减，是药见效机。再拟大剂人参固本汤合生脉散加龙骨、牡蛎、真珠末、人乳、芍药、炙甘草，连夜接服。是夜体温回升至38℃，入睡颇安，肢痉止，腹壁软，翌晨神志渐清矣。仍用此法出入，3日后，热退身和，汗收脉静，知饥进食。惟口内遍生白腐，咳嗽声嘶，大便两日不行，口燥渴饮。改用洋参、北沙参、梨皮、南杏仁、玉竹、麦冬、生地、火麻仁等，又3剂而诸恙悉平。8月18日痊愈出院，4日后，又微热咳嗽，面目手足微肿，倦怠恶食，父母甚忧，抱来诊治。何氏告以无恐，用人参、北芪、白术、当归、橘皮、五味子数味，1剂热退咳止，再剂肿消，后以六君、归脾调理而康。

4. 暑湿伤气

李某，男，12岁，1995年夏日患暑湿时邪，经中西医治疗两周，热仍稽留不退。6月25日，某医院门诊检查，血象：白细胞4.2×10^9/升，肥达反应H 320，O 640，确诊为肠伤寒，住院治疗10天（用西药不详），热退出院，1周后复热，再到某医院治疗5天，热仍弛张。7月20日来诊，病孩面色暗晦不华，神气疲惫，每日发热，上午37～37.5℃，下午38～38.5℃，伴微恶寒，口干渴，不引饮，胸脘痞闷，时有腹痛，杳不思食，大便溏滞，量少而黄，小便黄短，颈项胸腹遍布白疹如水珠。脉虚软略数，舌淡红，苔白，中心厚向边尖渐薄。此叶天士所谓"湿邪伤气，邪虽出而气液枯也，必得甘药补之"。予东垣清暑益气汤加减：

西洋参 12 克　黄芪 15 克　麦冬 12 克　五味子 6 克
葛根 15 克　升麻 6 克　白术 10 克　甘草 3 克　陈皮 5 克
神曲 10 克　黄柏 8 克　泽泻 12 克　南豆花 10 克

服 1 剂，下午热降至 37.6℃，3 剂寒热全罢，渴止，思食，乃去升麻、黄柏、神曲，加怀山药、石斛，调理旬日而康。

按：此例即叶氏《温热论》所称之"白痦"，粤人谓之"白疹"。昔年医者患者多说白疹即肠伤寒，并非确论。白痦非病，只是暑湿时邪发病过程中所出现之症状，其机理正如叶氏所云"乃湿郁卫分，汗出不彻"之故，凡暑湿病热久不退者，可见胸腹白痦，而肠伤寒病程长，故多出白痦，两者并不能划等号也。即如小儿暑热症（夏季热），久热不退，若治疗得当，可微汗濈痦然，身发白痦晶莹而病向愈，又岂能谓白痦等于夏季热乎？尝闻"科学化中医师"言，"中医之湿温，即西医之肠伤寒"，此又是一偏之见。中医之湿温包括多种夏秋季，甚至包括冬初之外感热病，善读薛氏《湿热条辨》及吴氏《温病条辨》之"湿温篇"者，当一目了然。故肠伤寒只是湿温病中之一种而已。

此例肠伤寒，愈而复发，正是叶氏所言："邪虽出而气液枯也，必得甘药补之。"用东垣清暑益气汤以升清阳，益元气，生津液，祛湿清热，恰中病机，故投剂即效。

5. 妊娠伏暑

祁某，女，26 岁，妊娠 40 日。1964 年 9 月 22 日起，发热倦怠，咳嗽心烦，先西医作上感治之两日；中医亦作风温治，迭用麻杏石甘汤、银翘散、玉女煎等多剂，热日甚，于 10 月 5 日入院治疗。

病者体弱，面黄黯晦，肢倦气怯，早晨略觉清和（体温 37.5℃），日晡蒸热（38.2℃），入夜更甚（39℃），头重目眩，神迷嗜卧，懊侬烦躁，辗转不宁，脘腹痞满，口苦渴饮，多饮则呕，溲浊黄热，大便 5 日不行。脉缓小，舌干，边尖起红粒，苔厚浊。血象：白细胞 $4.4×10^9$/升，杆状 5%，分叶 73%，淋巴细胞 21%，大单核 1%，肥达氏反应阳性，诊断为肠伤寒。

此暑热夹湿，发自募原，弥漫三焦，暑热伤津，湿邪伤气，病交两候，正气暗亏，且妊娠月半，平素体虚，姑与扶元气涤暑、展气化湿之剂，肠中虽有宿垢，未敢遽下。方用：洋参 3 克，沙参 12 克，竹叶 6 克，芦根 6 克，六一散 15 克，石斛 10 克，冬瓜仁 20 克，佩兰 4.5 克，谷芽 12 克。

次日，病无增减，苔仍黄厚，大便未行，于前方加入火麻仁、花粉以润肠通便。又两剂，症仍不减，蒸热依然。此病日晡蒸热，脘腹满痛，大便 5 日不解，舌苔黄厚转燥，可下之病具，而不敢遽下者，乃以其病久体虚，下之恐伤其气；早期妊娠，下之恐殒其胎；且肠伤寒病在第三周，下之恐导致肠穿孔。然扶元祛暑化湿润肠之药已服 3 剂，病情如故，暑湿之邪已归阳明，渐成燥结。腑气一日不通，邪热一日不解，迁延时日，更耗气劫津，胎亦难保。平稳之方实非平稳之法，乃仿陶节庵黄龙汤之法，亦合叶氏下之宜轻意也。

人参 3 克，当归 10 克，生地 15 克，白芍 12 克，花粉 10 克，麦冬 10 克，大黄 10 克，陈皮 3 克，甘草 3 克，早晨服药，午得大便，先解结粪，后下胶溏，午后得畅汗，热竟全退（36.4℃），以后用扶元养胃、清热化湿之药，日见显效，调理 5 日而安。《内经》"有故无殒"之言，于此益信。

按：上述 5 例，皆已确诊为肠伤寒，其中重者 2 例，危者 3 例，皆单用中药治愈。昔数十年前氯霉素尚未问世之时，东莞人若患"漏底白疹"（即肠伤寒合并肠出血），入德国人所办医院，皆被断为"死症"，病者多出院而求治于中医。何氏用仲景桃花、黄土诸汤，合叶天士之清心凉营等法，活者甚多，惜当时病案毁于"文革"劫火，殊可惜也。

世皆谓肠伤寒属中医之湿温。《温病条辨》虽有论湿温之专章，然自上焦篇之三仁汤起以至中焦篇、下焦篇数十条，所论范围甚广，用其法治肠伤寒，皆不中肯。其轻者挨过四星期，自愈而已，非药效也。叶氏《临证指南·暑门》中邵新甫所作之按语中，有论及"伏暑晚发"者，从病机、证候、病程、传变，以至转归，与肠伤寒极为相似，惜不为人所注意，兹摘录于下：

"盖暑湿之伤，骤者在当时为患，缓者于秋后为伏气之疾。其候也，脉色必滞，口舌必腻，或有微寒，或单发热，热时脘痞气窒，渴闷烦躁，每至午后则甚，入暮更剧，热至天明，得汗则诸恙稍缓，日日如是，必要两三候外，日减一日，方得全解。如元气不支，或调理非法，不治者甚多。然是病比之伤寒，其热觉缓，比之疟疾，寒热又不分明。其变幻与伤寒无异，其病气反觉缠绵。若表之汗不易彻，攻之便易溏泻，过清则肢冷呕恶，过燥则唇齿燥裂。每遇秋来，最多是症，求之古训，不载者多。……要知伏气为病，四时皆有，但不比风寒之邪，一汗即解，温热之气，投凉即安。夫暑与湿，为熏蒸粘腻之邪也，最难骤愈。治不中窍，暑热从阳上蒸而伤阴化燥，湿邪从阴下沉而伤阳变浊。以致神昏耳聋，舌干龈血，脘痞呕恶，洞泄肢冷，棘手之候丛生，竟致溃败莫救矣。"

细阅此章，真抵得上一篇"肠伤寒论"。其中提到"不治者甚多"及"竟致溃败莫救矣"。可知此病过去死亡率甚高，虽名医亦感棘手，无怪吾莞之德人医院皆断为"死症"也。然而，医者若能精细辨证，勿拘守一家之言，而套用三仁汤、薏苡竹叶散、黄芩滑石汤等隔靴搔痒之方，虽危重病亦可挽回，轻者更无论矣。第一例之正虚邪陷下血，用桂枝龙牡及归脾汤，第二例之误汗亡阳用参附生脉散，第三例湿从火化，内陷营血用清瘟败毒饮，皆吴氏《条辨》所未及论者，而第四例孕妇用下法，更为吴氏所不许矣。故医者当对症下药，变化因心，不能株守一家之言也。

又肠伤寒早期治之得宜，大可缩短病程，而下法乃逐邪主要手段。吴氏论湿温，开宗明义，第一章便云"下之则洞泄"。世之宗奉吴氏者，辄云"湿温忌下"，其实，吴瑭之前辈薛生白所著《湿热条辨》中，用下法者就有 3 条，王孟英亦云："湿热证原有可下之证，惟湿未化燥，腑实未结者不可下耳。……如已燥结，亟应下夺，否则垢浊熏蒸，神明蔽塞，腐肠烁液，莫可挽回。"何氏认为肠伤寒早期，湿浊蕴聚化热最多，寒湿伤及脾阳者极少，应宗吴又可"注意逐邪，勿拘结粪"之说，下不厌早。若待王氏所言已成燥结之候，未免太迟。20 世纪 60 年代，何氏用达原饮加柴胡疏透，大黄荡涤，治肠伤寒多例，大可缩短病程，后经多年实践，厘定"加减达原饮"一方，在肠伤寒初、中期加减运用，在不用氯霉素情况下，效果与之相侔。附录此方于下：

基本方：槟榔、地榆、银花各 30 克，厚朴、草果、黄芩、白芍、柴胡、大黄（二三剂后改用黄连）各 15 克，随证加味。

今日抗生素已广泛用于临床，肠伤寒之预后已大大改观矣。然此集仍录采旧案数则，详为论述者，意在中医治病，必须精细辨证，"谨察其阴阳所在而调之"，而处方运药，必须旁搜远绍，撷采众长，自能无往而不胜，不独治肠伤寒为然也。

（三）肺感染

1. 小儿支原体肺炎（暑热痰阻肺络）

陈某，女，5 岁。1996 年 7 月 20 日初诊。家人诉说已起病 10 天，初时低热轻咳，3 日后体温升至 39℃，咳嗽加剧。X 线照片：右肺中下大片浸润影，PCR 检测肺炎支原体阳性。西医诊断为支原体肺炎，先后用青霉素、红霉素等治疗，曾一度好转。1 周后又反复发热，喘咳，中医用麻杏石甘汤、银翘散等不效。

病孩神色尚可，胃纳极差。身热持续（38.5℃左右），上下午温差不大。阵发性呛咳，甚则持续不止，咳至面红汗出，胸痛，小便黄，大便实，舌苔黄厚而浊，脉滑数。询知平素父母溺爱，饮食不节，是内有蕴热，复感暑邪，与内热相搏，热痰阻遏肺络，病属里实而非表热，故辛凉之剂不效。予苇茎汤、泻白散合薛氏治暑邪闭肺之方：

苇茎 30 克　冬瓜仁 25 克　苡仁 25 克　桃仁 15 克　桑白皮 15 克　地骨皮 15 克　甘草 5 克　黄芩 12 克　葶苈子 15 克　滑石 20 克　枇杷叶 10 克（2 剂）

二诊：身热弛张下降（上午 37.2℃，下午 38℃），呛咳、胸痛大减，能排出黄痰，大便通畅转溏黄，舌苔退薄，脉数滑亦减。惟仍脘痞恶食，去桑白皮、地骨皮、葶苈，合温胆汤分消走泄：

苇茎 30 克　冬瓜仁 25 克　苡仁 25 克　瓜蒌仁 15 克 半夏 12 克　橘皮 5 克　茯苓 20 克　竹茹 15 克　枳壳 7 克 黄芩 10 克　滑石 20 克　枇杷叶 10 克　甘草 5 克

又 3 剂热净身和，咳止八九，改用清养肺胃善后，8 月 3 日 X 线照片病灶消失。

2. 小儿腺病毒肺炎（燥邪伤津）

1996 年 11 月 2 日清晨，一黄姓夫妇，抱 2 岁男孩来求何氏诊。据述，初起发热咳嗽，在当地中西医治疗 3 日，病情加重，第 4 天在某医院住院治疗，经 X 线及化验检查，诊断为腺病毒肺炎，多方治疗 7 天，病情反复，时轻时重。期间私自出外就诊于某中医，说是"肺热咳"，用麻黄、银花、连翘、栀子、黄芩、芦根、猴枣牛黄散等，病情加重，故来求诊。

病孩面色苍白，口唇干焦而红，精神萎靡，闭目思睡，身热（38.6℃），头颈汗出，咳嗽气促，咳声不扬，鼻翼微煽，舌质深红，苔薄黄而燥，脉细数（120 次 / 分），此风燥时邪，犯肺化火，火炽伤津耗气之候，即予清燥救肺汤加味，嘱其仍须住院治疗。

西洋参 10 克　麦冬 10 克　石膏 20 克　阿胶 10 克　甘草 5 克　火麻仁 15 克　北杏仁 10 克　桑叶 10 克　枇杷叶 10 克　川贝 10 克　元参 12 克（2 剂）

二诊：病孩精神大有好转，能言笑，热降（37.5℃），喘咳减，鼻翼不煽。

前方去石膏，加北沙参 15 克（2 剂）。

三诊：病孩已于昨日出院，热净身和，仍时有咳嗽气怯，排痰不易，脉细数（98 次 / 分），舌苔退薄大半，此余邪未净，津气仍虚，用麦门冬汤合补肺阿胶散加减：

西洋参 10 克　麦冬 12 克　川贝 10 克　甘草 5 克　粳米 1 小撮　阿胶 10 克　北杏仁 10 克　牛蒡子 10 克　鱼腥草 15 克　北沙参 15 克　怀山药 15 克　橘皮 3 克

又 3 剂而诸恙悉蠲，用五味异功散加怀山药、北沙参、川贝、麦冬等清补肺胃，善后而安。

按：肺炎乃婴幼儿最常见之病，西医按病因分类，名目甚多。中医则按六经型证及卫气营血传变而辨证施治，若药能中肯，疗效不亚于西医。70 年代初，麻疹流行，我院 1 年中收治麻疹合并肺炎 212 例，全部治愈可为佐证。

小儿稚阴未充，稚阳未长，得病传变迅速，易实易虚，故临床辨证，须察看周详，尤须分清表里寒热虚实。众所周知，辨表里寒热虚实乃中医入门第一功夫，本不难掌握。然有各承家技，终始顺旧，执死方以治活病者；有以西套中，凭西医之各种检查代号入座用药者，皆置此基本功于脑后，何氏所见甚多。即如第一例，医知为热证，但不分表里，故投剂不效。第二例医亦知为热证，但不辨虚实，用药犯虚虚之禁。此种现象若不改变而任其发展，则中医学术能否继承发扬，实令人忧心忡忡也。

至于此两例辨证用药之特色，简析如下：

第一例，初起虽有发热，但无恶寒、头痛、身疼等表证，且病经 1 周而反复，脉不浮而滑数，舌苔厚浊，其为痰热在里甚明，故用苇茎汤肃肺涤痰，泻白散泻火止嗽，又加入薛生白治暑邪内闭肺络，昼夜喘咳不得卧之葶苈枇杷叶六一散，故能迅速荡涤痰热实邪而收捷效。何氏每谓薛氏此方治痰热里实之喘咳，与麻杏石甘汤治风热表实之喘咳，正相对照，各有所宜，惜医者未深究耳。

第二例病发于秋末冬初，天肃气燥，幼儿感受外邪，最易化热伤津耗气。患儿神疲气怯，脉细舌燥，其津气两伤之候甚明，误进辛苦大寒之剂，更增其燥伤其气，故用喻氏清燥救肺汤肃肺气，滋化源以建头功。继用麦门冬汤合补肺阿胶散扶正祛邪而愈。其中马兜铃一药，味甚苦劣，幼儿入口，即呕吐不下咽，何氏每用鱼腥草代之，其清热祛邪之效，较原方更胜也。

3. 小儿大叶肺炎（邪留三焦，久热迁延）

张某，男，14岁，初中学生，1981年8月10日门诊。

病者于5月初开始发热咳嗽，经中西医门诊治疗未效，于5月4日入某院治疗，经X线检查确诊为"大叶肺炎"。治疗4周，诸恙悉减，惟低热不退（38℃左右），咳嗽未止，乃转院治疗。据述第二次X线照片显示右下肺病灶尚未消散。此后缓慢好转，延至7月底，热退至37.2℃，咳嗽尚余多少。第三次照片，云病灶已大部分消散，只余少许淡薄阴影。乃回家调理，继续在该院门诊治疗。出院后第六天（8月5日）又发热，多方治疗数天，持续不退，自晨至暮，稽留于37.8℃～38.6℃。8月9日，X线复查：右下肺有散在不均匀之片状影。血象：白细胞$8.5×10^9$/升，中性89%。淋巴11%，红细胞$2.8×10^{12}$/升，血红蛋白92克/升。家人认为已遍用抗生素、激素，不愿再行入院，乃来我院门诊。

病者形瘦色悴，短气懒言，体温上午37.8℃，下午38.5℃，深夜38℃，无头痛恶寒，皮肤干涩无汗，咳嗽声低，痰白而黏，胸脘痞闷，按之濡，右胁膹胀，间有隐痛，纳呆食少，大便数日一行，但不干结，腹软无压痛，小便微黄，口苦微渴。舌正红，苔白不燥，舌心略厚，脉弦细数，右寸略浮。当时辨证为风邪犯肺，久病伤气，正虚不能达邪外出。昔东垣治外感风寒，内虚蕴热，咳而吐血者，用麻黄人参芍药汤，今仿其意：麻黄5克，党参15克，白芍15克，麦冬12克，五味子5克，炙甘草5克，黄芪12克，桂枝5克，川贝6克。11日第二诊，昨服药后，下午热升至38.8℃，咳嗽频，胸痞胁痛反增，余恙依然，脉舌同昨。此病正虚邪实，昨药偏于温补，未中病机，经云"二虚一实，偏治其实"，转方用苇茎汤合泻白散，以清肃肺金，涤痰撤热：

桑白皮15克　地骨皮15克　甘草5克　　黄芩12克
苇茎30克　冬瓜仁30克　苡仁25克　　瓜蒌仁10克　川贝6克　　南沙参15克

12日第三诊，热仍未降（38.7℃），咳虽略少，但排痰乏力，胃纳更差，时作干呕，舌上反遍布白苔，中心厚向边尖渐薄，何氏沉思良久，转方用小柴胡汤加味：

柴胡10克　半夏10克　黄芩10克　太子参15克　杏仁10克　生姜3片　大枣4枚　茯苓15克　陈皮5克　厚朴6克

13日第四诊，昨暮得微汗，热降（38℃）。家人谓病经3个月，虽炎夏亦少出汗，昨日汗后，患者稍觉轻快，咳减，排痰较易，舌苔略退，效不更方，柴胡增至12克。

14日第五诊，昨午微汗续出，热续降，舌苔续退，胸胁渐舒，胃纳稍振，得大便1次，仍用前方，柴胡增至15克。

15日第六诊，昨午后得畅汗，热退身凉（36.6℃），病者神气盎然，舌苔退薄过半，咳嗽大减，胁脘舒和。前方去厚朴，加石斛15克，糯根须20克，柴胡减为10克，又

3 剂而诸症悉退，改用六君子汤加黄芪、芍药、怀山药、萹蓄、石斛等培补肺脾，遂日渐康复，月底 X 线复查阴性。

　　按：《伤寒论》云："伤寒瘥后，更发热者，小柴胡汤主之。"徐灵胎云："此复症也，非劳复，非女劳复，乃正气不充，余邪未尽，留于半表半里之间，故亦用小柴胡汤。"（见《伤寒论类方》小柴胡汤条下）。病者第二次出院时，虽未瘥愈，亦已向瘥，惟久病迁延百日，正气未充，余邪未尽，故数日后更发热，即徐氏所云"复症"也。来诊时，既无太阳表证（无头痛恶寒），又无阳明里证（虽不大便，但腹软不痛），更无三阴之虚寒与营血之炽热，可知病邪仍在气分，正如徐氏所谓"留于半表半里之间"也。患者主诉之口苦，胸胁痞胀，脘闷食少及脉弦细，皆少阳症。虽无寒热往来，然仲景明言："伤寒中风，有柴胡证，但见一证便是，不必悉具。"且身有微热，或咳者，亦是小柴胡汤所主。但初诊为 X 线检查确诊之"肺炎"二字所左右，临床思维，囿于"肺经"，以致初疹犯"实实"，二诊犯"虚虚"之禁，三诊吸取教训，排除干扰，仔细辨证，病情始有转机。

　　此病服小柴胡汤得畅汗而解，仲景于少阳病禁汗而重任柴胡，可知柴胡非发汗药也。其所以得汗之机理，仲景曾于阳明篇第 230 条申明小柴胡汤之功效："……上焦得通，津液得下，胃气因和，身濈然汗出而解也。"正是小柴胡汤能辅正祛邪，调和内外，疏瀹气机，故正气复，邪外达，汗出而解。叶天士治温病邪留三焦，如伤寒中之少阳病者，畏忌柴胡不用，改用杏、朴、苓等类及温胆汤之走泄，望其战汗而解，实乃从仲景书脱胎而来，其法亦轻灵可师。今病者苔白不燥，故立方时兼采叶氏之长，于小柴胡汤中加杏仁开上，陈、朴宣中，茯苓导下，既和解表里之半，又分消上下之势，相得益彰，故收捷效。

4. 老年肺炎（冬温伏热）

周某，男，82岁，某工厂退休职工。年前曾患胃病甚重，来本院门诊，何氏用金匮麦门冬汤治愈，健康良好。1973年初冬，去广州旅游，感受冬温，复因饮食不节，甘肥炙煿无度，遂发大病。在广州经X线检查确诊为大叶肺炎，中西药物治疗经旬，势频于危，家人护送返莞，来院门诊。其人神志尚清，面目下肢浮肿，发热持续不退（38.5～39℃），喘咳不已，痰涎如白胶，言语难出，胸膈痞塞，胁脘闪痛，汤水只能缓进，时有呃逆，尿短便窒。脉数时止，寸关浮滑，舌质老敛干绛，舌苔黄滑腻浊。家人诉说已有医者说，老年喘咳，面肿，呃逆，脉歇止，皆不治之症，故已准备后事。但细辨此病，却不尽然。种种恶候，实由冬温阳邪与饮食积热，内外交蒸，烁液成痰，阻遏气机，肺失清肃，胃失通降所致，治之得宜，尚可却疾延年。拟用小陷胸汤荡涤胸膈热痰，苇茎汤肃肺宣络，合温胆汤和胃降逆。

黄连9克　半夏9克　全瓜蒌15克　苇茎30克　冬瓜仁24克　苡仁24克　北杏仁9克　陈皮6克　云苓15克　竹茹15克　枳壳6克

次日复诊，热降至37.6℃，呃除，脉无歇止，喘咳减，得溏便1次，前方再进1剂，热净痰喘大减，能食稠粥，惟浮肿未消，小便未畅，仿叶天士治邪干阳位，喘而肿胀之法：

枇杷叶9克，北杏仁9克，焦栀皮9克，香豉9克，茯苓皮30克，滑石30克，通草9克，苡仁24克，瓜蒌皮9克，白茅根30克，1剂即小便通畅，3剂浮肿全消，能食软饭。

但仍有咳嗽，牵引胁痛，咽干口燥，舌苔退薄七八，舌质仍干红，用俞根初桑丹泻白汤法，以清肺泻肝。

桑叶12克，丹皮9克，桑白皮15克，地骨皮15克，甘草4.5克，川贝6克，竹茹15克，橘络6克，南沙参15克，紫菀9克，3剂胁痛全止，咳嗽尚余些少，惟咽干口燥，气怯神倦，改用清养肺胃，一星期而愈。至今经年，健康如常，每餐进食4两，能步行5公里。

5. 老年肺炎（燥邪伤阴）

李某，女，87岁，住莞城镇。1974年8月下旬，感受秋温之邪，发热喘咳，在某院门诊X线检查诊断为大叶肺炎。以年老，不愿住院，医用抗生素两日，发热喘咳如故。改服中药，用辛凉轻剂4天，未效，病情日重，又延误3天，病趋危，姑抬来我院门诊。病人神志昏瞀，似醒非醒，似睡非睡，耳失聪，口失语，给水尚能吞咽，身灼热（39℃），气喘促，时作呛咳，大便秘结，小便失禁，肢体时作震颤。脉弦细数，时时歇止，唇焦，舌干绛无苔。处方用三甲复脉汤合清燥救肺汤加减：

生地24克　阿胶12克　胡麻9克　甘草4.5克　麦冬15克　白芍15克　牡蛎24克　龟板24克　珍珠壳24克　石膏30克　北沙参15克　北杏仁9克　桑叶9克

此方连服2天，体温降至正常，咳疏喘减，神识渐清，乃去石膏、桑叶，加石斛、怀山药、百合、橘皮善后调理，胃纳日佳，活至90余岁，临终前，尚能步行四五里。

按：顾名思义，肺炎乃肺家疾患，病在上焦，而此例兼用下焦药，乃鉴于病者之素质故也。《医宗金鉴·伤寒心法要诀》云："六气感人，为病同也，人受之生病异也。推原其人，形之厚薄，脏之寒热非一也，或从寒化，或从热化，或从虚化，或从实化，故多端不齐也。"此例高年患者，平素脏阴不足，阳气独亢，故温邪上受，易化燥火，重劫其阴；阴竭于下，则上燥愈甚，而孤阳则上冒为厥。然此与邪陷心包不同，故不用牛黄、至宝及清营凉血之剂，用三甲复脉汤育阴潜阳，清燥救肺汤沃焦救焚，双管齐下，故虽高年重病，亦能速效。

又按：肺位最高，为五脏六腑之华盖，主卫，外合皮毛，故肺炎为病，多来自外感；外感有风寒暑湿燥火之不同，而治法各异。再论其传变，则头绪更繁，有邪入肺络，热痰蕴聚者；有胸膈积热，气壅不通者；有化燥伤津，肺叶焦枯者；有逆传心包，气营同病者；有阳虚外感，寒痰壅盛者。若迁延日久，变幻尤多，有邪留百日，竟在一经不移者；有起病数天，即迭现下焦证候者；诸如此类，殊难尽述。故肺炎之治，非一方一法所能尽事。昔年见有用麻杏石甘汤加鱼腥草、蒲公英，谓之"抗菌消炎，止咳平喘"，统治一切男女老幼肺炎，以求中医处方之"规范化"。是时何氏曾总结 1 年中住院小儿肺炎 213 例，其中误用麻杏石甘汤致津气两伤，喘汗昏痉者比比皆是。由此可见，以西套中，力求简化，则中医学术将沉沦湮灭，无从发展矣！

然则肺炎之治，有法可循乎？法在《伤寒论》之六经及《温热论》之卫气营血辨证论治中，精熟伤寒温病学说，自能以不变应万变，治疗肺炎，则游刃有余也。何氏平生所治甚多，现选采单用中药治愈者病例，分述于上。论年龄则老幼悬殊，论体质则强弱各异，而发病季节，治疗经过，又有不同，故寒热攻补诸法亦因人而施。其中亦有大同小异者，学者于细微处探求，自能举一反三矣。

（四）乙型脑炎

1. 气营同病　腑实动风

林某，男，6岁，1964年6月29日发热头痛，渴饮呕逆，次日即壮热神糊，某医院作流脑治，两日未效。7月1日来我院治疗。病孩高热40.6℃，面赤烦躁，谵妄狂叫，目赤唇焦，溲赤便秘，舌边尖绛起刺，中布黄厚燥苔，脉洪大滑数。在诊查之际，患儿面色陡变，目窜上视，四肢抽搐，不省人事，值班医生急针人中、合谷，注射苯巴比妥钠、青霉素，随即入院，由中医治疗。

体检摘要：项强，巴宾斯基征（＋），克氏征（＋），腹壁反射及提睾反射消失。血象：白细胞$18×10^9$/升，杆状4%，分叶77%，嗜酸细胞2%，淋巴细胞17%。

脑脊液检查：压力正常，蛋白定性＋＋，糖半定量30~40毫克%，细胞数30/立方毫米，中性75%，淋巴25%，涂片及培养均未发现脑膜炎双球菌。（由防疫站协助检查，以下数例同）

诊断：乙型脑炎（重型）。

中医辨证：暑热充斥，气营同病。一方面是阳明腑气不通，另一方面是热陷心包，火炽风生之候，予凉膈散合白虎汤荡涤热邪，至宝丹清心镇痉：

石膏50克，知母15克，连翘20克，栀子20克，黄芩25克，竹叶15克，大黄15克，芒硝15克，甘草5克，薄荷4克。至宝丹两瓶（每瓶1.5克）分四次频灌（此后，除静滴葡萄糖盐水、维生素C外，未用其他西药）。

病孩入院后，抽搐频繁，下午7时，中药已分次灌完，泻下黄秽稀粪，量中等，抽搐略减，是夜由深度昏迷转为烦躁谵妄，惊厥，体温仍高（40.3℃）。

2 日会诊，众议下后不可再下，改用泻火清营息风之剂，清瘟败毒饮加减和服紫雪丹（方从略）2 剂。

4 日，热稍降（39.5℃），谵妄略少，掐之有痛感，昏沉如故，仍时时抽掣，自第一日下后，未解大便，舌干绛，中心焦黑，脉弦滑数，用犀连承气合白虎汤清心胃，再下其热结：

广角 5 克　黄连 7.5 克　大黄 15 克（水浸后下）　元参 20 克　生地 25 克　麦冬 15 克　石膏 75 克　知母 15 克　甘草 5 克　竹叶 15 克

药后 4 小时，腹中鸣动，泻下大量黄黑胶粪，随即安静入睡，微汗溅然，热渐降（暮 38℃，午夜 37.5℃）。

5 日，热退（36℃），抽搐止，神志渐清，知饥索水，病势锐减。此后用竹叶石膏汤加减调理而愈，无后遗症，二十年来健康良好。

按： 此例高热持续、深度昏迷、抽搐频繁三者并见，乃乙型脑炎中之重型。而入院 5 天，险浪悉平，下法实起主要作用。但古今名医，都说暑病不须用下，如叶天士引张凤逵之言："暑病首用辛凉，继用甘寒，终用酸敛酸泄，不必用下。"余师愚治暑热疫更反对下法，他说："热疫乃无形之毒，而当硝黄之猛烈，热毒焉不乘虚而深入耶？"近年石家庄治疗乙脑经验，亦有"邪陷心包时，徒攻阳明，并不能解决问题，且遗后患"之论点。何氏看法是：阳明乃五脏六腑之海，居中土而万物所归，伤寒温热之邪皆可传入胃腑，既然"夏暑发自阳明"（叶天士语），其热性又较伤寒温热为甚，岂有始终流连在经，而总不入腑之理？故入院第一天，即用硝黄，虽未得峻下，但已能阻遏鸱张病势。次日会诊，泥于成说，未曾乘胜追击，两进大剂寒凉，效果不显。第四日从"六经实热，总清阳明"立方，畅下之后，有如釜底抽薪，营热肝风均随之平熄，正如吴又可所说："但得秽恶一去，邪毒从此而消，脉证从此而退。"故此例病虽重而愈速，且无任何后遗症也。

2. 阳明实热　络闭动风

李某，女，15 岁，大岭山人，1972 年 8 月患乙脑，第 14 天转来我院。入院时高热 39.8℃，已持续不退者 10 日以上，深度昏迷，舌强，口噤失语，四肢瘫痪，关节强硬，搐搦频作，眼睑不动，二便失禁，形肉尽脱，病情危重。家人诉说，自发病迄今已遍用中西药物综合救治，病情仍未稍好。诊其脉沉小滑数，唇焦干裂，舌瘦硬深绛，苔黄带黑，全身干涩无汗。此乃暑疫热毒深居心肝胃三经营分，出现胃腑实、心窍闭、肝风动三大危候。处方：生大黄 18 克，芒硝 15 克，石膏 150 克，知母 18 克，甘草 6 克，麦冬 15 克，元参 24 克，生地 24 克，银花 18 克，连翘 15 克，郁金 12 克，菖蒲 9 克，大青叶 18 克，大剂浓煎，化服万氏牛黄清心丸 2 粒（其时安宫牛黄丸、至宝丹、紫雪均缺），整天鼻饲，另用少量氢化可的松静脉滴注。第二日泄下黄黑胶粪多次，即微汗出，黏腻异常，热降至 38.5℃，仍用上方加减再进，第三日复下胶黏粪便甚多，汗透，热降至 37.5℃，眼球开始微转动，稍能吞咽，呼之似有感觉。乃除去硝黄，渐进清营解毒、息风、养阴之剂，配合针灸治疗，病情日有好转。由于病深且重，昏迷抽搐时间过长，1 个月后肢体关节始软，两月后能用单字发音，70 天始能起坐，3 个月后学行，记忆力恢复，无后遗症。

按：此病极重，提高疗效之关键，除用硝黄泻下逐邪外，又在于用大量石膏。忆 60 年代初，一张姓，男，16 岁，患乙脑第三天即入我院，如法治之半月，高热神昏痉厥如故，何氏请李翼农先生会诊，李曰："方药对症，何以久治不愈？"沉思再三，曰："是矣，药轻不中病也！"何氏曰："石膏每剂用量 60 克，尚嫌不足乎？"李曰："须半斤以上。"当时即加至 150 克，病始有转机，调治半年而愈，有口吃，左下肢跛行等后遗症（原始病案在十年浩劫中亡佚）。故治此例时，吸取前次之经验教训，石膏第一剂即用 150 克，遂能应手取效。

3. 肝肾阴伤　虚风内动

陈某，男，9 岁，大朗乡人。1971 年 7 月患重型乙脑，经中西医治疗 20 天，转来我院。入院时，病孩处于深度昏迷状态，高热 40℃，全身抽搐震颤，肢体强直，口噤，斜视，二便失禁，形肉尽脱，舌干绛枯瘘无苔，脉弦细劲数。此暑邪深入，久羁营血，销烁真阴，内风升动之候。治宜滋肾养肝，潜阳息风，予三甲复脉汤加减：

龟板 30 克　鳖甲 24 克　牡蛎 24 克　龙齿 18 克　石决明 24 克　钩藤 9 克　生地 18 克　熟地 18 克　麦冬 12 克　阿胶 9 克（烊化）　白芍 15 克

每日浓煎一大碗分次鼻饲，或加元参、天冬、女贞子壮水，或加丝瓜络、桑枝通络，或加竹茹、贝母、菖蒲涤痰，并配合针刺，不到 1 个月，神志清，言语流利，记忆力恢复，肢体活动如常，无后遗症出院。

按：乙脑属暑证。叶氏谓"夏暑发自阳明"，初中期宜辛苦大寒清解，或加硝黄下之，或兼牛黄至宝清心开窍。然迁延日久，则叶氏所云"热邪不烁胃津，必耗肾液"，液涸则阳亢动风，便非上述方药所能治，必须潜肝阳以息风，滋肾液以祛热，三甲复脉汤最为合拍，再配以清心涤痰、凉肝镇痉之品，故收显效。而病孩入院前20天，医者固守石家庄治疗乙脑之经验，自始至终用羚羊角、石膏、知母、大青叶、板蓝根、龙胆草、银花、连翘、栀子、黄芩等大苦大寒之品，克伐过度，与前案对比，彼用白虎汤得救，此用白虎汤致危，故医者临床，首须精细辨证，据理立法，不能执死方以治活病也。

4. 肝肾阴竭　震颤瘫痪

刘某，男，6岁，大岭山乡人，起病8日，先高热，随即神昏，当地西医诊断为流行性脑膜炎、乙型脑炎。治两日，热不退，服中药两剂，得热退神清，继而震颤恐怖，全身瘫痪，再经中西医治疗4日不效，乃来莞就医。1963年8月2日黄昏入院，由值班西医处理，给磺胺3.5克分次服，肌注青霉素60万单位（分3次），翌晨请何氏诊治。

患儿呈急性重病容，面肌绷急，瘦洁而白，神志虽清，但呈惊惶恐怖状，全身瘫痪，不能坐立，眼球震颤不停，瞳孔对光反射迟钝，手足亦有轻度抖动，但无抽搐，颈项微强，上半身溅然自汗，头额尤多。身凉，肢末微冷，体温36.5℃，时作干呕，食入片时即吐。腹平软，微陷，无痞块及压痛。巴宾斯基征（＋），克氏征（＋），布鲁辛斯基氏征（±）。脉沉弦细数，舌质干绛，苔黄而干。血象：白细胞15×10^9/升，杆状核3%，分叶核70%，嗜酸细胞4%，淋巴细胞23%，红细胞2.65×10^{12}/升，西医仍按昨日方药处理，并加颠茄酊、氯丙嗪等，何氏仿暑邪内陷厥阴、热极生风之例，以羚羊钩藤汤加减治之：

羚羊角1.5克　钩藤6克　蝉衣15只　川贝6克　竹茹12克　白芍10克　桑叶10克　元参10克　生地12克

麦冬 10 克　沙参 12 克

当日中西药并进，病无起色，夜间巡视，见病孩彻夜不眠，见人来则惶恐鼓颌战栗，8 月 4 日晨，脉舌如故，身凉，汗续出，强扶之起坐，则惊呼心中悸痛，即改用育阴扶元、潜阳镇摄之剂治疗：人参 3 克，龟板 24 克，鳖甲 24 克，牡蛎 24 克，龙骨 24 克，生地 18 克，麦冬 10 克，至宝丹 1 瓶（西医用药如前，加葡萄糖静注），是夜病孩睡眠颇好。5日晨视之，症状仍不稍减，舌质干绛如故，且苔心变黑，乃邀老医数人会诊。咸谓前方育阴潜阳之力虽宏，但清火之力不足，更虑其有伏痰，众商议仍用前方加羚羊角 3 克，胆星 4.5 克，竺黄 10 克。

6 日晨，脉更细数，舌黑更甚，震颤恐怖，身凉汗泄如故。当日化验报告，脑脊液检查，涂片及培养均未发现脑膜炎双球菌（当时检查只注意找菌，未做脑脊液常规检查，是一大缺陷），何氏思之再三，乃与西医商曰："此大虚证也。病交两候，阴精消残将匮，所现诸症，无一非肝肾阴竭，脉络空虚，内风升腾，阳浮外越之象。姑勿论此病是否为流行性脑膜炎，但脑脊液既无细菌发现，可否暂停磺胺与青霉素？试用补剂如何？"西医深以为然，遂改用维生素 B_1、维生素 B_{12} 肌注，作为辅助治疗，暂停其他西药。何氏遂仿河间地黄饮子之意，去桂、附加三甲大剂投之：

龟板 30 克，鳖甲 30 克，牡蛎 30 克，熟地 18 克，肉苁蓉 15 克，萸肉 10 克，杞子 12 克，阿胶 10 克，麦冬 12 克，五味子 2 克，石斛 10 克，远志 3 克，巴戟天 10 克，茯苓 12 克，白芍 15 克，枣仁 10 克，煎成一碗半，自晨至暮，少量频服。

次日，恐怖、震颤大减，汗出较少，舌黑苔退薄，舌质转淡红。扶之，能稍坐片刻，久则自诉头眩作呕。依前方去石斛、麦冬，加天麻 10 克，蝎尾 6 克。连服 3 剂，汗收身和，眼球震颤全止，四肢尚有轻微抖动，能自行起坐，久亦不呕，惟双足无力，不能站立，脉数象大减，舌绛反转为淡红，黑苔退净，乃改用峻补肝肾精血之剂，用虎潜丸加减：

虎骨 12 克　当归 10 克　熟地 18 克　锁阳 10 克　牛膝 10 克　杜仲 12 克　首乌 10 克　玉竹 18 克　阿胶 10 克　杞子 15 克　龟板 30 克　鳖甲 30 克　牡蛎 30 克

1 剂即能立，两剂而能行，诸恙悉除。惟舌泛白苔腻，大便溏滞，以暑湿之令，久服滋腻，中焦易钝耳。即改用六君去术加藿香、佩兰、苡仁、谷芽、糯根须两剂，于 8 月 14 日痊愈出院。

按：此病老医皆云罕见。从病情分析，其为热病后期，肝风内动无疑。昔贤对热动风论治，除因心胃热盛引动肝风者，须用清心营泻胃热之外，一般常用大法有二，一为凉肝息风以治实（以羚角钩藤汤为代表），一为滋阴息风以治虚（以定风珠、阿胶鸡子黄汤为代表）。初治此病时，即以脉象沉弦细数，舌质干绛苔黄，震颤瘫痪，寒栗鼓颔为主要依据，认为是肝经风火，虽有身凉、肢冷、汗泄见症，亦作热深厥深视之，而未加详细分析，遽投以凉肝息风之羚角钩藤汤。是晚病无好转，且病孩彻夜不眠，兼见心中悸痛，显示为阳亢而不入于阴，阴虚不受阳纳之象，乃知前法不中病机，即改用定风复脉加减以育阴潜阳，然虑其滋腻留邪，又加至宝丹之芳香清透。服后虽病无增减，但入睡颇安，是阴阳有互交之机，欲以前法再进，惟舌苔变黑，足令狐疑。老医会诊，多谓小儿纯阳之体，虽属阴虚风动，而舌已变黑，不能不考虑有痰热内伏，乃从众议而以羚羊、胆星、竺黄等泻火除痰之药掺杂期间，故又不效。何氏细询其母，知在乡下已治疗八天，所服之药（因旧方已失）剂量颇大，药价颇昂，药味至苦，且有丸散和服。医云此大热症，非用此大剂不为功。由此推测前所服药，大概亦是羚、犀、紫雪及苦寒清热息风之剂，始恍然忆及喻氏之言："夏月人身之阳以汗而外泄，人身之阴以热而内耗，阴阳两有不足。过用甘温易竭其阴，过用苦寒易亡其阳。"此病乃阴损及阳之候，不但寒凉攻伐最忌，即纯用填阴亦不易奏效，盖无阳则阴无以生化故也。然病至肾阴枯涸，木失滋荣，内风沸腾，脉络空虚，倘药过刚燥，又恐龙相之火升燔，火炽而风更甚，此时用药更宜细酌。考叶氏《临证指南》治内风暗动，阴中之阳伤损者，每用地黄饮子去附、桂之刚，取其温煦涵濡，阳生而阴长。何氏乃用其法，复入三甲复脉汤，即变三甲复脉之甘咸寒法为甘咸温法。果然，药能中窍，效如桴鼓。西药亦改攻为补，以为辅助。此病病情复杂，非细心体认，反复参详，不能奏效也。

（五）登革热

1. 外寒束热

莫某，女，42岁，护士。1985年10月上旬患登革热，初用西药，口服、肌注、静滴并进，两日未效。第三日高热至41℃，寒战重裘不温，无汗，头痛如劈，项强掣痛，腰背如被杖，面赤，烦躁，口渴不欲饮，舌苔薄白微黄，脉浮弦洪数。此寒邪外束，内热方炽，先进人参败毒散加石膏，方用：太子参、柴胡、羌活、独活、茯苓各15克，川芎、桔梗、枳壳、甘草各10克，石膏45克，煎成一碗半，分两次服，每2小时1次，在上午服完。药后不久，即恶寒罢，溱溱汗出而热降，全身轻快，惟头项仍强痛，面赤，心烦，口渴，下午接服白虎加葛根汤合清心凉膈散，方用：葛根30克，石膏60克，知母、连翘、栀子、黄芩各15克，甘草、薄荷各5克，桔梗10克，崩大碗30克。煎成两碗，分两次服，至暮服完。次日热尽退，头项舒，四肢遍出红疹（此疹与斑疹、麻疹不同，可不治自愈），再进清解，第三天即上班工作。

2. 阳明热炽

李某，女，14岁，学生。1985年9月下旬患登革热，先西医治之两日，未效；第三日除用西药外，加用中药（方用蒿芩清胆汤加减）两天，第五日，热升至40.5℃，四肢骨节酸烦痛楚，父母抱持来就何氏诊，意欲住院。扪之，灼热烙手，头部热汗自出，面色苍赤，目绕红丝，烦渴引饮，呻吟呼叫，诉说四肢甚痛。诊其脉洪数，舌红苔黄。时适病床已满。何氏慰之曰："病势虽凶，但病情不重，不需住院，两三天可愈也。"方用桂枝白虎汤加味：石膏60克，桂枝、知母各15克，苡仁、茅根、桑枝各30克，地骨皮、丝瓜络各20克，甘草10克，水4碗煎成1大碗，上下午分两次服，下午渣再煎一次，黄昏时服。

次晨，其母携儿来，已自能行走。据云，上午服药后，下午得战汗，热降，身痛减。黄昏时，服第三次药后，即困倦酣睡一宵，今晨热降身和，诸恙悉蠲矣。改用清络饮加苡仁、豆卷、茅根、芦根等轻清之品，又两日而安。

3. 邪留三焦

黄某，女，31岁，工人。10月初患登革热，中西医治疗1周未效，16日来门诊，患者面色晦滞，寒热往来（37.5~39℃），头痛身重，肢酸，胸胁苦满，口苦干呕，心

48

烦懊，大便艰涩，脉滞数，苔黄白腻，已用西药5天，兼服三石汤。其夫谓发热持续，恐出白疹（即肠伤寒之俗称），何氏曰："此外邪夹湿，滞留三焦，见症虽似肠伤寒，然治之得宜，未必缠绵也。"予柴胡温胆汤合栀豉汤复方：柴胡、半夏、黄芩各15克，茯苓、竹茹各20克，焦栀、香豉、枳实各10克，陈皮、甘草各5克，上午煎服，下午药渣再煎服1次。

药后汗出热降症减，而腹隐痛，下溏便3次，伴里急后重，此里湿假大肠为出路也。前方去香豉加黄连10克，葛根20克，即合葛根芩连汤意。第三天腹痛止，大便转好，热亦退净，惟舌苔仍腻，肢体仍倦，胃纳仍钝，改用王氏驾轻致和诸方出入，又3日而安。

按：登革热乃现代医学病名，虽高热持续，但非凶险之病。因其传染力强，流行范围广，影响群众健康，妨碍生产，又不可等闲视之。1985年9月至10月间，我市及邻近地区登革热流行，已由防疫部门分离病毒确诊。由于病发于秋，乃有伏暑、兼寒、夹湿之各种不同类型。经何氏治疗200例，按伤寒温疫之法治之，皆获速效。故选记上述3例，以示医者临证当精思明辨，不可固执板法。

《类证活人书》首用人参败毒散治伤寒时疫，宋代所称伤寒，乃包括一切温热暑湿在内之广义伤寒。故喻氏《医门法律》论败毒散云："热湿暑三气门中推此方为第一，以其功之著也。人感三气而病，其气互传，乃至十百千万，传为疫矣。倘病者日服此药二三剂，所受之邪不复留于胸中，讵不快哉！"余师治暑疫，善用大剂寒凉，然亦说"首用败毒散去其爪牙"，并不摒除辛温解表。而后世某些医者，徒知见热投凉，畏羌、独、芎、柴如虎，却说法宗叶氏。叶明言"在卫汗之可也",而所用汗剂并不限于辛凉。《幼科要略》治春温之由于外邪者,先用辛温解表之葱豉汤,可为明证。近20年来,每遇流感盛行,患者出现外寒束内热,类似大青龙证者,何氏每用人参败毒散加石膏辄效。今用治登革热初期卫气同病,外寒极盛而里热方炽者,确能顿挫病势,大大缩短病程。例一患者,高热至41℃,药后数小时即溱溱汗出,周身轻快,与用西药退热剂汗出病不减,俄而复热者迥然不同,可知本方确具甚强之"败毒"力也。

古人论伤寒发病,每云"一日太阳受之",温病学家亦有"卫之后方言气,营之后方言血"之说。然观察今年此病初起,仅微恶风寒,发热,头痛,倦怠,类似一般感冒。至二三日始出现憎寒壮热、头痛骨楚无汗之太阳(卫分)表证。倘泥执逐日传经之说,则无法解释;若指为伏气由里出表,亦属牵强。其实中医治病之特色重在辨证,辨证精确,则病因、病位及疾病之性质皆可了如指掌,并可预测其转归。如病例一,揣度其表寒解后,阳明气分之热必盛,故令其下午即接服白虎加葛根汤合清心凉膈散,使邪敌无喘息之机会,故愈病迅速。

登革热特征之一乃身痛。若背脊疼痛如折者,治在太阳,非羌、独不能解,如病例一是也。若四肢疼烦者,治在阳明,非白虎不为功。《金匮》治温疟,但热不寒,骨节疼痛,时呕者,用白虎加桂枝汤。病例二虽病因不同,但理无二致,故亦用大剂白虎加桂枝汤取效,苡仁是阳明专药,仲景用麻杏苡甘汤治一身尽痛,故此例用之以代粳米。桑枝、地骨皮、瓜络、茅根等清凉透解,皆能疏阳明之络,清阳明之火。

登革热邪不即解,除化热入阳明气分外,又多出现半表半里之证。叶天士云："气病不传血分，而邪留三焦，亦如伤寒中少阳病也。彼则和解表里之半，此则分消上下之势，如温胆汤之走泄。"此论颇具卓识，惜其畏忌柴胡，后人因之，治半表半里之证，多改用青蒿，如蒿芩清胆汤是也。其实青蒿长于芳化及除阴分之热，和解少阳之力远不及柴胡，且柴胡"能于顽土中疏理滞气"（语见徐灵胎《百种录》)，则又非青蒿之所能。病例三外邪夹湿，流连三焦，胶着不解，又屡进三石汤寒凉冰伏，湿更难堪。故用柴胡温胆，旋转枢机，合栀、豉宣其陈腐郁结，使半表之邪从外解而汗出热降，半里之邪下泄。再合葛根芩连汤升散余邪，撤热燥湿，表里之邪便得清矣。

自仲景创六经辨证之说，至今1700余年，中医治疗外感热性病之理、法、方、药，不断发展补充，故何氏一向认为寒温学说，既应融汇，且应有所创新。

论中风证治之标本缓急

自古以来，方书分中风为闭、脱两大证型。临床所见，闭证多而脱证少，初起即出现脱证者更少。常见之脱证，实乃闭证发展之最后阶段，内闭至极乃急转为外脱，此"重阳必阴"之理也。故闭证救治得当，常可避免脱证之发生。

前贤又将闭证区分为阴闭与阳闭，愚意不必拘泥。阴闭并非阴寒之证，无非所出现外症，较之阳闭有动静之稍异，即风火痰三者孰为主次而已。阴闭阳闭皆属实证，闭开症减之后，再议本虚之治。

迅折风火上腾之威，急则治标

自刘河间倡"内火召风"之说，明清以降，医家多宗之。如云："风木生于热，以热为本，以风为标，凡言风者，热也。"当然，猝中之成因甚多，而临床最常见之中风阳闭一证，则由于火。患者猝然昏仆，痰潮息齁，面赤烦躁，口噤失语，项强肢瘈，遗溺便秘，脉弦劲，舌绛苔厚者，即《内经》所谓"血之与气，并走于上，则为大厥"者是也。此时并走于上之气血，已转化为病邪，非正常之气血。故《金匮要略》亦揭示为实证，惜其论述不详，方法不备。王旭高《环溪草堂医案》治中风一案云："瘈盛神昏，风淫火炽极矣。夫内风多由火出，欲熄其风，必须清火，欲清其火，必须镇逆。"针对气血并走于上之病机，提出镇逆之法，确系真知灼见。其仿《金匮》风引汤，"取石药慓悍滑疾，以平旋动之威"，法亦可取，惜其除去关键之药物大黄，又杂以生地、天冬等物，则不甚妥切。虽然此病之本多因肾虚水不涵木，肝阳偏亢，阳化内风所致，但已发展到风火交炽，痰涎壅盛，神明蒙蔽，三焦闭塞不通之危候。再进一步，则目瞀口开，手撒肢凉，面青汗出，外脱立至，便难挽救。故冬、地育阴，介属潜阳，只可防治大厥未发之前，或用于闭开厥回，风火渐戢之后。此时标证急，急当治标。正如叶天士所谓："迅折风火上腾之威，使清空诸窍无使浊痰壮火蒙蔽，乃暂药之权衡也。"临床救治此证，常本"泄可去闭"之旨，用河间防风通圣散与《金匮》风引汤化裁，不仅可挽救垂危，更可减轻后遗症，以利康复。绝大多数患者愈后能生活自理，亦有恢复工作而寿至90高龄者。

加减防风通圣散方：

防风　荆芥　麻黄　薄荷　大黄　芒硝　赤芍　归须

川芎　栀子　连翘　黄芩　甘草　滑石　石膏　寒水石　天竺黄

　　和入安宫牛黄丸 1 丸，竹沥 1 盅，能吞咽者少量频灌，不能吞咽者，鼻饲给药。河间此方，疏风透表，泻火通腑，是表里上下、三焦同治之法，确能迅折风火上炎之威而拨乱反正。惟方中涤痰之力不足，故于原方中去白术之守补，桔梗之升提，加寒水石之沉降，则镇逆作用更著。又加天竺黄、竹沥及安宫牛黄丸（至宝丹亦可）以涤痰、清心、苏神。整体大用，屡收良效。

　　畅下之后，汗出溅然，则壅塞得通，两三日间，恶候渐退，神识渐清。此时炉烟虽熄，恐灰中有火，勿畏虚投补，仍需清火息风为治。如俞根初之羚羊钩藤汤（羚羊角、钩藤、桑叶、菊花、茯神、生地、川贝、白芍、竹茹、甘草）平稳有效。痰多苔腻者，去生地，合温胆汤（即在上方中加半夏、橘皮、枳实）；脉弦数不减，阳气不潜者，酌加石决明、珍珠母之类，或用珍珠末 1~2 克，分次和入汤药中服，有潜镇安神涤痰之效。

权衡阴阳气血，缓图治本

　　中风险浪过后，多数患者有后遗症，以偏瘫、失语为主。王清任认为，人身有十分元气，若亏五成，则不能周流全身，或只行于左不行于右，或只行于上不行于下，于是半身不遂。王氏治此病用补阳还五汤，其义是补阳气使还所亏损之五成也，故重用黄芪至 120 克以大补元气，辅以川芎、当归、赤芍、桃仁、红花活血祛瘀，地龙走窜通络。近年此方被广泛用于中风瘫痪之治。虽然气虚瘀阻，乃中风后遗症中一种较常见之类型，但不能一概而论。此型多是中阳素馁，气怯体丰，逸而不劳之人。兼症多见卫阳不固之畏风自汗，脾胃气虚之纳呆便艰，脉或缓大或涩弱，舌暗晦不华，苔腻者，是补阳还五汤之适应证。而叶天士云："凡中风症有肢体缓纵不收者，属阳明气虚，络脉空乏。"因阳明为五脏六腑之海，主润宗筋，束骨而利机关。故叶氏有通补阳明、培土御风诸法（详见《指南》《存真》中风诸案），何氏每师其意，于补阳还五汤中增减用之。

增损补阳还五汤：

黄芪　当归身　川芎　芍药　桃仁　地龙　三七　白术防风　蚕沙　萆薢　桑枝

方中的防风、白术、黄芪即是玉屏风散，乃培土御风之良方；蚕砂、萆薢、桑枝皆阳明专药，善宣通络脉者也。改红花为三七者，避红花之攻破而采三七之行中有补，以利久服也。经此加减，疗效远较原方为优。

何氏数十年来临床体验，中风后遗症中，气虚夹瘀者约十之三四而已，若不问其阴阳气血之偏盛偏衰，概以补阳还五汤一方统治，则阴虚内热之证，便如火上加油。如前所述，内风之萌，多因身中阳气之变，患者多是中年以后。经云："人年四十，阴气自半。"加以烦劳操持，精血暗耗，肾阴不足，木少滋荣，故肝阳偏亢，陡化内风，而成大厥。厥回神苏之后，标症虽平，而阴亏之本质不变。肾阴不上荣舌本，故言语謇涩；肝肾精血不足以濡养筋骨，故肢痿无力。更兼眩晕头痛，耳中鸣响，目昏流泪，咽干舌辣，心悸怔忡，虚烦少寐，脉多细数，或弦而劲，或小而坚，舌干红苔燥，皆阴虚之证。然虚阳尚伏于肝，故投剂不宜过温。刘河间又有地黄饮子一方，治舌暗不能言，足废不能行，名曰"风痱"，与此证有相似之处，可资借鉴。何氏临证师其法而不泥其方，去桂附之归于右者，加龟板、鳖甲之归于左者，变温热刚燥为温养柔和之剂，屡奏育阴潜阳、滋液息风、濡养筋脉之效。

加减地黄饮子方：

熟地　苁蓉　麦冬　萸肉　石斛　茯神　远志　菖蒲　龟板　鳖甲　杜仲　丹参　三七

方中以杜仲代巴戟，酌用性质平和之丹参、三七以活血，为之佐使，更通而不滞。

代茶方

桑寄生 30 克　黑大豆 50 克　大枣肉 20 克

每日水煎代茶。

本方药仅 3 味，看似平淡，而能肝肾阳明同治，味甘可口，和平实效。木匠刘某，患中风闭证危，何氏依法治之而愈。惟右手手指端麻木无力，遂停用汤药，嘱其每日以此方代茶不辍，越三月，病已。虽年逾花甲，竟能手操斤斧，重整旧业，今年逾八旬犹健在。

1. 中风阳闭（风火夹痰，三焦壅塞）

温某，女，63 岁，有 10 年以上高血压病史，其人形瘦色苍，平素阴虚火旺。1962 年 11 月 8 日午膳之际，猝然昏厥，口歪肢瘫，某院诊断为脑溢血，中西药并进，三日无起色，14 日下午转来我院。

患者神志丧失，口噤失语，直视握拳，肢体强直，面赤，气粗，痰鸣，壮热（39.8℃），无汗，胸腹热满。撬视其舌，色干绛，中有黑苔如烟煤。脉沉弦滑数，小便涓滴自遗，血压 192/124 毫米汞柱。问其治疗经过，家人谓曾用大量西药（不详），中医处方则是羚羊角、钩藤、龙骨、牡蛎、麦冬、生地、阿胶、牛膝之类。目下风火炽极，痰热壅盛，乃闭证之甚而致三焦壅塞不通者，急进《金匮》风引汤合防风通圣散加减：

防风9克 荆芥9克 大黄15克 芒硝15克 栀子12克 赤芍12克 归须12克 连翘12克 桔梗9克 薄荷3克 竹叶卷心20克 石膏30克 滑石30克 寒水石30克 姜竹沥一盅 安宫牛黄丸1枚

鼻饲给药。

西药只用降压药及高渗葡萄糖，第三天即停用。

药后12小时无动静，再进：

大黄15克，芒硝15克，甘草6克，安宫牛黄丸1枚。

又6小时，觉患者腹中鸣动，大泻胶秽黄粪两次，微汗出，体温降至37.6℃，血压降至170/116毫米汞柱，能瞬目。

壅塞得通，病有转机，翌晨神志略清。继用降火息风涤痰20余剂，中用三甲复脉汤以育阴潜阳，最后则以左归饮与补阳还五汤交替使用，峻补下元，益气活血，治疗4个月而康。惟左手若废，左足跛行，然精神良好，能操持家务，至今20载，年过80，犹健在。

按：此乃中风闭证中之重者，前贤谓之"中脏腑"，即《内经》所谓"血之与气并走于上，则为大厥"之病也。此时风、火、痰三者交炽，充斥表里三焦，壅塞不通，内闭极则外脱立至，便无可挽救矣。急则治标，惟有"泄可去闭"，故重用硝、黄急下，直折其风火上腾之威，而防风通圣散中又有疏风活血之品，风引汤中又有泻火镇逆之药，再加牛黄丸、至宝丹通窍醒神，配合得宜，故收捷效。

2. 中风阳闭（阴虚阳亢，内风升腾）

木匠刘某，61岁，平素血压偏高。1970年秋晚膳之际，突然昏仆，急请西医出诊，用降压镇静药，嘱其迅速入院。家人不愿，翌晨召何氏往视。病者僵卧神昏，发热（38.6℃），息鼾痰鸣，呼之若有反应，口噤，撬视之，舌歪，质绛，苔黄腻浊，与之水，尚能吞咽，半从口角外流，推之，左肢能伸屈，而右侧若废。血压180/110毫米汞柱，脉数（102次/分），左弦，右滑大。此风火夹痰，奔腾莫制，中脏腑重症也，急投苦辛大寒沉降之品，佐以潜阳息风、涤痰开窍之品：

石膏30克　滑石30克　寒水石30克　磁石30克　牡蛎30克　石决明30克　羚羊角4.5克　钩藤15克　川贝9克　陈皮15克　草决明18克　蒺藜18克　冲竹沥一盅，姜汁少许，和至宝丹1丸，少量频灌。

二诊：体温降至37.5℃，血压172/110毫米汞柱，面赤稍减，神识略清，前方加菖蒲、竺黄各9克。

三诊：热退（36.9℃），血压170/102毫米汞柱，神识渐清，闻言会意，脉数减（86次/分），舌绛转红，苔仍腻浊，壮火渐戢，痰浊未清，转方以涤痰为主，清热息风为次：

半夏12克　茯苓15克　竹茹18克　橘红6克　枳实9克　胆星9克　竺黄9克　川贝9克　羚羊角3克　钩藤15克　石决明30克　菖蒲9克　冲竹沥1盅，姜汁少许，和猴枣牛黄散1支（连用4天）。

七诊：神识颇清，能自诉头痛目眩，耳中鸣响，但言语謇滞，入暮神烦，睡则息鼾，时有呻吟太息。舌苔退薄八九，舌质干红，右脉颇敛，左脉弦劲，血压未续降（172/102毫米汞柱），风火之势渐平，浊痰胶结，仍恐余烬未息，拟滋下清上，标本同治之法：

龟板30克　牡蛎30克　石决明30克　阿胶15克　白

芍 18 克　川贝 9 克　竹茹 15 克　竹叶卷心 20 条　生地 24
克　麦冬 15 克　桑叶 12 克　菊花 12 克

此后悉本此法加减，或增二至丸以益肝肾，或合沙参、
石斛以养胃阴，便秘则加李仁、麻仁，心烦则加黄连、朱
砂，不杂一味温燥。调理半月，寝食均好，头目渐清，惟
口歪未正，语言不利，右半身不遂依然。脉缓（68 次 / 分），
左手仍弦，舌质淡红，血压缓慢下降（在 150~160/96~
100 毫米汞柱），拟峻补肝肾，养血活络，仿地黄饮子意：

熟地 24 克　黄肉 12 克　巴戟天 12 克　苁蓉 15 克　麦
冬 15 克　首乌 15 克　玉竹 24 克　五味子 6 克　远志 9 克
菖蒲 9 克　牛膝 12 克　当归 15 克　鸡血藤 15 克　地龙
6 克

此方服至 25 剂，口舌之歪斜转正，神识清朗，言语如
常，右足能着地，惟行走不便，右上肢仍酸软不举。前方去
菖蒲、远志、五味，加黄芪 60 克，桑寄生 15 克，隔日 1 剂，
又 3 个月，肢体完全恢复正常，惟右手握物无力，嘱其常用
黄芪、黑豆、桑寄生、大枣代茶，逾年竟能手持刀斧，重操
旧业。至今 24 载，年过 80，健康良好。

按：黄芪、黑豆、桑寄生、大枣，药仅 4 味，却有益气
养血、补肝肾之功，中风恢复期，每日用之代茶，味甘可
口，缓缓图功，颇有实效。

3. 中风阳闭（风火夹痰，蒙蔽清窍）

袁某，男，76 岁，形体壮实，面赤声粗，平素血压偏
高。1972 年 10 月 3 日，午后头痛甚剧，左半身不遂，语言
难出，1 小时后，即昏不知人。某医院初诊为脑血管意外，
住院 1 天即回家中，备办后事。第三天，来求何氏诊治。患
者昏睡，息鼾，痰鸣，舌謇，摇撼之，似有反应，少少与

之水，尚能吞咽，稍多则由口角流出，左半身若废，右肢躁动不已，小便自遗，味极辣，旬日未解大便。脉数，左弦而坚，右沉滑，舌干红起刺，无瘀斑，苔黄厚浊，血压224/128毫米汞柱，此叶氏所谓肝风上翔，夹痰浊壮火蒙蔽清窍也。用叶案原方（注）加大寒沉降之品：

桑叶15克　钩藤20克（后下）　石斛15克　秦皮20克　草决明30克　蒺藜20克　白芍25克　橘红5克　大黄20克（后下）　元明粉15克（冲服）　石膏60克　至宝丹1瓶（化服）

煎成少少频灌至深夜，病无进退。翌晨再进1剂，至中午灌完，下午肠中鸣响，下恶秽胶粪两次，血压降至210/118毫米汞柱，鼾声略小，时作呻吟太息，能瞬目。

第三诊，脉舌如前，知觉略好，欲哭流泪，前方再进一剂，是日下溏便3次，烦躁渐止。

第四诊，血压降至198/110毫米汞柱，神识渐清，欲言不出，能点头以示可否，并用右手示意。前方去硝、黄，加菖蒲10克，竺黄15克，川贝10克。

从此日有起色，又5剂，去石膏、至宝丹，加竹茹15克，元参20克，桑枝30克，至11月初，神清能言，惟口吃，发音不清，血压维持在180/100毫米汞柱左右，立一善后之方：

桑叶15克　白芍25克　钩藤15克（后下）　石斛20克　橘红5克　草决明30克　蒺藜20克　元参20克　天冬15克　麦冬15克　北沙参20克

此即叶氏原方去秦皮之苦寒，加元参、天冬滋水以涵木，沙参、麦冬养胃阴以荣木也。调理至岁暮，能扶杖而行，右手能握物，生活自理。每血压波动服本方二三剂即安，15 年来从未服任何补药，惟恃此方以延年，年逾 90，犹健在。

注：叶天士《临证指南·中风门》治某妪一案，用苦降辛泄，稍佐微酸之法，以折风火上腾之威，药用：石斛，橘红，蒺藜，秦皮，草决明，桑叶，钩藤，白芍。

4. 中风阴闭（风夹痰浊，蒙蔽神明）

吴某，64 岁，商人，素嗜肥甘，体胖多痰。1974 年 9 月突患卒中，先后在两医院治疗 5 日未效，出院后请何氏视之。患者僵厥如尸，口噤目瞑，面不红赤而有油光，唇色晦暗，息鼾痰鸣，其声时大时小，四肢凉而后脑热，体温 37.6℃，血压 210/122 毫米汞柱，掐之尚有知觉，撬视其舌，胖而暗红，苔黄白厚腻，脉沉滑。此闭证中之"阴闭"也。与阳闭相较，有静躁之殊。因彼以风火相煽为主，此以风痰壅阻为主也。痰浊属阴，故热象不显。乃用豁痰通窍之法以开其闭：

半夏 12 克，胆星 12 克，茯苓 12 克，橘红 5 克，远志 10 克，菖蒲 10 克，郁金 10 克，天麻 10 克，僵蚕 10 克，竹沥 1 盅，姜汁半杯，至宝丹 1 瓶，猴枣牛黄散 1 支和匀，数人用硬物撬其口，点滴频灌。

1 剂无动静，2 剂知觉稍好，3 剂神识渐清，能自吞咽，鼾声大减。乃去远志、菖蒲，加龙齿 25 克，白芍 20 克，第七剂能言，舌苔退薄，惟血压下降不理想，徘徊于 206/114 毫米汞柱左右。

第九日又昏沉失语，气粗，握拳，肢强，唇舌干红，血压上升至 230/126 毫米汞柱，脉转弦数。盖阴闭之证，初则痰浊蒙蔽，热郁于内，待痰虽暂开，郁热亦从火化，目下风火交炽，急进苦辛寒降之剂，用叶氏方加减：

桑叶10克，白芍20克，蒺藜15克，草决明20克，秦皮15克，钩藤15克（后下），石斛15克，石膏30克，竹茹15克，羚羊角5克，石决明30克，竺黄12克，仍冲竹沥、姜汁、化服至宝丹。服后神识渐清，血压下降至190/112毫米汞柱，诸恙递减，守方加减治之半月而安。后因作呃纳差，间服六君子汤加首乌、玉竹、桑枝、木瓜等以益气健脾养血。两月后，患者能扶杖出门行走，右上肢若废，言语蹇涩，惟血压长期徘徊于180~200/100~110毫米汞柱。何氏令其用叶氏方与星贝六君子汤间服，为长久之计。然患者已不愿再服药，仍日上茶楼恣啖肥甘，五年来颇安。1979年秋，一夕昏仆而逝。倘能如上例老人袁某，恪遵医嘱，或尚可延年也。

5.风痱（风中经络，语謇足废）

卫某，女，70岁，形体瘦小，素禀阴虚，1979年11月5日，午后头痛眩晕不支，随即舌謇语言不清，左半身瘫软无力，次日入院治疗。患者神气疲惫，而神志尚清，言语塞滞而示意明确。自觉火升烘热，头额掣痛，眩晕如坐舟中，口干舌辣，心悸而烦，不能安寐，左肢若废，右侧筋肉惕动。脉沉弦细数，舌稍歪，瘦敛干红不华，苔薄黄燥，血压178/102毫米汞柱。此刘河间所谓"肾气不荣，足废不能行，口暗不能言，名曰'风痱'之病"。前贤又谓此乃风中经络，是中风症中之较轻者，然若处理不当，亦可发展成中脏腑之重症。河间立地黄饮子治之。然患者一向阴虚火旺，不受温补，若投桂附，便如火上加油矣。乃师其意而不泥其方，裁壮阳之品，加潜阳之药，即变原方之甘咸温法为甘咸平法也。方用：

熟地24克　苁蓉15克　茯神12克　麦冬15克　五味

子 15 克　远志 9 克　黄肉 12 克　石斛 15 克　龟板 24 克
鳖甲 24 克　桑枝 30 克　丹参 12 克　三七 6 克　天冬 15 克

患者服药后颇安，第一夜即得安睡半宵，眩晕、心悸俱减；第三日舌歪稍正，言语较清，惟血压未降，口干内热如故。乃去苁蓉、五味子，加石决明 30 克，玉竹 15 克。第五日血压即降至 152/94 毫米汞柱，内热亦缓，言语渐清，惟肢体仍不利，又减去菖蒲、远志，加杜仲 18 克，牛膝 12 克。半月后能下床行走，左手亦能活动，遂日渐康复。1980 年春节后，完全恢复正常，能操持家务，血压一直稳定在 150/90 毫米汞柱左右，今年 86 岁，康强如昔。

按：古今方书，皆分中风为闭、脱两大证型。临床所见，闭证多而脱证少，初起即出现脱证者更少。常见之脱证，实由闭证发展而成，内闭至极，乃急转而为外脱，此"重阳必阴"之理也。故闭证救治得当，可以避免脱证之发生。

方书又将闭证区分为阴闭与阳闭，其实不必拘泥。阴闭并非阳虚之证，仅其所出现之外证，与阳闭相较，有动静之稍异，即风、火、痰三者，孰为主次而已，其为实证则一也。《内经》云："血之与气，并走于上，则为大厥。"此时并走于上之气血，已转化为邪，并非正常之气血，故《金匮》亦揭示此为实证也。王旭高《环溪草堂医案》治中风一案云："痉盛神昏，风淫火炽极矣。夫内风多由火出，欲息其风，必须清火，欲清其火，必须镇逆。"王氏针对"气血并走于上"之病机，提出镇逆一法，确有真知灼见。何氏仿其法，用《金匮》风引汤与河间防风通圣散两方化裁，一取硝黄之急下，泻热存阴，先行釜底抽薪；取诸石药之慓悍滑疾，大寒沉降，直折风火上腾之威。而方中又有潜阳涤痰、疏风透络之品为佐使。整体大用，数十年来，屡收捷效。

闭证得开，险浪得平后，多数患者有后遗症，以偏瘫失语为主。王清任认为，人身有十分元气，若亏损五成，则不能周流全身，于是半身不遂，故立补阳还五汤，以补其元气，使归还所亏损之五成也。近年此方被广泛用于中风瘫痪之治，甚至有定为中风后遗症之治疗常规者。然数十年来临床所见，此症属气虚夹瘀者，仅十之三四，而阴虚阳亢者，则超过半数。盖内风萌动根源，乃人身阳气之变，且患者多是中年以后。经云："人年四十，阴气自半。"加之烦劳操持，精血暗耗，肾阴不足，木少滋荣，故肝阳偏亢，陡化内风，而成大厥。厥回神醒之后，标症暂解，而阴亏之本质未变。肾阴不荣舌本，故言语艰涩；肝肾精血不足濡养筋骨，故肢痿若废。刘河间有地黄饮子一法，为此等症而设。然此际临床见证，多有虚阳尚伏于肝脏，瘀血又滞留脉络，故投剂不宜过温，补养剂中又须兼活血祛瘀。何氏每将地黄饮子去桂、附、巴戟之辛温助火，加三甲之咸寒潜阳，更酌用性质和平之丹参、三七以活血祛瘀。王道之方，利于久服，虽无近功，却收较好之远期疗效。

6. 中风中络（肾阴亏损，阳化内风）

钟某，男，46 岁，干部，1993 年 3 月患脑梗死，西医治之半月，病无进退。4 月 15 日来求何氏诊治。脑 CT：左侧内囊后区有一 0.5 厘米之梗死灶，边缘模糊。其人面色苍赤，左眼胞下垂，闭目不合，口向左微歪，语言不利，左上肢痿痹不举，两下肢痿软无力，头晕昏沉，时时旋动，筋惕肉瞤，夜烦少寐，口燥咽干，脉弦大略数，舌红无瘀斑。病由平素烦劳操持，肾阴亏耗，木失水涵，阳亢化风为患，先予清络息风、育阴平阳之剂：

羚羊角 5 克　天麻 15 克　钩藤 10 克　石决明 25 克
生地 25 克　怀山药 20 克　山萸肉 15 克　茯苓 15 克　丹皮
15 克　泽泻 15 克　白芍 20 克　北沙参 20 克　牛膝 15 克
杜仲 15 克（水煎 2 次，每日 1 剂）

再诊：上药服 7 剂后，脉数已平，眩晕稍定，夜寐颇
安，风火渐熄。前方去羚羊角、钩藤，加龟板、鳖甲滋肾
阴，潜肝阳，丹参、三七活血通络：

龟板 30 克　鳖甲 30 克　石决明 30 克　生地 25 克　怀
山药 20 克　萸肉 20 克　茯苓 15 克　丹皮 15 克　泽泻 15
克　牛膝 15 克　杜仲 20 克　北沙参 15 克　丹参 15 克
三七 7 克（水煎 2 次，每日 1 剂）

此后悉本此法，出入加减，服药至 10 月初，口歪已正，
闭目如常，语言流利，四肢活动有力。10 月 13 日，脑 CT
复查：脑梗死灶 0.2 厘米，较前明显缩小，边缘清晰，乃去
方中活血之丹参、三七，加益气之人参、黄芪，每周服 2~3
剂。1994 年 2 月 15 日 CT 检查：为陈旧性脑梗死灶。此时
患者精神体力良好，胜于发病前，于今 3 年多，虽政务繁
忙，也能胜任。

按：此例患者有足够条件到大医院治疗，然能坚信中
医，纯用中药治疗长达 10 个月，久服三甲、萸、地等育阴
潜阳柔钝之药，不但不觉腻滞，反而纳增健运，康强胜昔。
"有是病则有是药"也。

7. 中风后遗瘫痪（气虚瘀阻，下焦亏损）

蔡某，男，39 岁，香港工人。1994 年春患中风（脑梗
死）重病，入公立医院救治，转危为安，出院后，留有后遗
症，医院谓康复不易。患者辗转于香港、深圳等地求医，用
中西药物、针灸、推拿等法，治疗 1 年，毫无进展，自以为

终身残废矣。

1995 年 3 月 28 日来莞就医，其人形体修硕，面色苍黑，目斜视，闭不合拢，口歪流涎，言语謇滞，发音不清。自觉右侧自头、颈以至肩臂，如有绳索捆绑，活动障碍，肘不能抬，指不能握。右下肢拘痛，行动艰难如跛。左侧肢体尚可，但酸软无力。腰酸梦泄，头晕耳鸣，幸眠食尚可，二便正常。脉细，左弦右缓弱，舌质暗红不华，边有紫斑。此气虚血瘀，阳不流行，而下焦肝肾亏损也。先予补阳还五汤加减：

黄芪 120 克　当归 20 克　川芎 25 克　赤芍 25 克　地龙 20 克　桃仁 20 克　鸡血藤 30 克　三七 10 克　地鳖虫 15 克　牛膝 15 克（即王清任原方，去红花之攻破，易以三七、鸡血藤活血中带补性，又加地鳖、牛膝之通络也）

以此方为基础，随症加减：如偶感风寒则加桂枝、防风，遇天气转变，关节酸疼如风湿发作，则加独活、桑寄生、秦艽；饮食失节，中焦湿困则加苍术、白术、陈皮。

初服 30 剂，病无进退，至 40 剂后，右上肢绊紧稍松，能举臂。手能握物，但不稳而易掉。至 60 剂后，口歪稍正。于方中加入杜仲、巴戟天、萸肉等补肝肾之品，服至百剂以上，右半身已舒展七八，闭目合拢，口歪续正。惟语言不利，足痿无力，仍腰酸头晕、耳鸣，脉弦象减，三部皆细缓，舌紫斑未退（此紫斑病愈至今不退），转用刘河间地黄饮子治其下焦。

熟地 45 克　萸肉 25 克　巴戟天 25 克　苁蓉 25 克　茯苓 25 克　附子 20 克　肉桂 5 克　远志 15 克　菖蒲 15 克　五味子 10 克　牛膝 15 克　杜仲 20 克　鹿角胶 25 克　菟丝子 20 克　黄芪 60 克（此刘氏原方，去麦冬、石斛之凉，加

鹿角胶、杜仲、牛膝、菟丝子峻补下焦精血，仍佐黄芪益气也）

病者恪守此方，疗效日显，服至 35 剂后，觉口干咽燥夜烦，乃去附子、肉桂，仍用原方之麦冬、石斛，再加龟板潜阳。夏秋天雨地湿，中焦困顿，便减熟地、萸肉、苁蓉之量，加党参、白术、砂仁以健脾。服至 120 剂，右臂能举至头，手指握物颇牢，双足亦渐有力，能不扶杖步行二三里，言语渐清，头晕耳鸣渐止。何氏询知病者善游泳，乃嘱其每日在别人监护下，在浅水中游泳半小时，以锻炼身体。仍间歇服药不辍。1996 年底再往原住之医院复查而隐瞒服食中药。经治医生愕然，谓几年来所治中风有后遗症者，此例恢复最好，视为奇迹。1997 年已能从事轻劳动，已服药 400 余剂矣。仍嘱其间断服用下方，以培补先后天：

黄芪 60 克　　党参 30 克　　白术 25 克　　茯苓 20 克　　炙甘草 7 克　　陈皮 7 克　　熟地 30 克　　当归 25 克　　白芍 25 克　萸肉 20 克　　杞子 20 克　　杜仲 20 克　　牛膝 15 克

1997 年 5 月，患者已恢复全日工作。

按：此例中风瘫痪大症，群医束手，患者绝望，而能恢复健康，并所谓创造奇迹，其实，所用之方药，乃古往今来常用之大法，并无奇术。其一，乃王清任所言："人身十分元气，若亏五成，则不能周流全身，只能行于左不能行于右，或只能行于上，而不行于下，于是半身不遂。"故立补阳还五汤以补气祛瘀通络。此例之口眼㖞斜，半身如绊，正是此方之适应证。然瘫痪之症，亦如刘河间所云"口㖞不能言，足废不能行，乃少阴气厥不至"者，此例则兼见下焦肝肾精血亏损之症，故继用地黄饮子峻补收功。至于方药之加减化裁，在于临床斟酌，案中已详言之矣。

凡是顽残痼疾，非旦夕可愈，此例初服补阳还五汤30剂而毫无动静，若此时医者滋生疑惑，以为药不对症而改弦易辙，病人丧失信心而乞求其他，则此病终无愈期。曾有人谓中医"汗、吐、下、温、清、消、补、和"八法之外，尚有一"沤"法，"沤"者，长时间浸泡使其变化之意，语虽讥讽，亦不为完全无理，即如此例，乃是沤愈者。

8. 中风后遗瘫痪（肝肾虚寒，气血瘀滞）

1996年12月25日，香港老妇人梁某由家人搀扶来诊。患者68岁，一年前患脑卒中在九龙公立医院救治，后遗肢体瘫痪。医云：此乃终身残疾，不可逆转。出院后，辗转就诊于中西医，迄无一效，两月前，当地颇有名气之中医诊之，用补阳还五汤，说连服30剂可效，患者服至50剂，仍无好转。近日天气转凉，活动更难，须两人扶掖，始能起立，碎步数尺，即瘫软不举，且手足冰凉，昼夜不温，指、趾、踝、膝关节疼痛，热敷后稍减。视其人形体虚胖，面色苍白，六脉沉涩，舌胖有齿印，色紫晦不华，苔薄白，口干渴，喜热饮，纳差便软。辨证为肝虚血寒，肾虚阳微，予当归四逆加吴茱萸生姜汤再加黄芪、附子：

当归30克 桂枝15克 赤芍15克 炙甘草10克 大枣20克 生姜15克 吴茱萸15克 山甲15克（代通草）黄芪50克 附子20克（每日1剂，水煎2次，早晚分服）

以路远，往来不便，嘱其服药后如无不良反应，可连服15剂后再商。

半月后，家人用电话告知，药得小效，口干渴转为口淡不渴，饮食知味，胃纳稍佳，手足稍温，关节痛亦少愈。惟腰腿仍酸软无力，行动困难，因时值严冬，天寒地冻，不能来诊，请求指导用药。嘱其仍用前方，去吴茱萸，加熟地

30克、杜仲20克，连服15~20剂。

1997年春节后，天气和暖，患者由家人陪同来莞就诊，见其面色、神气较好，起步轻快，但腰脊酸疼，沉重僵硬，腿膝乏力，慢步三十，即痿软不举，手握物不牢，四肢关节时有隐痛，舌胖瘀紫如故，脉沉细涩，转方用右归饮加通络活血之品：

附子20克　肉桂3克　熟地30克　怀山药20克　萸肉20克　杞子20克　杜仲20克　白花蛇1条　全蝎10克　地鳖虫10克　鸡血藤20克　当归30克　牛膝15克　三七5克（服法如前）

以此方为基础，随症加减，病情日好，服至25剂，改为隔日1剂。

4月2日，病者来诊时，能自行走，不须人扶，虽步履蹒跚，亦可坚持百步以上，手足温和，关节痛止，眠食均好，舌胖稍敛，舌色稍活，脉沉细，涩象减，处善后调理方，二仙胶加味：

龟板胶20克　鹿角胶20克　党参30克　杞子25克　黄芪30克　桑寄生30克　黑大豆50克　大枣20克

每周服一两剂，或只用后四味，每日煎水代茶。

6月15日患者电话告知：生活已完全自理，每日早晨上茶楼，黄昏到户外散步，健康良好。

按：中风后遗症每因人身脏腑寒热虚实素禀不同而病情各异。此例肝肾阳微，内寒极盛，较为罕见。补阳还五汤近年被用作中风后遗症之通治方，然用于此病，服至50剂仍无效者，以此方祛瘀之力强，而逐寒之力不足故也。何氏用仲景治血寒厥逆之方，借细辛、姜、萸之温肝逐寒，又加黄芪益元气以行血，附子温肾阳以暖肝，故能建头功。

然而患者肾久虚寒则骨髓空乏，血久寒凝则经隧闭塞，又非上方所能胜任，故转方用右归饮之大温峻补以壮肾阳，佐以蛇、蝎、地鳖虫宣通经隧，当归、牛膝、鸡血藤、三七之活血祛瘀，使骨髓滋生，血脉通畅，而瘫痪渐愈。

善后方所用之二仙胶，乃峻补阴阳气血之剂，此人所周知者，而加入黄芪补气，桑寄生养肝，黑豆补肾，大枣健脾，此四药乃何氏治中风后遗症所常用之药，和平纯正，久服自能生效，勿以平淡而忽之。

喘、哮证治琐谈

喘与哮见症略有不同，病之轻重缓急亦各异。哮必兼喘，故常称哮喘，而喘则多有不兼哮者。

历代医家，皆言喘乃危候，哮是顽疾。又云：喘病当分虚实，实者易治，虚者难瘥。哮病当分标本，治标尚易，治本甚难。然证诸临床，亦不尽然。若能精细辨证，治疗得当，危症亦可转安，顽疾亦能瘥愈。

先论喘。《伤寒论》云："喘家作桂枝汤，加厚朴、杏子佳。"何氏认为，此乃有痰饮宿疾，而外感风寒者，故于解肌之桂枝汤中加厚朴、杏子苦降理气，气降则痰喘自平。《金匮》治痰饮，当以温药和之，即是此义。然近日之患痰饮而喘者，常有体质偏阴虚而病"热饮"者，不能一概投以温药。何氏借用《伤寒论》之猪苓汤，乃育阴撤热利水之法，治疗老年慢性气管炎合并肺气肿者，常收捷效。又阴虚肺燥之人复感温邪，化火伤津耗气，喘促致危者，用喻氏清燥救肺汤加养心涤痰之品。十数年来，救治多例慢性肺心病急性发作患者，能却疾延年，皆活用古方以治新病之典范也。

次论哮。由于近年我国大气污染日趋严重，哮喘患者日多。现代医学认为，哮喘病之形成及反复发作原因非常复杂，目前尚未有满意之根治法。

中医古今方书，对哮喘病论述甚祥，大致分为两大纲。实证则区分寒热；虚证则有肺气虚、脾气虚、肾阴虚与肾阳虚之别。此乃言其常者，兹不细赘。

哮喘既是顽疾，当非朝夕可愈。发时急则治标，先用汤药。平时缓则治本，以丸剂为佳。亦有病情错综复杂，虚实互见，须汤剂、丸剂并进者，最好能结合针灸、食疗综合治疗。患者又须避风寒，慎起居，节饮食，并持之以恒，循序渐进体育锻练，穷年累月，可望根治。

费伯雄之《医醇賸义》有鹅梨汤，治风痰入肺而成哮喘者，多年临床观察，此方疗效较定喘汤套方为优。何氏常用此方加减，尤其加入地龙、钩藤两药，平喘效果更佳。此两药不但可治标，更可与补益除痰之方配合以治本。曾有一老妇人患哮喘30年，西药不效。何氏治之，标证暂解后，常用干地龙15克，漂洗净，加瘦猪肉，少许陈皮，煎汤作羹膳，哮喘发作渐疏，以至痊愈。又《喻选古方试验》有用旱翠鸟之食疗方，治儿童哮喘颇效。心禅《一得集》之灸法，亦可为根治之一助。何氏俱收并蓄，擅用古方，下列案例可见一斑。

1. 支气管哮喘（寒痰入肺）

郭某，男，22岁，1943年初春来诊。自述4年前严冬某夜，在露天剧场看戏，感寒咳嗽，服桑、菊、杏、杷、冬花、紫菀等通套咳药数剂不效，后连服川贝枇杷止咳糖浆数瓶，以致咳嗽气逆，喉中咿呷作响，渐成哮喘之疾。4年来遍试中药及民间单方，如尿浸鸡蛋，生吞壁虎等，无一效。每过劳或气候转寒即发，通宵达旦不能着枕，痛苦万状。其人形瘦色悴，气怯声低，喘咳痰稀，胸中窒塞，肩背畏寒，加衣则汗出，脉浮弦略数，重按无力，舌淡红苔薄白。此即古人所称"寒痰恋肺"之症。盖4年前所感者，乃风寒之邪，法宜温散，然反投清凉之药，邪不外解，再以甘柔黏腻之止咳糖浆，将寒邪恋定，化为痰饮，逐渐深入肺俞，而成哮喘顽疾。迁延岁月，久喘肾变虚矣。现时值初春，余寒犹厉，外寒逗发宿饮，先宜温阳逐饮以治其标，予小青龙汤加味：麻黄、桂枝、白芍、半夏、炙甘草、细辛、干姜、五味子、北杏仁、苏子、茯苓。患者是夜即能着枕，3剂而畏寒罢，汗亦止，咳嗽排痰较易。令长服丸方，以图根治。

吉林人参50克　胡桃肉60克　蛤蚧2对　炒苏子30克　炒黄白果肉50克　甜杏仁50克　川贝50克　半夏50克　麻黄50克　诸药共为细末。另取紫河车1具，洗净，蒸熟，晒干（或文火焙干），为末，与诸药和匀，炼蜜为小丸，每服6~8克，早晚各1次。

此方乃《济生方》人参胡桃汤及《卫生宝鉴》人参蛤蚧散两方化裁而成，有宣肺祛痰、补肾纳气之功，患者服之颇安。然病根深固，王道之药又无近功，患者仍时有发作，然较前逐渐减轻。每喘发，即服小青龙汤一两剂即止。每岁冬季，则服食丸剂不辍，如无紫河车，则以上等白花鱼鳔胶100克代之，效果相侔。自此体质渐好，喘发渐稀，如此治疗8载，30岁后病根始断，今已年届古稀，健康良好。

按：顽固哮喘，不易除根。患者除发时治标，平时治本外，尚须慎风寒，戒嗔怒，息精神，饮食调节，凡蚬、蚝、虾、蟹、无鳞鱼及油腻肥滞之物，皆不宜食。此外，于三伏天时，温灸大椎、肺俞、膏肓、中脘等穴，亦有裨益。然须穷年累月，耐心调治，始有成效也。

2. 支气管哮喘（阴虚痰火）

卢苟，女，18岁，1956年夏月来诊。自云3岁时即患哮喘病，过劳及感外邪即发，缠绵岁月，中医药屡治不愈，民间单方亦服过不知凡几。最近感受外邪，哮喘发作，不能着枕。视其人，萎黄清瘦，短气痰多，脉细略兼浮数，舌瘦干红不华，苔白微黄而腻。先予麻杏石甘汤合止嗽散加减两剂，以去其新感之标邪。其时适值三伏天，乃为灸治，以冀除根。先灸大椎、肺俞、膏肓各3壮，连灸6日。继灸膈俞、脾俞、中脘各3壮，亦连灸6日。最后灸关元、气海、肾俞各3壮，连灸3日，前后共灸15天。在灸治期间，患者自觉内热，乃隔日针足三里以诱导之，并内服二陈汤加浙贝、瓜蒌、桑皮、杏仁、元参、蛤壳等十余剂以除痰清热。灸治完毕后，令隔日服六味地黄汤加麦冬、五味子、元参、贝母、沙参等滋养肺肾之阴，以治其本。数月后，此女身体丰硕，面色红润，见者谓其脱胎换骨，随访15年未复发。

按：心禅大师《一得集》云："饮邪深伏脏腑之俞，逢寒病发，非用灸法不能除根，惜人多不信，致延终身之疾，可慨也！"大概哮喘一病，少壮者易治，老弱者难痊，灸治与药疗并进，效果更显。但灸治选穴须准，艾炷不可太小，须灸至无菌化脓，有疤痕者始效。而灸治季节又须讲究，以伏日最佳，冬至一阳萌动之候亦可。又须持续不懈，一般以半月为期，医者患者皆要有恒心也。

3. 支气管哮喘（痰阻肺络）

万江乡洪某，女，60岁，1956年冬来诊。自谓患哮喘十余年，近年尤甚，秋冬发作频繁，每日倚枕不得息，渐至不能从事家务。西药打针，见效甚速惟不持久。服中药无效，服凉剂则觉寒，服热剂则觉燥。诊其脉数而滑，舌苔腻浊，底白罩黄，而胸膈窒塞，痰稠如胶，咻呷作响，乃劝其灸治。妪笑曰："吾老矣，尚受此肉刑乎？幸予我汤药，得气喘稍舒足矣。"遂处鹅梨汤合雪羹一方授之。越数日，妪再来，曰："此药大佳，我因天寒道远，服药见效，遂连服3剂，今喘平气顺矣。"前方稍稍加减，令连服7日，病良已。鹅梨汤乃费伯雄自订方，载《医醇賸义》中，谓治哮喘甚神。何氏每加减用之，确有卓效。雪羹始见王晋三《古方选注》，药仅海蜇、荸荠两味，而顺气降火涤痰之功甚伟，王孟英最善用之。雪羹与鹅梨汤加减合用，治哮喘热痰壅盛而体不甚虚者颇宜：

鹅管石15克　梨汁1杯或梨皮9克　麻黄6克　杏仁9克　苏子9克　蒌仁12克　贝母9克　蛤壳18克　茯苓15克　半夏12克　橘红6克　甘草3克　海蜇（鲜者漂淡）30克　荸荠（鲜者）5枚（去皮，切片）

病者此后每有喘嗽，即服此方一两剂即缓解。随访10年，据云发作渐疏，健康日好，虽年届古稀，犹能操持家务。

4. 儿童哮喘（热痰阻肺）

陈氏子，6岁，1966年1月就诊。其母言，儿生甫5月，曾患喘憋甚重，住院半个月，始转危为安。嗣后常患感冒，每病必咳嗽痰鸣，不易速愈。近年愈发愈频，喘咳气促，痰声咻呷，户外可闻，经各医院诊治，均断为支气管哮喘。虽多方治疗，病情时好时坏，迄今未断根。近因春节期间，饮食不节，加以气候寒暖倏变无常，复感风温时邪，宿哮发作甚剧，径用抗生素、激素、平喘药物效果不显。诊其脉浮弦滑数，唇红，舌赤，苔薄黄而干，身无大热，咳嗽气促胸高，喘鸣音如水鸡声。此病热痰蕴聚肺络，阻塞气道，幸尚年幼，体质未虚，治之得宜，可望除根，予麻杏韦茶汤。

麻黄6克　北杏仁9克　甘草3克　黄芩9克　石韦15克　诃子肉6克　绿茶3克（后下）　钩藤9克（后下）　地龙9克

此方乃以仲景麻杏石甘汤为基础。多年临床体会，肺炎、急性气管炎之发热喘咳者，取石膏达热出表；若治热哮，则用黄芩、石韦之清降以代石膏之辛寒。朱丹溪云："黄芩治痰，取其下火。"此言极为有理。石韦味淡肃肺，近年文献报道用治哮喘有效，故用两药与麻杏为伍，胜用仲景原方。

宋代刘昌诗所著《芦蒲笔记》载有"治喘奇方"，乃用麻黄3份，诃子肉2份，共为粗末，每用1匙，水煎数沸，再入腊茶3克，乘热服之。此方用麻黄之散，诃子之敛，腊茶之降，药只3味，甚有巧思。方中腊茶，不必拘泥，内热盛者可用绿茶，不耐寒凉者可用红茶，一般用乌龙茶亦可。至于钩藤、地龙，善解痉，用为佐使，亦颇合拍。若病发于暑月，痰多苔腻者，方中加葶苈子9克，喉痒咳频者加百部9克，何氏用之屡效。

患儿服药后哮喘减轻，即停用一切中西药物，用此方出入加减，服12剂而哮喘缓解。接用食疗法以治本。

《喻选古方试验》载夏颂庭进士试效方："用旱翠鸟一

只，去肝肠等物，取桂圆肉纳入，用线缝好，清水煮熟淡食，嘴脚烧灰，开水送下，服一二只即愈。永不复发。"

此方治哮喘有效，尤以儿童效果更佳。方书谓"服一二只即愈，永不复发"，未免言过其实。即如此例，患儿经常服食，2年间已服三四十只，病始日渐痊可。何氏每让病者用桂圆15克，北杏仁12克，正新会皮3克，与鸟同煮熟，饮汤食肉，从无副作用。

旱翠鸟莞人称为"鱼缉翠"者是也。

5. 老年慢性支气管炎合并肺气肿（温邪夹饮）

张某，男，69岁，1994年11月21日来诊，平素嗜烟酒，久嗽多年，经X线照片检查数次，均诊断为老年慢性支气管炎合并肺气肿，今感受冬温，发热喘咳，经某医院用西药治疗9天，热稍降而喘咳甚。病者形体尚健，低热（37.8℃），咳嗽气喘，痰稠而黄，喉中痰鸣，胸脘满闷，心烦少寐，口干渴，小便频短，舌苔微黄，脉浮滑数。仲景云："阳明病，脉浮发热，渴欲饮水，小便不利者，猪苓汤主之。"又："少阴病，下利六七日，咳而呕渴，心烦不得眠者，猪苓汤主之。"此例乃温邪化热，与宿饮相搏，当从小便去之，与仲景之论，有相同之处，即予猪苓汤加味：猪苓、泽泻各20克，茯苓25克，滑石30克，阿胶、枇杷叶、车前子各15克，苦杏仁12克（3剂）。

药后热退，脉和，喘平气顺，小便量多，惟久病痰嗽未除，胃纳不佳，嘱其戒烟酒，常服参贝六贤散加味：

洋参　川贝　胆南星　半夏　车前子各15克　橘红甘草各5克　元参　蛤壳各20克　苡仁30克

咳频则加苦杏仁、枇杷叶，痰多、溺短则加瓜蒌、茯苓，病者间歇服之，宿疾渐瘳，随访2年无复发。

按：《金匮》云："夫短气有微饮，当从小便去之。"后世医家均认为利小便乃治痰饮病之一大法门。《金匮》之苓桂术甘汤、五苓散乃补脾通阳利水之法，肾气丸乃补肾温阳利水之法，而缺育阴清热利水之法。何氏借用《伤寒论》之猪苓汤以补足之，屡收良效。试将五苓散与猪苓汤作一比较，则一目了然。两方同用猪苓、泽泻、茯苓3药利水，而五苓散用白术补脾，桂枝通阳，猪苓汤用阿胶育阴，滑石泻热。由此可知，二方各有所宜。且"人年四十，阴气自半"，老人多静少动，加以烟酒助火，易生炽热，若感外邪逗发宿饮，则化热恒多，若进温燥，便有劫液伤津之弊。

《金匮》又云："病痰饮者，当以温药和之。"仲景用"和之"两字，大有深义，然则所谓温药者，并不限于温补、温阳、温散，何氏认为凡能舒展气机，使痰饮无所停留，如苦杏仁、枇杷叶、旋覆花、半夏、胆南星、橘皮之辛苦微温，能宣能降，皆属"和之"之法。王孟英所辑之《鸡鸣录》有"参贝六贤散"一方，由西洋参、川贝母、法半夏、胆南星、橘红、甘草、元参、蛤壳等8味药组成。据云："治久嗽胸膈不舒，痰多食少极效。"则是以温药展气通津涤痰之中，又寓益气清火之法，对老人痰饮久病而兼气虚有火者最宜。此例经常服用，得以却疾延年。

6. 慢性肺原性心脏病急性发作（阴虚痰饮，风邪闭肺）

张某，男，72岁，退休职工，久患痰嗽，曾于1987年12月底，因冬寒喘发，入院留医，诊断为慢性肺原性心脏病。何氏以生脉地黄汤为主方，随证加入元参、蛤壳、川贝、沙参、天冬、百合等，金水相生而得效，以平素肝阳偏亢，血压偏高，不受温补故也。出院后年余颇安。1989年6月，气候反常，初则炎酷迫人，继而淫雨连绵，凉风

倏至，患者感受时邪，发热 3 日，喘咳甚剧，于 6 月 11 日
入院。体温 38.5℃，血压 170/110 毫米汞柱。患者面赤发
热，汗多而头额颈背尤甚，咳嗽气促痰鸣，稍动则喘促更
甚，呼吸（36 次 / 分）若不相接续，汗亦津津多出，神情
烦躁，口干渴饮，大便不行，纳呆脘闷，心悸慌乱。脉大
数（130 次 / 分）而坚，间有歇止，舌干绛，苔黄浊。血象：
白细胞 17×10^9/升，淋巴细胞 10%，单核细胞 1%，红细胞
5.8×10^{12}/升，血红蛋白 17.3 克，血沉 102 毫米 / 小时。X
线检查诊为慢性支气管炎，肺气肿合并感染。心电图：心肌
损害，右心房负荷过重。诊断：慢性肺原性心脏病急性发
作。病情危重，入院后即予吸氧，西药抗感染治疗，中药
用辛凉解表、降气除痰之剂。翌晨，请何氏用药。何氏曰：
"患者年事已高，脏阴不足，加以久嗽伤气，肺肾两虚是其
本。由于气不化津，津液蕴聚为痰，痰之产生虽溯源于本
虚，而痰之存在，又是标实，故各种病理产物，中医皆谓内
在之邪也。此刻复感温邪，以致内外交迫，肺卫心营受其熏
灼而变生诸证。昨进清热祛邪，治法无误。然此病毕竟是本
虚标实，故不可不兼顾其虚，喻氏清燥救肺汤乃两者兼顾之
良方"。

处方：西洋参 10 克（另炖）　火麻仁 15 克　枇杷叶 15
克　石膏 20 克　北杏仁 15 克　麦冬 15 克　桑叶 15 克　北
沙参 15 克　甘草 5 克　川贝 10 克　瓜蒌仁 15 克（即喻氏
原方暂去阿胶，而加北沙参、川贝、瓜蒌仁清肺涤痰）

此药投剂即效，热渐降，喘咳渐减，精神睡眠日好。此
后悉本此法加减，便秘暂用大黄一两日，纳差则加竹茹、麦
冬，津少则加玉竹、石斛、百合，外邪解后，去石膏、桑
叶，仍用阿胶，加龟板、牡蛎。7 月 19 日能步行出院。出院

时血象：白细胞 $7×10^9$/升，中性细胞 69%，嗜酸细胞 1%，淋巴细胞 26%，单核细胞 4%，红细胞 $4.49×10^{12}$/升，血红蛋白 13.2 克%，血沉 60 毫米/小时。

7. 慢性肺原性心脏病急性发作（温邪化火，肺叶焦枯）

李某，男，68岁，退休工人，有数十年吸烟史。近十年来久嗽不愈，且日趋严重，常喘促不得卧。1996年春夏之交，感受风温时邪，发热喘咳，入某医院治疗，诊断为慢性肺原性心脏病，心肺功能失代偿期。中西药物并投，效果不显，病情危重，乃舁回家中，准备后事，姑邀何氏一诊，以决生死。

5月7日初诊，病者骨瘦如柴，面色暗晦，翕翕发热（37~38℃），头项汗出，气喘痰鸣，呼长吸短，呈现三凹征。神思恍惚，烦躁不眠，语言难出，间有错语。颈静脉怒张，膝以下凹陷水肿，指甲口唇发绀，咽干口燥，渴不引饮，干呕恶食，脉浮细数促（125次/分，频发早搏），舌质老瘦而绛，舌尖起红粒，苔薄，干燥如沙，此乃久嗽肺肾大虚，复感温邪化火，肺叶焦枯，化源将绝，而邪热内迫心营危候，急进清燥救肺汤合生脉散、安宫牛黄丸加味，以希万一。

西洋参15克　麦冬15克　五味子10克　石膏30克　阿胶20克　火麻仁20克　桑叶12克　枇杷叶10克　甘草5克　川贝10克　竺黄10克　元参20克　蛤壳20克　安宫牛黄丸1枚（和服3剂）

再诊：热退（36.7℃），汗出少，能闭目入睡片时，外邪暂解，险候未过。

前方去桑叶、枇杷叶，加天冬15克，北沙参20克（3剂）。

三诊：神志清，紫绀稍退，浮肿未消，喘咳未减，但排痰较易，脉不浮，仍细数（108次/分），舌苔化净而光绛不鲜，仍干呕恶食，且兼大便溏薄。清凉之药不宜续进，滋补之剂又不能过早，转方清养心肺，兼顾脾胃：

西洋参15克　麦冬15克　五味子10克　阿胶20克川贝15克　南杏仁15克　怀山药25克　北沙参20克　炙甘草5克　石斛15克　萹蓄20克　谷芽20克

用本方加减，治之匝月，病情渐有起色，且能进食，大便成形，夜睡安和，神思清朗，肿消过半，紫绀亦退。惟稍动则气喘，呼吸若不相接续，脉仍细数，舌红无苔，此肺肾久亏，根蒂不固，非朝夕可愈，转方峻补肺肾，用人参固本、六味地黄加补肾纳气之蛤蚧、胡桃、五味子等，仍须照顾脾胃：

方1：生地15克　熟地20克　天冬15克　麦冬15克人参15克（西洋参、吉林红参各半）　怀山药20克　萸肉15克　五味子10克　阿胶15克　蛤蚧1对　胡桃肉15克龟板25克　川贝15克　炙甘草5克（隔日1剂）

方2：六神汤（太子参15克　白术10克　茯苓15克炙甘草5克　怀山药20克　萹蓄20克）加石斛15克、谷芽20克，每周1~2剂。

两方交替服用至春节之前，已将半载，病者能生活自理，扶杖出门散步。

按：近年医刊报道："大量临床资料表明，肺心病急性发作期，用辛凉解表、清热涤痰之法（如麻杏石甘汤、银翘散）远较用温阳利水、温补肺肾之法（如青龙、真武、肾气诸方）为优。"（《中医杂志》1988年6期）　此论与何氏多年临床体会，不谋而合。从80年代初，何氏运用清燥救肺汤加减治疗肺心病急性发作逾 50 例，能缓解症状，延长患者生命。而本例则是近年病例中之最危重者，亦用清燥救肺汤加味而获救。

试将清燥救肺汤之药物分为两组：一组乃桑叶、枇杷叶、石膏、杏仁、甘草，一望而知与麻杏石甘汤同义，仅用桑叶、枇杷叶之辛凉微苦，解表降气，以代麻黄之温散耳。此组乃治其标邪者也。另一组为人参、胡麻（从仲景法，宜用火麻仁）、阿胶、麦冬、甘草乃复脉汤去桂、姜、枣，以养心肺之气阴，此治其本虚者也。因肺心病急性发作毕竟是本虚标实之症，故喻氏此方，最为合拍。

比例既有外邪化火、化源将绝之呼吸功能衰竭之症，又有烦躁无寐、神思恍惚、言语错乱等肺性脑病之先兆，是邪陷心营将成内闭危候，此时清燥救肺汤已独力难支，必须用安宫牛黄丸以清心凉营开窍，始克有济。至于豁痰止嗽之品，除常用川贝、竺黄外，何氏每用元参、蛤壳两药。众所周知，蛤黛散乃李防御治愈宋徽宗宠妃痰嗽之方而传于世，王妃养尊处优，积热生痰，故宜用青黛之苦寒清降，而此例津气两亏，苦寒则化燥，故易以元参之咸寒养阴。王孟英所辑之《鸡鸣录》，有参贝六贤散（洋参、川贝、胆星、半夏、橘红、甘草、元参、蛤壳），治久嗽胸膈不舒，痰多食少极效，将元参、蛤壳加入温燥涤痰药中，大有深意。何氏采之加入救肺汤中，可增强其除痰止嗽之效。故患者服药 3 剂，即热退汗收。外邪得解，乃去桑叶、杷叶之清疏，加天冬、沙参之清补。

何氏治慢性病，时刻重视脾胃功能，病者服凉药多剂，虽得诸病递减，但胃纳仍差，且兼大便溏薄，"有胃则生，无胃则死"，故撤去凉药，参入扶持脾胃之品，必须中焦健旺，才可顾及其他。

"冰冻三尺，非一日之寒"，根蒂不固，非朝夕可愈，故最后用峻补肺肾之药以培其根本，仍时刻扶持脾胃，病者带病延年，已逾一载，将来有无反复，则殊难预料也。

又按：两例均用清燥救肺汤取效，上例夹热痰，故去阿胶，加贝母、瓜蒌仁。下例有心衰征兆，故用原方合生脉散、牛黄丸。由此可见，何氏辨证精细，用药丝丝入扣。

胃炎、肠炎证治点滴体会

胃炎、肠炎是属于中医脾与胃一脏一腑之病，何氏治病，着重扶持顾护后天脾胃。古人有言："饷道一绝，万众立散，胃气一败，百药难施。"所谓胃气，乃脾胃受纳、腐熟、运化、输布各种功能的总称。自李东垣提出脾胃为元气之本，脾胃伤则元气伤而百病丛生的论点后，历代医家对脾胃学说皆有所发挥。明代周慎斋进一步提出："治病不愈，必须寻到脾胃之中，万无一失。病证多端，颠倒难明，必从脾胃调理，乃岐黄正道也。"与周氏同时代的缪仲淳，认为东垣之法，详于补脾阳，而略于补脾阴，他说："世人徒知香燥温补为治脾虚之法，而不知甘寒（按：应是甘平）滋润益阴之有益于脾也。"他所用的人参、藊蓄、山药、莲子、麦冬、炙甘草、大枣、石斛、麦芽等甘平和缓补脾阴之法，补东垣之不足。至叶天士，则认为东垣长于治脾，短于治胃。脾为阴土，得阳则运，胃为阳土，得阴始安；脾宜升则健，胃宜降则和，明确提出甘凉濡润养胃阴之法。何氏博采众长，除于治疗内、妇、儿各种疾病中，坚持扶持胃气这一原则外，还运用各家脾胃学说的精粹，更参以己见，治疗胃炎、肠炎，取得满意疗效。

补脾阳　不忘理湿

脾为阴土，喜燥而恶湿，脾虚之人，内不能运化水谷之湿，外又易感时令之湿，故虚与湿常兼见。不祛湿则脾的健运受阻，不补脾则湿暂去又易复萌。何氏认为，治脾虚之病，不能专事补益，必须细察其有无兼湿，然后权衡虚实，孰为主次而兼治之。他十分赏识李氏清暑益气汤，温病家訾其用药驳杂，有清暑之名，无清暑之实，乃一偏之见。何氏曾治内伤发热反复经年之患者，某西医医院确诊为"恶网"，断为难治之症。时方夏末，患者发热弛张，恶寒身痛，形浮色悴，气怯喘促，肢体沉重，咽干口苦，脘闷腹痛，杳不知饥，便溏溺短。脉六部洪大而数，按之空豁，舌淡不华，苔腻浊。辨证为肺脾大虚，清阳不升，津液不布，中焦湿困，下泉有火之候，病机错综复杂，惟东垣清暑益气汤最为合拍。此方以补中益气汤为基础，合生脉散以保肺津，苍术、青皮、神曲燥中焦之湿，黄柏、泽泻泻下泉之火也。投剂即效，依法治之两月，诸恙悉安，随访4年，健康良好。由此可知，前贤立方，自有妙义，何氏灵活用之，古方可治新病也。至于胃炎、肠炎之病，辨证为脾阳虚者，何氏运用黄芪建中汤、理中汤等古方，常加升麻、柴胡之升发，砂仁、木香之温运，蔻仁、藿香之祛湿，多获良效。

补脾阴　注意平肝

明代医家，如缪仲淳、周慎斋辈，提出补脾阴之论，补东垣之不足。何氏积50余年临床经验，体察到脾阴不足之病较脾阳不足之病为难治，一是用药稍温则脾阴更伤，过柔则脾运失健；二是五行乘侮之中，以肝犯脾为最常见，《临证指南》特列"木乘土"一章，并非无因。而脾阴不足之人，肝木更易克犯。近年患慢性非特异性结肠炎者日多，约有半数出现脾阴不足，木来侮土证候，如大便不实，日三四行，胁腹拘痛，心烦口干，舌红苔干，脉弦细数等，何氏用四君子汤，以山药易白术，变甘温为甘平，加石斛、萹蓄之清养，又用乌梅、木瓜之酸以敛肝，且与甘药相合，酸甘化阴而益脾阴，更与四逆散合用，取柴、芍之疏，枳实之泄，而成酸甘益阴、培土疏木之复方，颇具实效。

养胃阴　须佐降泄

如果说东垣长于治脾，短于治胃，那么，叶天士补充了甘凉濡润养胃阴之法，治脾胃虚证的方法已粲然大备了。后世所宗的沙参麦冬汤、叶氏养胃汤等，有人认为是叶氏养胃阴之代表方，实在是不全面的，何氏研究《临证指南》多年，认为叶氏除了用甘凉濡润之法外，还注重降泄，因为"胃宜降则和"，且胃为阳土，胃阴虚则易生内热，故应在甘寒濡润之中，稍佐微苦清泄之品，以遂其通降之性。如治疗慢性萎缩性胃炎，何氏以《金匮》麦门冬汤合《千金》温胆汤为基础，取参、麦、草、枣之甘凉柔润，陈、夏微辛之通降，茹、枳微寒之清泻，阴亏明显者加沙参、石斛、百合之清养，而避寒腻。内热明显者，加蒲公英、旱莲草之清化，而远苦燥，药虽平淡，而收效甚宏。不少慢性萎缩性胃炎患者，经长期治疗后，转为慢性浅表性胃炎或基本治愈。

1. 胃痉挛呃逆（虚风上扰）

谢某，男，59岁，教授，1992年7月21日入院。

既往史：32年前曾患十二指肠球部溃疡及慢性胃炎，20年前已作胃大部分切除手术，近5年来，患冠心病至今未愈，病情尚不严重。

今年 7 月 13 日，无明显诱因突然左下腹疼痛甚剧，尿颇急，点滴不畅，第二天，干呕作呃，在广州某医院治疗，诊断为"肾绞痛"，1 周后，腹痛缓解，小便仍黄短，呃逆未止，乃来我院治疗。血液及小便化验均无异常，B 超检查未发现结石，而左侧输尿管行径有压痛，左肾区亦有叩击痛，诊断为"泌尿系统感染"。用西药消炎治疗，溺黄减退，仍呃逆未止，用中药连苏饮合温胆汤加减两剂，呃逆反频，昼夜不止，寝食皆废。26 日请何氏会诊。

患者形神俱惫，言语声低，面黄带青，约每分钟呃逆一次，呃声不扬，而似有热气上冲，从腹至头，则头晕昏重如厥，不能起坐。咽喉干燥，饮水不解，小便微黄，大便干结，舌质正红，苔薄黄而干，脉大数而劲，左坚似革。辨证为阴虚阳化，内风上冒，犯胃乘巅。胃气失降上逆故呃，内风上扰故晕，予育阴潜阳、和胃降逆之剂：

龟板 30 克　鳖甲 25 克　石决明 25 克　太子参 20 克北沙参 20 克　生地 20 克　麦冬 15 克　白芍 25 克　炙甘草 5 克　石斛 15 克　代赭石 20 克　木蝴蝶 15 克　苏梗 15 克竹茹 15 克　水煎成 1 大碗，少少呷下。

1 剂呃逆大减，2 剂全止，3 剂眩晕平，能起坐，进食安睡。31 日出院，处一方常服善后：

西洋参 10 克　麦冬 15 克　怀山药 20 克　半夏 7 克玉竹 20 克　石决明 25 克　龟板 25 克　生地 20 克　白芍 20 克　炙甘草 7 克　北沙参 15 克　石斛 15 克

随访半年，健康工作如常。

按：呃逆一症，古籍多说病在中焦，然王叔和《脉经·序》有"呃逆发下焦之问"，故并不限于中焦矣。昔年曾有误服补中益气汤升提致呃者，何氏用育阴潜降之法治愈，此乃补偏救弊之变局耳。而此例并无误治，前所用之连苏饮、温胆汤，亦是常法，虽未见效，但非错招。何氏之所以径用育阴潜阳、和胃降逆之法者，一是根据患者之病史，二是凭脉辨证。患者乃高级知识分子，平日思虑劳神过度。经云："烦劳则阳张。"且年近花甲，"人年四十，阴气自半"，又曾进行手术及患有冠心病，其阴虚之本质，殆无疑义。其脉大而数，"男子平人脉大为劳"，兼数则是阳浮之象，左手坚劲似革，"革如按鼓识阴亡"也。程门雪云"慢病重脉"，脉病合参，显然是阴亏于下，阳亢于上，化风上冒为患。叶氏《临证指南医案·痉厥门》治顾某一案，可供借鉴。其案云："……形瘦面青，阴虚阳气易冒。诸阳一并，遂为厥；冲气自下犯胃为呃……脉细劲，咽喉皆痛，乃真阴枯槁之象，水液无有，风木大震，此刚剂强镇，不能息其厥冒耳。"所立之方，吴鞠通采入《温病条辨·下焦篇》，即小定风珠是也。何氏师其义，立法以育阴潜阳为主，和胃降逆为辅，用三甲复脉汤合旋覆代赭汤加减，去阿胶、麻仁之滋润，姜、枣、半夏之温燥，易以沙参、石斛、竹茹之清养，更有利于和胃。方中旋覆花一味，近年药肆所售者，味辛劣，刺喉，病者服之多呕，何氏每用木蝴蝶与苏梗代之。诸药配合得宜，故效如桴鼓之应。至于善后之方，则以补养胃阴为主，育阴潜阳为辅矣。

2. 慢性浅表性胃炎（中焦虚寒）

张某，男，43岁，机关干部，1997年12月20日就诊。自述胃痛迁延五载，以工作繁忙，只能间断到医院门诊，而长期按电视、报刊广告介绍广泛服食各种所谓胃病特效药，而无一效，反日渐加重。日前在医院作胃镜检查，诊为：慢性浅表性胃炎（中央局部糜烂）。患者始惧，决心长期到医院治疗。刻下症见：腹痛绵绵，时轻时重。痛甚则两胁痞胀，大腹里急，肠鸣转矢气则稍舒。大便溏滞涩少，间有为猪肝色者，每月三四行。兼见纳呆口淡，晨起干呕，肢体倦怠，精神萎靡，工作时精神不能集中。脉弦涩，舌质暗红不华，苔白腻，根却厚。此乃劳倦所伤，中焦虚寒，脾运失健生湿，且有久病入络之象。当用黄芪建中汤化裁治之：

　　黄芪 30 克　桂枝 10 克　白芍 25 克　甘草 6 克　炮姜 10 克　大枣肉 15 克　炒麦芽 25 克　砂仁 6 克　木香 5 克 丹参 12 克　三七 5 克

　　水煎两次，早晚分服，隔日 1 剂，连服半月。

　　半月后复诊，患者腹痛显著减轻，两胁大腹亦渐舒，大便转淡黄色，1 日 2 次，仍未成形。脉弦涩如前，此时入络迹象已消退，而脾仍未健。

　　前方去丹参、三七，加白术 20 克，服法如前，连服半月。

　　3 周后，患者再诊，已服药 10 剂，大便成形，每日一行，脘病已减过半，胁腹亦无拘急感，惟仍短气乏力。

　　前方再去砂仁、木香，加吉林人参 12 克，以扶元气。

　　又半月，患者来告，病愈七八，精神胃纳均可，近日须外出工作，不能煎服中药。遂给我院所制之人参胃康片 5 瓶带去，嘱其每日服 3 次，每次 6 片，并须注意饮食起居。

　　此后患者停服煎剂，长期服食胃康片不辍。1998 年 10 月胃镜复查，病已基本治愈。

　　按：秦伯未前辈曾用黄芪建中汤治溃疡病有效，此例用治糜烂性胃炎亦效如桴鼓。《伤寒论》"阳脉涩，阴脉弦，法当腹中急痛，先服小建中汤"，与此例脉症吻合。《金匮》又有"虚劳诸不足，用黄芪建中汤"之文，此例乃劳倦所伤，故重加黄芪。然仲景原方之饴糖，尚嫌甘壅，于此病不合，故去之加炒麦芽，补中寓消之意。又去原方生姜之走，改用炮姜之守，可见何氏化裁古方之妙。

何氏常强调补脾阳不忘祛湿，故用砂仁、木香以祛湿。而舌质暗红，又是久病入络之象，故加入丹参、三七活血祛瘀之品。药中病机，故投剂而效。后以人参胃康片久服收功，此药乃何氏临床经验之结晶，治疗溃疡病、胃炎等病确有疗效。

3. 慢性萎缩性胃炎（脾胃阴虚）

李某，男，42岁，干部，1988年春因胃脘部不适，作纤维胃镜检查，诊为慢性浅表性胃炎（中度），因忙于工作，未作系统治疗，又间服各种治胃痛之成药，形体日渐消瘦，上腹部不适加重，时有隐痛，饮食稍多则痛甚。1992年2月再作胃镜示：胃黏膜稍粗，呈花斑状。色泽灰暗，血管透见，胃酸分泌功能降低。病理诊断为慢性萎缩性胃炎（中度）。症见形瘦憔悴，夜寝不宁，纳食不香，脘闷，时有肠鸣，大便先硬后溏，舌淡，苔薄而干，脉濡细略数。此病起于饮食不节，劳倦思虑过度，以致脾胃气阴两虚，苦寒清泻，过温过补均非所宜。处方：太子参、百合各20克，山药25克，北沙参、石斛、玉竹、麦冬各15克，半夏、乌药各10克，陈皮、炙甘草各5克。并随症加味：纳差加谷芽、鸡内金，腹痛加郁金、佛手，便溏加萹蓄、木瓜，内热加竹茹、旱莲草。另用新开河参3克，三七1克，切片，每日晨起含服。患者坚持治疗1年，诸症递减。1994年1月全面复查，病理报告：慢性浅表性胃炎（轻度）。继以上方去半夏、石斛，加黄芪、白芍、大枣等，间歇服用，以巩固疗效。至今 4 年，健康良好。

按：脾胃学说首创于东垣，然东垣长于治脾，短于治胃。至叶天士立甘凉濡润与苦辛通降等法以治胃，脾胃学说乃臻完善。

"胃为阳土，得阴则安"，故胃阴不足之症宜用甘凉濡润或甘平清养之法，佐以展气流畅之品，大忌苦寒温燥。

现代医学所称之萎缩性胃炎，多有胃酸分泌不足之病机，与中医所说之胃阴虚有相似之处。即如此例，形瘦憔悴，脉细数，是气阴两亏之征，胃阴虚则纳谷不馨，胃失和降则夜寐不安，不仅忌用苦寒温燥之药，即使甘腻厚味，气味不纯之品，皆妨碍胃气之通降流布，亦非所宜。故用《金匮》之麦门冬汤为主方，宗张锡纯法，以怀山药代粳米，加百合、玉竹、石斛之清养，乌药、橘红之利气，则清补而不腻滞，以王道和平之剂，长服经年而已萎缩之胃黏膜竟可逆转为浅表性胃炎，虽无近功，却收实效。

又，胃炎一症，按中医理论，常是脾胃同病者，此例有大便先硬后溏，时有肠鸣之兼症，可知脾气亦虚，因方中已有太子参、怀山药、陈皮、炙甘草等可以脾胃兼顾之药，故不加用任何药物，以防掣肘。善后常服之方，加入黄芪、白芍、大枣，取黄芪建中汤之义，而黄芪配芍药不配升麻、柴胡，亦不虑其升也。

4. 胆汁返流性胃炎（胃失和降）

陈某，女，48 岁，患胃痛多年，1993 年 5 月 3 日纤维胃镜检查示：胃黏膜炎症，空腹胃液有胆汁存在。诊断为胆汁返流性胃炎。病者形体高瘦，面色苍黄颧红，上脘疼痛如灼，进食后加剧，甚则恶心呕吐，吐苦水少许，即觉咽喉热辣，心烦少寐，便秘，舌苔黄腻根部厚浊，脉略弦。前医或用参、芪、归、术，或用沙参、麦冬，补则助火，柔则腻膈，皆不中病。故宜苦辛通降，和胃降逆，兼佐平肝。处方：半夏、太子参、代赭石各15克，黄连7克，干姜5克，柴胡、紫苏梗各12克，黄芩、木蝴蝶、香附各10克。并随症加味：痛甚加川楝子、延胡索，便秘加大黄、枳实，气滞加百合、乌药，胁痛加白芍、麦芽。治疗3月余，诸症悉除。1994年3月10日胃镜复查：胃黏膜炎症（轻度），胃液无胆汁。后以柴芍六君子汤加竹茹、木蝴蝶、砂仁，常服善后，随访2年无复发。

按：叶氏治胃大法，一是甘凉濡润，如上例所述，一是苦辛通降，因"腑以通为补，胃气以下行为顺"也。如此例之胆汁返流性胃炎，病者身高瘦，面色苍白而颧红，是素禀木火之质，其余脉症，皆一派寒热虚实错杂、胃失和降之象。医用温补固非，即甘凉濡润亦不中病。故用半夏泻心汤合旋覆代赭汤苦辛通降之法加减治之。因此症胃酸恒多，故摒除甘草、大枣之甘，而目前药肆中出售之旋覆花，其味极劣，虽用布包煎，亦有辣喉催吐之副作用，故用木蝴蝶、苏梗二味代之，效果相侔。

中医脏腑生克理论中，临床最常见者乃肝木克土，《临证指南》专辟"木乘土"一门，饶有深意。因脏腑之中，肝性至刚至横，既能反克肺金，更易伺机犯胃，故善治胃者，不忘疏肝。而疏肝之药，柴胡当是首选。因柴胡不仅有升发清阳之功，更"能于顽土中疏理结气"（徐灵胎语），或配香附理气，川楝子泻热，麦芽化滞，庶几肝木得制，则胃自安和。至于四逆散之柴胡配白芍，则是肝脾同治之法矣。

又按：昔贤有久痛入络之说，近年医刊亦有用活血化瘀法治胃之报道，然不可拘泥。即如此例与上例均久痛多年，但脉舌均无血瘀之象，故自始至终未用血药而病得愈。因祛瘀常用之三棱、莪术、五灵脂、蒲黄、红花、桃仁等，皆为克伐之品，必损胃口，非审证确实，不可妄投。且既是久病，胃气必伤，何堪峻药之摧残。遇有脉沉涩，舌暗边瘀，痛定不移，绵绵拒按者，方是夹瘀之征。何氏常用丹参、三七等较和平之品治之，且气为血帅，故活血须佐行气，其效始显。如用丹参，则佐以砂仁、木香，用三七则佐以郁金、佛手，此何氏多年临证之一得也。

5. 慢性结肠炎（脾胃虚寒）

陈某，1965 年在惠阳搞四清工作，因水土不服，初患泄泻，继而转痢，迁延将 3 月，适中山医学院某教授率医疗队至，乃请其一诊。经详细检查化验，排除菌痢及阿米巴痢，确认为慢性非特异性结肠炎。并谓此病颇淹缠，嘱其倘用西药不效，可请中医诊治。陈遂返莞请何氏诊治，其脉弦小而缓，舌质淡，下利完谷不化，气逆上冲，呕恶妨食，夜则肠鸣如雷，腹中隐痛。仿乌梅丸法治之，药用乌梅、附子、桂枝、干姜、细辛、党参、当归、川椒、白术、吴萸、黄连、生姜、大枣。7 日不更方，下利止，大便形成，陈乃返回工作队。何氏恐其病根未断，嘱其每周或 10 日，服本方 1 剂，又以山区水质寒泻，令每晚嚼食附子理中丸 1 枚。四清结束时，其病亦得根治矣。

按：久痢多病及厥阴，惟乌梅丸最效，何氏用以建功者屡。惟须仔细辨证，妥为化裁，其效始显。本例脉舌均见虚象，而完谷不化，肠鸣腹痛，均中寒之证，故用乌梅丸去黄柏之寒，黄连亦仅用数分。遵仲景完谷不化用理中汤之训，故加白术，又恶食欲呕，仿吴茱萸汤意，加吴萸、姜、枣，此太阴厥阴阳明同治之法，投药不谬，故愈病较速。

6. 慢性结肠炎（肝胃实热）

郭某，男，39岁，虎门人，平日常食鲜虾，1988年5月发病，先大便异常，或溏或硬，日两三行，继而左腹隐痛，肢倦纳差，7月后下利赤白，中西医药治疗100天未效，渐至神疲，肌削，医疑为癌症。患者于11月来我院治疗，经纤维肠镜内窥及取样检查，已排除癌症，确诊为慢性非特异性溃疡性结肠炎。患者体形高瘦，面色苍黄憔悴，而声音清亮，神志爽朗，下痢每日五六行，夹有暗红血液及大量黏液，有明显里急后重感，小便黄短，口苦而腻，食欲不振，强食则脘腹胀满，左腹按之轻痛，但无明显压痛点，未扪到痞块，舌质暗红，根部厚浊，脉略数，左弦右实。此病已迁延半载，医者皆云久病正虚，然脉症合参，未见虚象，而湿热郁结之证候甚明，予白头翁汤合黄芩汤加调气行血除湿涩肠之品：

白头翁15克　秦皮15克　黄连10克　黄柏15克　黄芩15克　赤芍15克　乌梅肉10克　地榆20克　银花炭15克　木香5克　木棉花15克　鸡蛋花15克

病者服此方7剂后，腹痛下痢始减，此后仍按此方加减，半月后，粪便已无血液，黏液亦大减。方中赤芍易白芍，去银花炭，加鸡内金、麦芽，此后胃纳渐好，服至1月，大便始成形，仍夹有少量黏液，但无里急后重感。乃改用糯稻根、谷芽、鸡内金、萹蓄、木棉花、白芍、甘草、山楂等极轻清之品以养脾胃、化湿滞，嘱其隔日1剂，服至1989年春节前停药。

病者虑久服寒凉，体虚难复，春节期间，多食肉类，又炖服人参3次，即觉内热口苦，继而腹痛下利，夹有少量血液，日三四行，复来求诊。何氏仍用第一诊原方，又服一星期而下痢止，惟舌根仍有黄苔，嘱其节饮食，勿畏虚投补，并处善后之方：

白头翁 10 克　乌梅肉 5 克　黄芩 10 克　白芍 15 克　南豆花 15 克　甘草 5 克　谷芽 30 克　鸡内金 10 克　糯稻根 30 克　木棉花 10 克

隔天 1 剂，连服 5 剂停药，今后若稍觉肠胃不适，大便异常，即煎服一两剂，病者恪守医嘱，病乃痊愈，至今两年，健康良好。

按：此例与上例正相对照。前者病程虽不长，而病属虚寒，自始至终不离大温大补；后者病程较长却属实热，由头到尾，须用大苦大寒。虽则病人素质有偏热偏寒之殊，而与其生活环境关系亦至为密切。第一例患者工作于高寒贫困山区，又值经济困难时期，劳累过度，而所食者仅是菜根糜粥。第二例患者生活于珠江南海之濒，改革开放之后，农村富裕，鱼肉虾蟹，日食不厌。生活既殊，故发病之虚实亦异，此理虽非绝对，然医者临床亦不可不细心体察也。

7. 慢性非特异性结肠炎（湿热郁结）

殷某，女，33 岁，干部，1995 年 9 月 3 日初诊。述起病半年，初仅下腹脐左侧隐痛，大便溏滞不爽，服清热祛湿中药症减，不以为然，不久又反复如前，如是多次。肠内窥镜检查：乙状结肠及直肠上段黏膜粗糙、充血、水肿、附着大量分泌物，诊断为非特异性结肠炎。

现症：左下腹隐痛拒按，1 日大便四五次，如稠糊状，量少，色深黄，夹有黄白色黏液。里急后重，肛内灼热疼痛，口苦纳差，舌苔黄腻，脉弦滑略数。病属湿热郁结、气机不畅。处方：

柴胡 15 克　白芍 15 克　枳实 12 克　甘草 5 克　白头

翁 20 克　秦皮 20 克　黄连 10 克　黄柏 10 克　焦栀子 15 克　神曲 15 克　香附 10 克　木棉花 15 克

此乃治腹痛泄利之四逆散合治热痢下重之白头翁汤，又取越鞠丸中治火郁之焦栀、治食郁之神曲、治气郁之香附，而加木棉花祛湿也。

以此法为基础，加减治之半月，大便每日两行，先排者成形如钢笔大小，后排者如粒状，黏液减少，里急后重亦减。患者因公外出经月，服药中断，加以在外饮食失宜，病情反复变异，每日不按时排便，须两三日一行，粪便坚实难出，过度用力只排数枚，夹有黏液及鲜血。腰尻重坠，肛门灼热痛，少腹拘痛。此脾气郁滞，肝气横克，内生积热。处方：

柴胡 15 克　白芍 15 克　枳实 15 克　甘草 5 克　败酱草 25 克　冬瓜仁 30 克　莱菔子 25 克　草决明 30 克　焦栀子 15 克　麦芽 30 克　槟榔 15 克　黄连 10 克　神曲 15 克

此方服 3 剂，大便每日一行，仍坚如弹子，外裹黏液。服至第 8 剂，大便始变软如细条状，腹痛止，肛热消失，里急后重除。服至 17 剂，诸恙向安，惟大便仍细，先硬后软，脉弦转缓，舌苔退薄过半。此时积滞郁热已无，而脾虚未复，仿缪氏资生丸意，消补并行。

党参 20 克　白术 15 克　茯苓 15 克　甘草 5 克　陈皮 5 克　怀山药 15 克　萹蓄花 10 克　砂仁 5 克　山楂 15 克　麦芽 30 克　神曲 10 克　黄连 7 克　冬瓜仁 30 克　草决明 30 克

嘱其每周服药一二剂，逾月而大便正常，体重增加。

按：慢性非特异性结肠炎病因尚未完全明了，西医谓病常反复，难完全治愈。何氏多年观察，虽云病因未明，而实与饮食关系密切。改革开放后，人民生活水平提高，而卫生保健意识薄弱，膏粱无厌者多罹此病。而以往农民贫民，清茶淡饭者，患此病甚少。又此病虽说难完全治愈，然若节制饮食，爱惜精神，加上合理治疗，亦可获完全缓解，长期控制之效。

至于病机则因人而异，有偏寒偏热、偏虚偏实之殊，而以寒热虚实错杂者较为常见，处方、运药，当随证而施，勿拘一格。常用四逆散为主方，偏寒则合理中汤，偏热则合白头翁汤。纯虚纯实者少见，乌梅丸与资生丸乃治虚实错杂之良方。若便秘则禁用硝黄，亦不宜用增液汤、当归、麻仁之柔腻，何氏每取莱菔子利气，槟榔宽肠，草决明通滑，则可使大便通畅无滞，此亦多年临证之一得也。

8. 局限性肠炎（土虚木贼）

局限性肠炎乃一种原因不明之肠道炎症性疾病，全胃肠道皆可罹病，但好发于末端回肠及右升结肠，近年临床已非罕见。此病缠绵反复，甚难根治。目前，西医尚无满意疗法，据统计，近期病死率为3%～12%，15年病死率可达50%以上。

中医虽无此病名，然按脾胃学说辨证施治，近期疗效尚称满意，兹举近年病例二则如下。其一是肝强脾弱，虚中夹实，先治实后治虚。其一是火衰土败，开首即进姜附，用至百日而安。正体现中医"同病异治"之特色。

钱某，男，41岁，1991年7月25日来诊。既往有甲亢病史。今年初夏始腹痛泄泻，中西药物治疗反复不愈，迁延2个月，伴见形体消瘦，曾在广州某大医院做内窥镜及X线钡餐全肠道检查示：回盲部上端黏膜充血水肿，有多个大小不等之溃疡，肠管轻度狭窄。活检排除恶性病变。西医诊断为局限性肠炎病，溃疡形成期，早期肠管狭窄。初诊：自诉大便先软后稀，日3～4次，时夹有少量黏液，无脓血及里急后重感，右腹拘痛阵发，进食后尤甚，纳差，时呕恶，口苦粘腻，苔薄黄，脉弦滞略数。此病起于劳倦伤脾，复加饮食失节，积滞不运，而肝木乘之，乃虚中有实，当先治其实，方用四逆散、越鞠丸及薏苡附子败酱散3方化裁。处方：白芍20克，枳实10克，甘草5克，焦栀子、柴胡、神曲各15克，香附12克，麦芽、薏苡仁、冬瓜仁各30克，败酱草25克。水煎服，1日1剂。连服15剂后，腹痛减，干呕口苦亦除，惟腹泻未止，胃纳仍差。前方去栀子、神曲、香附、败酱草，加太子参、山药、篇蓄各20克，乌梅10克，以补脾益阴。以此方为基础，随症加减，连服2月，胃纳佳，大便成形，乃立一善后丸方：人参、乌梅、山楂各100克，白术、茯苓、山药、沙参、篇蓄、麦芽、白芍各150克，陈皮、砂仁各80克，炙甘草60克，莲子120克，薏苡仁200克。上药共为细末，米糊为丸，每服10克，早晚各1次。1993年1月患者经某院复查：肠管未见狭窄征象，肠黏膜亦无水肿充血。随访至今已7年，健康如常。

按：何氏治此例分3个步骤：初诊此病虚实互见，遵《内经》"两虚一实先治其实"之旨，然药不可过峻，剂不可过量，中病即止。何氏常用四逆散治各种腹部疾患，又用越鞠丸之焦栀子、香附、神曲3味，以泻热行气消食，加麦芽既可消滞，又可伐肝，又考虑其病在回盲部，故加入治肠痈之薏苡仁、冬瓜仁、败酱草，诸药配合得宜而见效。半月后，口苦呕逆止，腹痛渐缓，是"实"去过半，当顾其本虚，故去越鞠丸、败酱草等，加太子参、山药、蔚蓄、乌梅以补脾益阴。又因此病有病程长易复发之特点，善后之方用缪氏资生丸加减长期服用以培后天之本，俾升降正常，周流无滞，巩固疗效。

9. 局限性肠炎（脾肾两虚）

陈某，男，31岁，个体户，1993年4月15日初诊。今年春始右腹隐痛，继而大便溏薄，完谷不化，每日1~2次，渐至4~5次，多方治疗不愈。半月前曾在广州某医院检查示：升结肠上段黏膜水肿充血，肠管狭窄。病理诊断：局限性肠炎，肠道狭窄期。诊时见其形体消瘦，神气疲惫，自诉每日水泻4~5次，无脓血黏液而腥，右腹隐痛绵绵，上连胁肋，下至脐周，口淡干呕，纳差，稍食多则吐，舌黯红不华，苔薄黄滑，脉沉弱而涩。宗仲景久痢用乌梅丸法。处方：当归、附子、干姜各15克，细辛8克，党参30克，黄连、乌梅、桂枝、吴茱萸各10克，败酱草20克。初服4剂无进退，第5剂后，腹痛渐减，服至20剂，呕逆止，稍能进食，大便溏薄如故。转方用附子理中汤合四神丸加减。处方：附子、白术、补骨脂、巴戟天各20克，炙甘草、砂仁各7克，炮干姜、肉豆蔻各15克，党参30克，五味子10克。服药后，口淡止，胃纳渐好。服至25剂，大便日2次，先软后溏。服至60剂，大便成形，每日1次，面色红润，体重增加，但未再至广州复查。乃立一丸方善后：人参、肉豆蔻、五味子各100克，黄芪、白术、补骨脂、巴戟天、大枣各150克，炙升麻、炙柴胡、砂仁各80克，陈皮、炙甘草各60克，当归120克。共研细末蜜丸，每服10克，早晚各1次。患者长服丸方不辍，至今6年，康强胜昔。

按：此例乃脾病及肾，火衰土败，肝木乘之。初起用乌梅丸，因无吐蛔，故不用花椒，而用吴茱萸合黄连，乃取左金丸意，但左金丸黄连与吴茱萸是6：1，此则黄连用等量，乃因此人虚寒之故。不用黄柏之泻肾，而用败酱草清热，更切合病情。药后肝木得制，则呕止痛缓。然中焦虚冷，火不生土之久病，非朝夕可愈，故改用附子理中汤合四神丸以温补中下焦之阳。理中不用干姜之走，而用炮姜之守；四神丸不用吴萸之伐肝，而改用巴戟天之温肾，又加砂仁之温运脾肾为使，立法周匝，故疗效亦佳。至于善后丸方乃黄芪建中汤、补中益气汤与四神丸 3 方化裁而成，药味虽多而不杂乱。此时姜、附已连用 3 月，温热之品若长服，则有劫阴之虑，用药应无太过，无不及也。

浅谈肝病证治

何氏治疗急、慢性肝炎和肝硬化有丰富的临床经验和独到的见解。他认为，现代医学所称的急、慢性肝炎，按中医辨证求因，既有感受六淫邪毒，亦有饮食劳倦所伤，病位多在脾胃。

急性传染性黄疸肝炎，乃外感湿热之邪，热重于湿者邪在阳明，湿重于热者邪在太阴。《巢氏病源》言："脾胃有热，热气流于膀胱，使小便涩而身面尽黄。"早就指出，黄疸病在脾胃了。

若论治《伤寒论》有阳明瘀热发黄，用茵陈蒿汤与栀子柏皮汤之法，《金匮》更有辨证 35 条，治法 12 方。黄疸肝炎之方，古代已粲然大备，一直沿用至今。何氏多年体会，认为苦寒清泻，淡渗利尿之法，为治黄疸基本大法，而芳香化浊行气之品，亦不可少。因湿热乃氤氲粘腻之邪，常留连不去，方中加入蔻仁、佩兰、郁金、木香等，以芳化之，可增强疗效。

若邪毒势猛，或迁延日久，湿热之邪可内传营分，出现烦躁谵妄昏迷恶候，何氏重用紫雪丹，常收捷效。何氏对温病三宝之用，认为牛黄丸长于开窍，至宝丹长于镇痉，紫雪丹则长于泻火。徐灵胎论紫雪丹云："邪火毒火，穿经入脏，无药可治，此能消解。"故肝炎有出现肝昏迷征兆时，须急用紫雪丹也。

慢性肝炎之治，古今众说纷纭，医者易眩，何氏认为各类型肝病常出现脾胃症状，故《金匮要略》所说"见肝之病，知肝传脾，当先实脾"有着重要意义。实脾不能局限理解为补脾，应理解为调整脾胃功能，因为实脾的目的是使脾胃功能正常，正气充实，即古人所说培土抑木。湿热浸淫、寒湿伤中、伤食气滞、忧郁不舒、思虑过度、劳逸失调等皆能导致脾胃功能失调。临床上应根据不同病机，运用不同的方法调整脾胃功能，以达到实脾的目的。何氏治疗慢性肝病的观点与目前西医治疗慢性肝炎、早期肝硬化的3个原则有相似之处。①西医认为要控制活动性炎症；中医则用清热祛湿之法以逐邪。②西医以保护正常肝细胞不受损害为主；中医养肝阴、益脾气法起着保护肝细胞的作用。③西医着重抗纤维化，防止演变为肝硬变；中医运用活血化瘀、软坚化癥之法，以达到防止肝硬变的目的。何氏运用上述3个治疗原则，以自拟二甲调肝汤为基础，按病情加减化裁，治疗慢性肝炎及早期肝硬化取得满意疗效。处方：炮穿山甲、丹参、白芍、女贞子各15克，三七6克，茵陈、田基黄各30克，太子参、茯苓、黄芪各18克，鳖甲、糯稻根须各24克。本方具有清热祛湿、益气养阴、活血消癥的功能。方中穿山甲、鳖甲入肝络以缓消其癥；三七、丹参活血而不伤正以通瘀滞；茵陈、田基黄善清热祛湿，此6味治其实。益脾气则选太子参、茯苓之甘平，以制黄芪之温；养肝阴则选用白芍、女贞子之中和，而避归、地之柔；又用糯稻根须养肝之品，且得水土之气最全，能清阴分燔灼之热者参与其间，此6者所以护其虚。

加减法：内热盛，口苦便秘者去黄芪，加虎杖、栀子各12克；里湿盛，便溏、腹满痛者，去女贞子，加苍术、厚朴各9克；胁痛隐隐，痞闷不舒者，加柴胡12克，郁金9克；胁痛阵发如刺者，加川楝子、延胡索各9克；气分偏虚，面黄、倦怠、短气、纳差者加白术12克，山药24克；阴分偏虚，口干舌燥、虚烦、火升者，加玉竹24克，麦冬12克；有腹水者，茯苓增至30克（用皮肉各半），加车前子15克，砂仁6克，白茅根30克。

1. 亚急性重型肝炎（湿热蕴结）

李某，男，12岁，学生，1973年初夏患感，发热弛张，数日后，热甚，出现黄疸。某医院诊断为"黄疸肝炎"，用肝精、维生素B_{12}、葡萄糖及维生素B、C等治之1周，病情恶化，拟转送广州。5月5日，家人自动出院来我院治疗。病孩发热39.1℃，头痛昏沉，神情烦躁，时有错语，全身黄染，两目如金，溺如浓茶，胁腹胀痛，入夜痛甚，不能入寐，谵语滔滔，厌食，干呕，渴不引饮，脉洪大数，舌绛苔黄厚腻，肝区压痛明显，腹满拒按，肝脾触诊不满意。血象：白细胞7.8×10^9/升，分叶32%，杆状6%，淋巴细胞58%，大单核4%。肝功能检查：黄疸指数85单位，脑絮+++，麝香草酚浊度20单位以上，硫酸锌浊度20单位以上，谷丙转氨酶1000单位以上，血浆总蛋白6.2克%，白蛋白 3 克％，球蛋白 3.2 克％，诊断为亚急性重型肝炎（亚急性肝坏死）。中医辨证：初感湿热浊邪，留连少阳阳明，误补则邪势鸱张（中医认为肝精、维生素 B_{12} 等都属补剂），现已化热内陷营血，病情凶险。即用紫雪丹 3 支（每支 2.5 克），1 日分 3 次服。徐灵胎云："邪火毒火，穿经入脏，无药可治，此能消解。"接服大柴胡汤合清热退黄之中草药，又加金铃子散止肝痛：

柴胡 15 克，半夏 10 克，黄芩 15 克，甘草 6 克，枳实 15 克，大黄 15 克，茵陈 30 克，田基黄 30 克，鸡骨草 30 克，金钱草 30 克，川楝子 15 克，元胡 15 克。西药只用 10％ 葡萄糖 1000 毫升，维生素 C 2 克静滴。

第二日，体温稍降（38.4℃），谵语稍减，胁脘仍痛，体温 38.2℃，神识略好。前方续用 2 天。

第四日泄溏黄粪 3 次，腹胀再减，肝区疼痛未止，前方去大黄，加木香 6 克，紫雪丹改用 2 支。

第五日热续降（37.3℃），精神稍好，略能进食稀糜，溏便八次，肝痛依然，入夜辗转不得卧，众以 4 日而痛不稍减，恐其肝组织继续坏死，则预后不良，拟转送广州上级医院。时值 20 世纪 70 年代初，转院不易，当日赴穗联系，希能于明早起程。未转院前仍用中药治疗。何氏认为金铃子散、救必应、木香等清热理气止痛之品多日未效，是湿热邪毒盘踞肝络，非此等药所能治。忆民间常用狗肝菜治肝经湿火、气血两燔者多验，有"小羚羊"之称，然羚羊角长于息风镇痉，而狗肝菜则长于清热解毒也。又夏枯草善能散结解郁，二药同用，使湿毒除而郁结解，通则不痛矣。乃于前方去川楝、元胡、木香，加狗肝菜 60 克，夏枯草 30 克，煎成两大碗，自晨至暮，分次频服，紫雪丹仍用两支。

是日下午，小便通畅，热净，肝区疼痛大减，一夜安静。第六日晨，知饥能食粥 1 碗，家人亦不愿转院。仍用前方，停用紫雪丹。

此后悉本此法加减，不杂一分温补，遂日见好转，6月12日出院。出院时检查血象：白细胞 7.2×10^9/升，中性68%，淋巴细胞32%，血红蛋白11.8克，红细胞 3.4×10^{12}/升，血小板 135×10^9/升，黄疸指数6单位，脑絮（＋），麝香草酚浊度8单位，硫酸锌浊度10单位，谷丙转氨酶50单位，血浆总蛋白7.1克，白蛋白4.2克，球蛋白2.9克。肝功能已恢复正常。

按：亚急性肝坏死，西医认为是重病，以护肝为急。而中医辨证，则多属邪实。切忌以西套中，滥用养血柔肝之品。此例邪踞甚深，故用大柴胡汤、茵陈、田基黄等，既能清泻少阳阳明之邪，又取紫雪丹清营泻火行之于前，狗肝菜、夏枯草清湿热、散郁结跟随其后，不须"护肝"而肝自康宁。张子和所谓"邪去则正自安"也。此孩病愈后十余年，一直健康，多次检查肝功能均无异常，中学毕业后已结婚生子矣。

2. 急性黄疸型乙型肝炎（瘀热发黄）

刘某，男，41岁，医务工作者，有10年乙肝病毒携带史。1996年11月20日，自觉胃脘痞胀，食欲不振。23日发现小便深黄，皮肤、巩膜黄染，次日入某医院留医治疗，检查（摘要）：

乙肝两对半		肝功能	
HBsAg	阳性	谷丙转氨酶	1102 单位
Anti–HBs	阴性	谷草转氨酶	623 单位
HBeAg	阳性	总胆红素	144.4 单位
Anti–HBe	阴性	直接胆红素	468 单位
Anti–HBc	阳性	间接胆红素	97.6 单位

入院后，西医用护肝疗法。11 月 27 日请何氏会诊。患者全身黄染如橘子色，小便深黄如茶，脉弦滑数，舌暗红，苔黄厚腻。此湿热邪毒郁聚中焦，用大柴胡汤、茵陈蒿汤、栀子柏皮汤加减：

柴胡 15 克　半夏 12 克　黄芩 15 克　黄柏 15 克　大黄 15 克　栀子 15 克　茵陈 25 克　田基黄 30 克　鸡骨草 30 克　郁金 15 克　赤芍 15 克　金钱草 30 克　甘草 5 克（2 剂，每日服蟛蜞粥）

二诊：泻下黄秽溏便，胸脘稍舒。前方去大黄，加白花蛇舌草 30 克，茅根 30 克。

三诊：此方加减 5 剂，黄疸减退，小便转淡黄，口苦咽干，舌苔退薄，脉弦数。病者平素阴分不足，祛湿清热方中，参入育阴增液之品，仿甘露饮意：

田基黄 30 克　鸡骨草 30 克　茵陈 25 克　黄柏 10 克元参 20 克　生地 25 克　麦冬 15 克　南沙参 15 克　石斛 15 克　竹茹 15 克　苡仁 30 克　夏枯草 15 克　郁金 15 克

此方加减服半月，其间作肝功能检查（12 月 5 日）：

谷丙转氨酶　97 单位

谷草转氨酶　102 单位

总胆红素　45 单位

直接胆红素　13 单位

间接胆红素　32 单位

此时病情大有好转，12 月 8 日出院，单用中药治疗。患者精神颇好，胃纳佳，黄疸退净，小便清，惟晨起口干咽燥，饮后胁脘隐痛，脘微胀，小有劳则腰酸痛，舌净，脉弦细，邪退正虚，面有苍黑斑点，用一贯煎合四君子汤：

川楝子 15 克　北沙参 20 克　麦冬 15 克　生地 20 克白芍 25 克　太子参 20 克　茯苓 20 克　怀山药 20 克　甘草 5 克　石斛 15 克　南豆花 15 克　郁金 10 克

此乃一贯煎去当归、杞子，改用白芍，四君子去白术，改用怀山药、石斛，再加南豆花、郁金之清化也。因炉烟虽息，恐灰中有火，体质虽虚，不宜温药，故用药如此。

此方服至 1997 年 1 月中旬，病愈。间用四君子汤合六味地黄汤加减，以扶持胃气，顾护真阳，患者神健纳佳，体重增加 10 余斤。1997 年 5 月 2 日化验检查：

乙肝两对半		肝功能
HBsAg	（＋）	
Anti–HBs	（－）	谷草转氨酶　49 单位
HBeAg	（－）	其余均正常
Anti–HBe	（－）	
Anti–HBc	（＋）	

按：此例来势甚凶，用西药护肝，中药辨证施治，两者配合，收效甚速。中医处方运药，可分为 4 个步骤：

①初诊，病情发展迅猛，邪势鸱张，恐其内陷，治急病须行霸道，故用大苦大寒之剂扫荡其湿毒热邪之巢穴，得以顿挫病势。

②病者素禀阴虚，邪势稍挫而阴虚之象已露，然此际主

要矛盾，仍是邪实，又不可不预护其虚，故仿甘露饮意，于化湿清热之中，稍加育阴增液之品，使不相悖。

③及至邪退正虚，则以扶正为主，叶天士《温热论》指出："……面色苍者，须要顾其津液，清凉到十分之六七，往往热减身寒者，不可就云虚寒而投补剂，恐炉烟虽息，灰中有火也，须细察精详，方少少与之，慎不可直率而往也。"故虽用一贯煎合四君子，但撤去温药，改成甘平清补之剂，亦即叶氏所云"少少与之"之活用也。

④善后之法，扶持脾胃，顾护真阴，则阴气充而体健神昌矣。

3. 慢性乙型肝炎（正虚邪实）

卢某，男，32岁，干部，1994年2月1日来诊，述1993年秋，因工作繁忙，经常熬夜，甚至通宵，兼之酬酢频频，饮食失节，渐形瘦神疲，口苦，纳差，溺黄，便秘。检查：HBsAg（＋），HBeAg（＋），HBc（＋），诊断为慢性乙型肝炎活动期，曾用西药治疗4个月未效，诊其脉如平，而苔黄口秽，细询乃知其家人虑其体虚，日进鲍、参、翅、鱼、乌鸡等，遂有上述见症。此病虽有正虚一面，而目下则以邪实为主，用四逆散合越鞠丸化裁治之：

柴胡15克　焦栀子15克　神曲15克　赤芍20克　枳实10克　苍术10克　土茯苓30克　白花蛇舌草30克　田基黄30克　茵陈20克　萹蓄花15克　郁金10克　甘草5克

此方加减治疗两月，纳食、睡眠均转好，二便通调，转氨酶降低。此时邪势已衰，乃改用培土抑木、清养之剂：

西洋参10克　麦冬12克　北沙参15克　茯苓15克　石斛15克　萹蓄花15克　山药20克　白芍20克　田基黄

20克　柴胡12克　枳壳10克　甘草5克

患者间歇服食此方，1996年春，3次复查，HBsAg（－），肝功能正常，为巩固疗效，常服本院所制之肝康片。1997年5月，再往省医院检查：出现乙肝抗体，其余无异常，肝功能正常。

按：慢性乙肝，多出现脾胃症候，故《金匮要略》"见肝之病，知肝传脾，当先实脾"有重要意义，实脾不能局限理解为补脾，而应理解为调整脾胃功能，使其恢复正常。正气旺盛，培土所以抑木。凡湿热浸淫，寒湿伤中，饮食积滞，忧郁不舒，思虑过度，劳逸失调等皆能导致脾胃功能失调。临床上应根据不同病机，运用不同方药调整脾胃功能，以达到实脾目的。

即如此例，既有劳倦伤脾虚证一面，亦有饮食积热实证一面。畏虚投补，则反碍脾运而资实邪，用清法治之两月，邪势始衰而正乃渐安。

目前，乙型肝炎尚无有效疗法，病虽暂愈而多反复，此例能相安3年，固是药效，而患者能恪遵医嘱，节饮食，惜精神，亦为愈病之关键。

4.早期肝硬化（邪毒耗气伤阴，郁聚成癥）

陈某，女，31岁，已婚生子。1991年6月2日来诊。述患乙型肝炎3年余，久治不愈。今春起，月经闭止，妇科用激素治之，反形神日衰。4月2日检查（摘要）：肝大3.5厘米，质中硬，边缘平滑，脾（－），腹水征（＋），HBsAg（＋），TTT12单位，白蛋白（A）32克／升，球蛋白（B）34克／升，诊为乙型肝炎，继发肝纤维化（早期肝硬化）。

患者形神憔悴，面色苍白微黄，胁胀脘闷，口苦纳差，头晕眼花，夜烦少寐，溺黄，大便不通，舌瘦干红，苔薄黄，脉略数沉弦而涩。此邪毒耗气伤阴，且蕴聚肝络成癥，虚实错杂之证，予二甲调肝汤加减：

穿山甲 15 克　鳖甲 25 克　丹参 15 克　郁金 15 克 三七 7 克　茵陈 20 克　田基黄 30 克　黄芪 20 克　太子参 20 克　白芍 15 克　赤芍 15 克　糯稻根须 30 克　每日 1 剂。

此方加减服之 3 周，诸恙稍缓，月经调。效不更方，坚持服药 4 个月。复查：肝大 2 厘米，质稍软，TTT 正常，A/G 为 3.8/3.2，用原方加黄精、白术、麦冬、麦芽制为丸剂，长服不辍。1993 年底复查，肝仅触及，质软，HBsAg（＋），余均正常。

按：肝硬化由乙型肝炎发展而成者，病情多寒热虚实错杂而缠绵难愈。病之早期，若能积极治疗，亦有可逆转者。何氏治此例，用自拟之"二甲调肝汤"加减，与现代医学治早期肝硬化之三个原则有类似之处。①西医认为，首要者乃控制其活动之炎症。何氏用清热祛湿疏肝之品，如方中之茵陈、田基黄、郁金是也。②西医认为，须保护正常之肝细胞不受损害，何氏用益脾气、养肝阴之品，如方中之黄芪、太子参、白芍、糯稻根须是也。③西医认为须着重抗纤维化，防止肝细胞继续硬变，此用软坚化癥、活血祛瘀之品，如方中之山甲、鳖甲、丹参、三七、赤芍等是也。

基本大法确定之后，再权衡脏腑之寒热虚实，偏盛偏衰，随症加减。此患者坚持不懈，治疗两年，近期疗效尚称满意。

又：草药田基黄，即《中药大辞典》（上海人民出版社，1997 年版）所称之地耳草，有清热解毒、祛湿行水、消肿止痛作用，乃治急慢性肝炎及肝硬化之良药。"文化大革命"

期间，我市一乡村教师，患肝病失治，发展成肝硬化腹水，当时缺医少药，他每日采田基黄500克，用水10碗，加适量米，煎成3碗，再入砂糖调味，1日分3次服，未用任何中西药物，月余竟愈。何氏吸取民间经验，用此药与黄芪、三七等制成肝康片，颇具实效。

5.肝硬化腹水（湿热郁结，经隧窒塞）

郑某，男，24岁，农民，1990年春因患肝硬化腹水，在某院住院治疗，其亲人请何氏会诊。

3月1日初诊：入室见患者蜷卧床上，神志昏沉，身体消瘦，皮肤面色苍黑带黄，目黄牙宣鼻衄。看院方病历（摘要）：肝大2.5厘米，质硬，边缘整齐平滑，脾大4.5厘米，有中度腹水，A/G倒置，肝功能损害……

自诉腹胀气促，两胁痞闷不舒，心烦，口干苦，纳呆，大便溏滞量少，里急肛热，小便黄如茶色，短涩茎痛，脉滑大数，舌质暗红，边瘀紫，苔黄燥，此乃湿热瘀结，经隧窒塞，血液被火迫而上溢，水气不行而外聚，急予逐邪凉血行水：

茵陈30克　栀子20克　大黄15克　黄柏20克　五灵脂15克　香附15克　沉香5克　黑丑15克　滑石30克田基黄40克　白茅根40克

此茵陈蒿汤、栀子柏皮汤合沉香百消曲（方自《鸡峰得效方》，药用沉香、黑丑、五灵脂、香附四味，能消痰、瘀、水、食诸积，消痞气，除肿胀），去甘草之甘雍聚水，加田基黄退黄，滑石利水，茅根凉血也。

（西医曾续用护肝利水法，而腹水消减后复肿）

此方连进3剂，得大泻黄秽粪水7次，小便量亦多，腹水消减大半，惟神差，口渴纳呆，委顿日甚。经云："大积大聚，其可犯也，衰其半即止。"此时攻伐之品，不可续进，改用疏肝清热、益气行水之剂：

柴胡15克　赤白芍各15克　枳壳10克　茵陈25克 田基黄25克　太子参20克　茯苓30克（皮肉各半）　苡仁 25克　萹蓄20克　大腹皮15克　车前子12克　滑石30 克　郁金10克

上方服至7剂，小便量渐多，腹水日渐消退，加白术 15克，以实脾制水，又服10剂，腹水全消，黄疸全退，精 神胃纳日好，乃出院赴广州作脾切除手术。

1990年5月8日，脾切除后20天，患者面色苍白不华，神疲短气，口淡纳呆，肢体软倦，小便略少微黄，大便干结 不畅，虽值初夏，患者自觉畏寒肢凉，右胁时有痞胀，脉虚 大略数，舌淡红不华，边瘀紫。述在某院手术后，医言肝大 稍减，质仍不软，肝功能损害未恢复正常，仍须继续护肝治 疗。此时水湿热邪尽解，虽癥瘕未消而气血两亏矣。予补中 益气汤加减：

柴胡12克　黄芪30克　吉林人参15克　白术20克 当归15克　陈皮3克　炙甘草7克　白芍15克　首乌20 克　炮山甲15克　鳖甲25克　煨姜3片　大枣4枚

此补中益气汤去升麻，加首乌、白芍养血，二甲软坚 也，以此为基础，胁痛则加郁金、元胡，腹满则加厚朴、砂 仁，便溏则加苍术、木瓜，纳差则加谷芽、鸡内金……服之 百日，诸恙悉蠲，形神俱健。再赴穗复查，据说肝虽稍大，质已不硬，肝功能接近正常，疗效理想，至今7年，健康 良好。

按：何氏所制二甲调肝汤，治慢性肝炎，早期肝硬化，迁延不愈，而无险恶证候者颇效，但不适用于此例。因其邪势鸱张，外阻经隧，内迫营血，病情险恶，治急重病须行霸道，用大苦大寒清泻之品连进 3 剂，病势顿挫，继用清疏流布、健脾行水之法，虽不用西药利尿剂而腹水全消，为脾切除铺平道路。

脾切除后，病情由热转寒，由实变虚，此中机理，虽待研讨，然凭中医平脉辨证之特色，据理处方运药，便收良效。可知医者治病，既要胸有成竹，又不能胶柱鼓瑟也。

6. 肝硬化衄血（阴虚火郁）

郑某，男，46 岁，干部，1987 年 5 月患亚急性重病乙型肝炎（当地某医院诊断），黄疸持续两月始退，经中西医治疗 4 个月有所好转。1988 年 3 月，又出现黄疸，乏力，眩晕，纳差，脘腹胀满，当地医院复查，发现有少量腹水，肝炎相关抗原阳性，谷丙转氨酶 38 单位，黄疸指数 20 单位，麝香草酚浊度试验 13 单位，麝香草酚絮状试验（＋＋＋），白蛋白：球蛋白 ＝ 3.0：3.2，B 超显示胰体尾部增大，经多方治疗未效，于 1988 年 9 月 10 日来我院治疗。患者神气极疲，皮肤苍白带黄，目黄明显，颈、胸、肩、臂遍布蜘蛛痣约四五十颗，肝未触及，脾在胁下 4 厘米处，质硬，有轻度压痛，腹水（＋），足踝部按之没指。自诉胃呆厌食，夜烦少寐，头晕耳鸣，口苦咽干，小便黄短，大便涩少，里急不爽，夹有黏液。近两月来，晨起必有衄血（或鼻衄，或齿衄，或痰中带血），脉弦细而涩，舌质暗红，边尖有少许瘀斑，苔薄黄干腻。

此例肝硬化由亚急性乙型肝炎演变而来，与上述 3 例由过劳、酗酒、营养不良、忧郁及甲型肝炎传变者有别。乙肝病毒伤人，既胶着缠绵难解，且阴气受戕亦甚。而气滞血瘀，水停热郁，为肿，为胀，为黄疸，为癥瘕，亦接连出现。而蜘蛛痣之多，实属罕见。衄血持续数月，多方治之不止，亦是棘手之症。盖邪滞肝络，肝阴暗耗，肝血失藏，肝气郁而化火，血随火溢，上行为鼻衄、齿衄、痰血，外走肌肤，则为蜘蛛痣，此虚实交错之症，不同于一般血热妄行，投凉剂即止也。至于腹水，虽是水液潴留，但兼见阴虚火旺，若用淡渗利水则伤阴，辛香行气则助火。其胁下癥瘕积聚虽云属实，然脾胃虚惫已甚，若套用削坚消积之品，则中气更伤，胃气一败，则百药难施矣。故用药原则，惟从整体调治着手，缓缓图功。一用人参（洋参或吉林参）、黄芪、山药、茯苓、白术、麦芽等补气健脾，药虽偏温，然无辛香行气之品夹杂其间，亦不觉燥。二用沙参、麦冬、玉竹、石斛、糯根须甘淡微凉，不寒不腻以养胃生津，与补气健脾药同用，相得益彰。三用龟板、鳖甲、山甲、丹参、三七软坚活血，和平而不伤正之品以缓治其癥。四用白芍、当归、女贞、旱莲草酸甘清补之品以养血柔肝。五用田基黄、茵陈、鸡骨草、白茅根等甘苦微寒之品以祛其湿热之邪。以上五组药物，随症出入为方，自始至终，不用利水、行气、消癥等药，亦尽量避免滋腻碍脾、苦寒伤胃之品。住院80天，出院时黄疸腹水均消退，衄血基本控制（每10天约有一两次，量少），眠食均好，体重增加，蜘蛛痣色转淡，肝功能有较大改善：肝炎相关抗原阳性，谷丙转氨酶正常，黄疸指数5单位，麝香草酚浊度试验8单位，麝香草酚絮状试验（++），总蛋白7.3克，白蛋白：球蛋白＝4.3：3.0。

冰冻三尺，非一日之寒，近期疗效虽佳，然须步步为营，巩固疗效。1989年春节后，恢复半天工作。1989年秋，恢复全日工作，通信随访至1997年，间歇服药调理，情况尚佳。

7. 晚期肝硬化（寒热虚实错杂）

吴某，男，45 岁，东莞道滘乡人，一向在粤北某县当乡村教师。"文化大革命"后被抽调至工作队，饥饱劳逸失调，形体日衰。1968 年秋，于穷乡僻壤中以酒当饭者经旬，此后便时觉胁脘不舒，神气疲惫，直至肉削腹胀，无法工作，始到县医院就诊，诊断为晚期肝硬化。治疗两月未效，判为不治之症。1969 年初返广州亲戚家，就诊于中医，易医四手，皆初时见效，后则反复。病者绝望，乃返乡与家人诀别，5 月 10 日，来院治疗。（住院号 6970）

体检摘要：呈慢性重病容，重度腹水，腹围 108 厘米，跗踝凹陷性浮肿，肝萎缩，脾大 7.5 厘米，质硬，腹壁静脉怒张，颈项胸膺皆有蜘蛛痣，肝掌明显。

化验室检查：血象：白细胞 3.2×10^9/升，中性 55%，淋巴细胞 44%，大单核 1%，红细胞 1.95×10^{12}/升，血红蛋白 6.8 克，血小板 74×10^9/升。

肝功能：黄疸指数 9 单位，凡登白试验间接反应阳性，麝香草酚 16 单位，脑絮（＋＋＋），硫酸锌浊度 20 单位，血浆总蛋白 3.3 克，白蛋白 1.4 克，球蛋白 1.9 克。

中医辨证分析：此病病因比较简单，主要是劳倦内伤，且酒能损血，助湿生热，加以营养不良，"淡泊不堪遂成鼓胀"。但迁延日久，目下恶侯蜂起，病机却十分复杂，已非一脏一腑受累。现从证侯分析，以审察脏腑病机，可归纳为三者：

①肺脾两虚，气化失职，清浊混淆，水停湿聚——表现为面色萎悴不华，肌肤粗糙不泽，大肉尽削，气怯声低，纳食不馨，食后脘闷，时作干呕，腹胀如抱瓮，大便艰少，小便黄短，舌苔黄厚腻浊，根部尤甚。

②肝气郁结，血瘀不行，久积成癥——表现为白睛微黄，赤丝绕目，胸胁郁郁不舒，左胁下癥块坚硬，大腹青筋暴露，上身遍布蜘蛛痣，舌下脉络紫胀。

③肾阴损耗，虚火浮动——表现为眩晕目昏，耳鸣神倦，腰膝无力，夜烦少寐，惊惕不安，筋肉惕动，唇焦咽干口燥，舌质暗晦，边尖光剥，脉细软而数。

此病寒热虚实互见，错综复杂，实难措手。乃索阅前方，以资借鉴。第一手用峻泻逐水，快利后颇舒，后则不再利，而形神更惫。第二手用温补脾肾，初服精神转佳，后则二便涩少，烦躁火升。第三手用疏肝利水平淡之剂，初服溺多胀减，后则小便复少，胃纳不佳。第四手复投峻泻而佐以扶正，仅得溏便数次，而虚火燔炽更甚，可知前医治疗，虽无谬误，却因此病逆乱纷纭，故处方运药，往往顾此失彼。乃吸取其教训，按上述辨证分析，试用补肺健脾、理气行水、清热祛湿、活血化瘀、滋肾养肝五法同时并进，处方治疗：

人参（一般用党参30克，气虚甚时用吉林参9克，阴虚火旺明显时用太子参15克）　黄芪18克　肉桂1.5克　山药18克　茯苓（皮肉各半）30克　大腹皮15克　苡仁30克　砂仁4.5克　茵陈24克　鸡骨草24克　山甲9克　鳖甲24克　丹参15克　赤芍15克　生地24克　北沙参15克　麦冬15克　女贞子15克（西药只用少量护肝药物）

患者服药后颇安，虽然证候错综复杂，有时此起彼伏，但坚持主方不变，细心观察病情，随证加减（如脘胀恶心加半夏、姜竹茹，纳少便溏则暂去生地加谷芽、萹蓄，虚火内燔则暂去肉桂、砂仁，加知母、玉竹等），病情日趋好转。最初则目黄消退，溺色转淡，继而食欲渐佳，虚火渐下。惟腹水消退不明显，入院 20 天后，腹围仍有 106 厘米。病家以病情既稳，请考虑用攻逐水邪，但前车之鉴不远，仍坚守前法，加白术 15 克、车前 15 克以增强补脾行水之力。此后小便量日增，腹水日减。又半月，腹围减至 92 厘米，精神胃纳更好。化验复查（摘要）：红细胞 2.54×10^{12}/升，血红蛋白 8 克，血小板 7.8 万，黄疸指数 4 单位，凡登白试验阴性，麝香草酚 12 单位，脑絮（＋＋＋），硫酸锌浊度 16 单位，血浆总蛋白 4.6 克，白蛋白 2.2 克，球蛋白 2.4 克。

此时舌苔退薄七八，湿热将净，惟脾肿大 7.5 厘米如故，乃去方中之茵陈、鸡骨草，加入消癥痞之五香丸（五灵脂 12 克，香附 9 克，丑牛 6 克，入上方同煎）。

此方服用半个月，癥块丝毫不消，小便量反不再增，腹围亦未再减，反之，已平之虚火有时复炽，已强之食欲有时不振。乃知坚癥顽积不易速消，须待大势已平，后图缓治，而用药稍乖，即伤阴耗气，易堕前功，乃将原方重新化裁成补肺健脾，辅以化气行水、滋肾柔肝，佐以清火通络之复方：

党参 30 克　黄芪 30 克　白术 15 克　山药 18 克　茯苓（皮肉各半）30 克　车前子 15 克　苡仁 30 克　砂仁 4.5 克　大腹皮 15 克　陈皮 4.5 克　生地 24 克　当归 15 克　白芍 15 克　北沙参 15 克　麦冬 15 克　鳖甲 24 克　穿山甲 15 克　丹参 15 克　丹皮 12 克

此后药效再显，随症加减，守方 40 天，腹水全消（腹围 72 厘米），诸恙悉退，眠食均好，每日能主动协助医院工作两三小时。8 月 6 日化验检查（摘要）：白细胞 5.4×10^{9}/升，红细胞 3.1×10^{12}/升，血红蛋白 9.5 克，血小板 88×10^{9}，麝香草酚 10 单位，脑絮（＋＋），硫酸锌浊度 14

单位，总蛋白 6.2 克，白蛋白 3.2 克，球蛋白 3 克。

8 月中旬出院回家休养，嘱其每日晨服归脾丸，暮服六味地黄丸，并服化癥回生丹以缓治癥癖（惜因缺药未服）。10 月返回原单位工作，每岁春节返乡必来院诊查，六年来颇安。惜其人责任心强，不肯节劳，1975 年冬，竟因工作繁忙，不眠数夜，突然吐血黑粪交作，在当地救治无效而逝。

按：中医治病，既有用轻锐直捣之法，如承气、白虎、四逆等汤；亦有用四面合围之法，如麻黄升麻汤、鳖甲煎丸之类。大概前者常用于病机不甚复杂，主要矛盾比较突出之病；后者常用于病机复杂，头绪纷纭之病，顽残痼疾，尤为合适。《素问·至真要大论》云："奇之不去则偶之，是谓重方。"重方又称复方，即用两种或两种以上之方结合而成之方剂也。何氏治比例，乃吸取前医"一方不去"之教训，而仿仲景复方之法，正如韩信将兵，多多益善，整体调节，取得疗效。

8. 肝硬化合并肾功能不全（脾虚肿胀）

吴某，男，52 岁，干部，30 年前患急性黄疸肝炎住院，当时何氏主持留医部工作，单用中药，黄疸退净，肝功能恢复正常，痊愈出院（病历于文革时丧失）。近年因劳累过度，肝区长期痞胀不舒，后发展到全身浮肿，面目黄染，乃住院治疗，诊断为早期肝硬化合并肾功能不全。住院 45 天，中西药物并投，稍有好转。1995 年 3 月 17 日出院，就诊于何氏。患者目无黄染，面色晦滞，颜面、下肢轻度至中度浮肿，足踝按之凹陷，腹满，有少量腹水，肝在胁下 2.5 厘米，质中硬，边缘平滑，无压痛，脾未触及。化验检查（摘要）：血红蛋白 7.5 克 / 升，白细胞 3.2×10^9 / 升，尿蛋白（＋＋＋）。

患者自诉全身软倦疲乏，气怯声低，脘闷腹胀，胃纳极差，多食则呕，口干苦不渴，头晕，目花，耳鸣，小便微黄短少而频，大便窒涩不畅，脉六部皆沉细，舌质干红不华，无瘀斑，苔薄白。医者根据肝硬化及肾功能不全之诊断，用平肝祛瘀之药以治肝，则头晕、目花、耳鸣、口干更甚，又增夜烦不寐。用滋阴补肾之药以治肾，则恶食、呕逆、便溏。其实此病病在中焦，脾胃气虚，水气不行而成肿胀，大法以健脾胃、祛水湿为主，其他兼症无暇顾及，予参苓白术散合黄芪石韦汤加减：

党参 30 克　茯苓 50 克（皮肉各半）　白术 25 克　萹蓄 20 克　陈皮 7 克　怀山药 25 克　苡仁 30 克　砂仁 7 克苏叶 15 克　半夏 15 克　黄芪 30 克　石韦 25 克　冬瓜皮 30 克

此参苓白术散去甘草、莲子之壅滞，桔梗之升提，加苏叶、半夏轻苦微辛以降气，黄芪增强补脾之力，石韦、冬瓜皮佐其行水之能。服 3 剂，呕恶止，胃纳稍振，小便量增，便循转软。效不更方，坚守此法，随症增损一二味，服之匝月，化验检查有所好转（摘要）：血红蛋白 9.2 克/升，白细胞 5.3×10^9/升，尿蛋白（+）。

患者头面、下肢浮肿全消，腹水退净，能进食 1 碗，无呕逆，头晕目花、耳鸣、夜烦略减，此时水邪已退，转方以补脾为主，兼顾阴分，但不宜滋腻：

党参 30 克　白术 20 克　茯苓 30 克　萹蓄 20 克　炙甘草 5 克　怀山药 30 克　陈皮 5 克　苡仁 30 克　砂仁 5 克黄芪 30 克　女贞子 15 克　旱莲草 15 克　乌豆衣 15 克

以此方为基础，随症加味，阴液不足加玉竹、石斛，头目不清加蒺藜、桑椹，腰膝酸软加杜仲、桑寄生，大便溏滞加焦三仙，小便黄短加车前、萆薢。

先隔日 1 剂，后每周 1~2 剂，服之经年，沉疴悉安，恢复半天工作。

1996 年 12 月 15 日复查：肝在胁下 2 厘米，质稍软，边缘平滑。血象：血红蛋白 12.8 克 / 升，白细胞 5.8×10^9/ 升，肝功能、肾功能均正常，尿蛋白微量。病已向愈，现仍每月服药数剂，以巩固疗效。

按：此例肝炎愈后 30 年又发展成肝硬化，合并肾功能不全，乃棘手重症。而医者以西套中，使中医治疗服从于西医诊断。见肝硬化则用柴胡、郁金、香附、三七、山甲、蒲黄、五灵脂等疏肝祛瘀之药。见其肾功能不全兼见贫血，则用六味地黄、当归、杞子等药，皆未中肯。按中医辨证，其为脾胃气虚，水湿停潴甚明，故自始至终，治疗重点在于脾胃。不治肝，而肝渐康，不治肾，而肾渐安。

又如，此病之贫血，西医谓之肾性贫血，乃肾功能不全所导致者，然而，套用滋肾补血药，柔腻之品，碍脾资湿，非徒无益，而且有害。现摒除西医诊断之干扰，纯用中医辨证。此种贫血亦是脾胃气虚使然。盖营卫皆出于中焦，中焦健旺，则营血卫气皆得滋生，故不用补血药，而血红蛋白及白细胞皆逐渐上升至正常。

至于善后方中加入清补肾阴之品，亦非依据"肾功能不全"而用，而乃患者有头晕、目花、耳鸣之兼症，是病久阴分亦亏。初诊时，脾虚水肿乃主要矛盾，故无暇顾及，及至脾旺水退，方中始加入二至、乌豆衣清补之品，而避萸、地、龟、鹿之腻补。

9.脂肪肝（湿聚成癥）

吴某，男，51 岁，某市干部，一向体健，善啖嗜酒。

1992年初，自觉右胁不舒，扪之有痞块，惧患肝癌。西医诊之，肝大3.5厘米。质中等，光滑无压痛。B超示：脂肪肝。血检（摘要）：胆固醇9.0毫摩尔/升，甘油三酯3.62.毫摩尔/升，肝功能正常。西医用降脂药治之半年，肝大至4厘米，患者又生恐惧，10月8日专程来莞就诊。

其人形体壮硕，觉右胁轻度痞胀，无其他症状，脉弦滑有力，舌苔黄腻。何氏谓此乃甘肥无厌，多逸懒动所致，若能节制饮食，坚持运动，不需服药。患者谓慕名远道而来，岂有不用药之理，于是授楂曲平胃散一方予之：

苍术15克　厚朴10克　陈皮7克　甘草5克　山楂30克　神曲15克　鸡内金15克　麦芽30克　枳实15克　莱菔子15克　草决明30克　泽泻15克　郁金10克（水煎两次，早晚分服，每周二三剂）

3个月后，患者再来，喜形于色，出示某医院检查，肝大2.5厘米，质稍软，胆固醇8.2毫摩尔/升，甘油三酯2.8毫摩尔/升，谓已戒酒节食，体重减轻4.5千克，再求处方，乃拟一丸方授之：

苍术150克　厚朴100克　陈皮80克　甘草60克　山楂200克　神曲150克　鸡内金150克　麦芽300克　莱菔子150克　鳖甲250克　三七150克　白术200克　茯苓200克　草决明200克

共为细末，米糊为小丸，或打成药片，饭前服6克，日3次。

1995年春节来访，肝在肋下1厘米，质软，胆固醇7.2毫摩尔/升，甘油三酯1.42毫摩尔/升，病已基本治愈，仍间歇服食丸方，以巩固疗效。

按：脂肪肝乃肝内脂肪变性，原因甚多，以营养过剩，肥胖，少动为主。此例患者则兼而有之。此病虽预后良好，然亦有少数患者出现门静脉高压而演变成肝硬化者，故不能等闲视之。

此病属中医之癥瘕，然病因病机与肝硬化、肝癌不同，彼乃邪毒内蕴，阻塞血络成瘀，此乃厚味伤脾，脾失健运而生痰湿。治法以健脾燥湿消滞为主，平胃散乃健脾燥湿之主方，雷少逸之《时病论》增入山楂、神曲、鸡内金，更能消积滞，化肉食。昔年，何氏曾用此法消胎气有效，故用之治脂肪肝。然必须患者戒酒节食、多动，始能奏效也。

肾炎证治探讨

病因病理及诊断

现代医学对急性肾炎的病因尚未完全明了，一般认为与感染（特别是溶血性链球菌感染）有密切关系，慢性肾炎则多由急性肾炎演变而来。中医学认为水肿的病因最为复杂，《内经》就有"七情内伤，六淫外侵，清浊相混，隧道壅塞"的说法，所以陈无择说："冒风寒暑湿属外，悲怒忧思属内，饮食劳逸背于常经属不内外，皆致此病。"然而，中医在治疗水肿的时侯，固然一方面注重致病的原因，而最主要的是从病理机制着眼。中医论述水肿的病理，并不专责于肾，而是在肺脾肾三经。因为：

（1）肺主气，而行一身之治节，为水之上源，水的运化敷布有赖于气，如果肺为邪干，气机窒塞，那就治节不行，水液便停潴泛滥，古人说"气停水溢"便是这个道理。

（2）"水惟畏土，其制在脾"，而且"诸湿肿满，皆属于脾"，如果脾气不展，一方面不能制水，以致水渍妄行，另一方面本身运化失职，清浊混淆则湿气弥漫，停积凝聚，渗出经络肌肉而为肿了。丹溪"补脾治湿"的方法，是为此而设。

（3）水为至阴，其本在肾，肾主五液，故肾气不足，则水液泛滥无所主而成水肿。张景岳说："水肿皆由肾阳不足，真火衰微，肾中之气不化所致。"有他的独到见解。

水肿既然是肺脾肾三脏机能失常所导致的疾病，在治疗过程中应当着重调整这三脏的机能，恢复正常，才是最有效的根本方法。喻嘉言说："凡治水肿病，不知肺脾肾三脏所主，恣用驱水恶劣之药及禹功、舟车、导水等方者，杀人之事也。"这话很值得我们深思。

至于水肿的诊断，昔人为了做到辨证施治，分阳水、阴水两大类。

阳水——先肿上体，发热口渴，颜色润泽，大便秘结，小便赤涩，脉浮数或沉滑弦数，属实热。

阴水——先肿下体，身凉，不渴，颜色枯悴，大便溏泻，小便色白，脉沉迟或微细，属虚寒。

这不过是大体上的分类，其实症状的出现，并不如想象的那么典型。例如陈修园机械地划分："小便短少，属热，名为阳水。小便自利，属寒，名为阴水。"便不符合实际。临床上所见的水肿，不论阴阳，绝大多数是小便不利的，因此小便的通利与否，不能作为判断阴阳的主要依据。而且水肿病也常会出现阴阳交错、虚实互见的情况，应根据四诊八纲，详加察辨，综合分析，才能作出正确的诊断。特别是患者的既往病史，及发病经过，极有参考价值。水肿病最易伤脏，古有五不治之说：唇面色黑为肝绝，缺盆平满为心绝，脐突为脾绝，足肿如瓜、手足心平板无纹者为肾绝，手背、两眉突起者为肺绝，俱不治。

治法

自从《内经》提出"开鬼门、洁净府、去苑陈莝"的三个方法之后，历代医家都视为治肿常规，现就何氏临床体会，试作一个简单分析。

①开鬼门——这是用发汗的药剂，使水分从汗而泄，以达到消肿目的的一种方法。这种方法适合于一些来势急剧和具有头痛、发热、恶寒、骨楚、脉浮等表证的肾炎水肿病，往往汗出表解之后，水肿随之消退，收效很快。但这个方法，适应范围不广。一般来势缓慢，又没有足够症状说明其病在表者，即使肿的部分是在腰以上，也不可泥执古人成说，而妄投发汗药剂。如果其人阳气素虚，脉迟弱，发汗药更应慎用，恐怕一旦汗出而阳亡，喘厥立至，十分危险。发汗方剂之中，最急而有效的乃越婢加术汤，治风与水皆盛，一身尽肿，脉浮不渴者。一是人参败毒散，治风盛于水，憎寒壮热，头痛骨楚者。凡用发汗药，汗出表解后，更不可再行发汗，当随其症状转变，另法治之。

②洁净府——就是把身体里的水从小便排出的办法，由于急、慢性肾炎水肿病患者，绝大多数是小便不利的，利小便几乎成了治水肿的通用方法。如五苓散、滑石、车前、木通、萹蓄等，最为医家所习用。当然，水肿病得小便通利，确实是一种好现象，但要小便通利并不能单纯靠一些利水的方药，而且"肾虚者不可利小便"，古有明训，可见利尿药

物并不能完全适合各种类型的水肿，必须从根本着手，运用各种方法，使小便通利，以达到消肿目的。例如：因阳邪上干，肺气不降而肿的，治以清肃上焦，轻开肺气，立见小便通畅，肿消病退。因脾虚气弱不能制水而肿的，治以补脾暖土，便能运其枢机，小水自行。因肾阳不足，命火衰微而肿的，治以温肾扶阳，则肾气化，水气行而溺出。

总的来说，通利小便是治疗水肿的一个目的，而不是一种肯定的手段。利尿药物若能与其他药物好好配合，作为整体疗法中的一部分，能起到很大作用。若单靠利尿药来治水肿，在许多病例上，往往不够理想。

③去苑陈莝——就是推荡泻下、排除积垢的意思，在水势滔天，泛滥无制的情况下，可以用峻下剂直夺其势，往往大泻之后，肿胀全消，得快利于一时。这是一种不常用的方法，用时须特别小心。虚证误用，固然祸不旋踵，就算果系实邪，峻攻通利之后，则须照顾其元气，并从其本源，按法施治，才能达到治愈的目的。不然，随消随肿，复发的时候就更难治了。徐灵胎说："水肿之病，千头万绪，虽在形体而实内连脏腑，不特难愈，即愈最易复病，复即更难再愈。治此症者，非医者能审定病症，神而明之，病者能随时省察，潜心调摄，鲜有不获痊者。"可见治疗水肿，当从根本着手，万不能图取效一时。张景岳说："水肿病气化而愈者，愈出自然。"所谓气化，就是人体的正常生理机能。在人体生理机能恢复正常状态而痊愈的，才是真正的痊愈。至于去苑陈的方剂，如舟车、禹功、十枣等方，都是逐水峻剂，而以神芎导水丸较为稳妥。

除了上述三种方法外，何氏据多年来临床体会，对肾炎水肿治法多有所发挥，若能灵活运用，可收根本治疗的效果。

风水邪干阳位　法宜清肃上焦

《内经》与《金匮》所论之"风水"，与急性肾炎早期症状相似。因其浮肿先起于面目，叶天士谓"邪干阳位，气壅不通"，主张清肃上焦气分。以肺为水之上源，主一身之气化，肺气肃降则治节令行，而三焦水道通调，溺畅肿消。叶氏立枇杷叶煎一方（方名为何廉臣后来所定）：枇杷叶、北杏仁、焦栀皮、香豉、茯苓皮、通草、滑石、苡仁。此方看似平淡，然实具奥义。正如徐灵胎所评："喘胀此方甚合，足见心思灵巧。"枇杷叶煎一方妙在杏杷、栀豉两组药物。杏仁、杷叶微辛微苦，辛者能开，苦者能降，则肺气之壅塞者因之宣通。焦栀苦寒泄热，香豉和中化浊，两者合用，"宣其陈腐郁结"，辅以苓、滑、苡、通等甘淡而凉，除湿解热，而且性质和平，不比发汗峻剂易损上焦之阳，泻下峻剂易伤中焦之气，利尿峻剂易耗下焦之阴，虽久服亦无副作用。

何氏用此方治肾炎水肿，已 50 余年。近年再加蝉衣之轻扬，白茅根之清利，效果尤佳。惟肾炎水肿，每多兼夹。临证化裁，又不可不究。如阳水暴肿，皮色光亮者，加麻黄、石膏；发热咽痛，上焦有风热者加射干、连翘；湿热浸淫，兼皮肤疮疖者加银花、公英、土茯苓；中焦困钝，便溏腹满纳呆者加苍术、厚朴、陈皮；下焦湿热，溺涩茎痛者加车前草、石韦；热伤血络，血尿者加旱莲草、蒲公英。知常知变，方能执简驭繁，提高疗效。

水邪横溢莫制　　实脾又须固肾

"水惟畏土，其制在脾。"故水肿经久不愈，以致全身浮肿，按之没指，且大便艰涩，先硬后溏，或夹黏液，小便黄短，溺出后如肥皂泡经久不散，此《内经》所谓"中气不足，溲溺为变"者，皆脾虚不能制水之征，慢性肾炎肾病型最多此状。由于肿甚，寸口脉须重按始得，故不甚可凭，人迎脉多搏指无力，近似于芤。舌质暗淡，多布厚苔，或滑或浊不等。至于方书所描述之面色萎黄，气怯声低，神疲倦怠，畏寒肢冷，未必悉具，惟"纳少运艰"较为多见。方书治此脾土虚衰，阴水泛滥之证，一用防己黄芪汤补脾，一用实脾饮祛阴水，古今如出一辙，用之多无显效，尤以实脾饮为然。初服二三剂，浮肿确能消减，数剂以后即不再消。而病者则因脾气虚衰，不能生化精血，多是阳损及阴体质，姜、附、蔻、朴等温燥之品，久服每易伤阴生热，以致口干咽喉红肿，即罹外感，外邪与里水相搏，不旋踵而肿胀如前矣。至于防己黄芪汤中之防己，用治心性水肿，犹可藉其宣通经隧之力，暂快一时，用治虚肿，尚嫌苦寒伤气。然治水肿，不利小便非其治也，临床常用甘淡之石韦代之。又仿玉屏风散用防风助黄芪走表之例，使水邪从卫分宣泄，再加带皮苓、萹蓄助白术补脾祛湿，砂仁资其健运，生姜用皮，又去甘草之聚水，改订为黄芪石韦汤一方，大旨在"损者益之"，久服乃有效，盖王道无近功也。黄芪石韦汤方：

黄芪60~120克　石韦20克　白术15~30克　大枣4枚　生姜皮5克　带皮苓30克　萹蓄30克　砂仁5克　防风10克

若水肿迁延日久，或旋肿旋消，最后只肿不消，侵及胸腹阴囊均肿,下肢尤甚,按之如泥者,"久病穷必入肾",是肾阳亦惫矣。人迎脉多浮现,若水肿暂消之际,诊其寸口脉亦浮者,病最深重。面色㿠白者少,灰暗萎悴者多,常有目眶上下,色素沉着,俗谓"黑眼圈"者,乃肾气虚衰之兆。因见舌质暗晦不华,极似瘀斑,故医刊论述多有用活血化瘀法者。又方书多用真武汤,取其温阳行水,然方中少补益脾肾之药,可暂用而不可久持也。仍宜用黄芪石韦汤,去防风,于补脾制水之中,再加温煦固肾之品,巴戟天、杜仲、芡实为首选也。诸药既不刚燥助火,又不滋腻碍脾,可以久服。至于低蛋白血症,则又须温补命火,盖阳生而后阴长。再用熟附配以鹿角胶,形不足者既须温之以气,精不足者尤应补之以味,此之谓也。

1. 急性肾炎(水邪射肺)

邓某,男,21 岁,石排乡人,1970 年 8 月 4 日入院。述一向健康,两月前先发热,继而面目浮肿,多方治疗不效。时值盛暑,误信人言,一日内食盐煮鸡蛋 12 枚,病遂急剧恶化。视其人,全身高度浮肿,头面尤甚,双目肿如核桃,颈项粗大,胸背按之凹陷,喘咳气急,声如曳锯,户外可闻。日夜倚息不得平卧,大便秘结,小溲涓滴,口渴不引饮,唇肿,舌胀难伸,撬视之,苔白厚腻浊,脉重按始得,细滑而数。血象:白细胞 15×10^9/升,杆状 8%,分叶78%,淋巴细胞 14%。尿检:蛋白(+++),红细胞(++),白细胞(++),颗粒管型(+++)。血压 152/92 毫米汞柱。此病病机与《临证指南》治朱某一案之由于"邪干阳位,误补气壅"相类,故用叶氏枇杷叶煎原方,兼采薛生白用葶苈子汤治暑湿邪入肺络致喘,及徐灵胎用桑白皮泻肺中水饮之法,处方:

枇杷叶 30 克，杏仁 15 克，焦栀皮 15 克，香豉 15 克，茯苓皮 30 克，通草 15 克，苡仁 30 克，滑石 30 克，葶苈子 30 克，桑白皮 30 克，急火煎成 1 碗半，分多次频服（西药仅用青霉素 120 万单位，分 3 次肌注，3 天后停药）。

当晚尿量渐多，咳喘渐减。效不更方，恪守 10 剂，肿消过半，仍有痰嗽，舌苔退薄七八，而面色萎悴。前方去栀、豉、葶苈，加平补肺脾之品：

枇杷叶 18 克　杏仁 15 克　通草 12 克　滑石 24 克　苡仁 30 克　茯苓 30 克　桑白皮 24 克　北沙参 18 克　怀山药 18 克　半夏 12 克　橘皮 6 克

又 10 剂，肿消，溺畅，方中去滑石加萹蓄 24 克。又半月，痰咳全止，溺色全清。出院时血象：白细胞 7.2×10^9/升，分叶 77%，淋巴细胞 23%，红细胞 3.3×10^{12}/升，血红蛋白 10.8 克。尿检：蛋白（±），红细胞少许。前方再加黄芪 24 克，嘱其每隔两三日服 1 剂。3 月后来院复查，小便转阴，随访 11 年，未复发。1981 年申请到香港定居，健康良好。

按：此病用药之理，案中已充分说明，由此可知何氏善用古人成法以治今病之妙。

2. 急进性肾炎（邪毒壅塞三焦）

袁某，男，7 岁，1996 年 1 月上旬，因上感治疗 5 天后，外症解而见浮肿，少尿，病情日重，求何氏诊治。病孩全身浮肿，面色苍白，疲乏，低热（T38℃），神昏谵语，鼻衄，呕逆恶食，便秘，尿赤涩（日 200 毫升），舌苔黄腻浊，脉弦数。化验室检查：BUN 25 毫摩尔/升，CO_2CP 15 毫摩尔/升，PRO（+++），ERY（+++），LEU（+++），颗粒管型（++）。西医诊断为急进性肾炎，急性肾功能衰竭。中医辨证为风温邪毒，郁遏三焦，治节不行，水道不通，玄府闭塞。病情危重，予加味神芎导水汤。处方：川芎、大黄、牵牛子、黄连各10克，滑石、白茅根各30克，积雪草50克，黄芩、紫苏叶、竹茹各15克，薄荷5克。日1剂，水煎服，1剂无动静，2剂泻下秽粪少许，尿量稍多，3剂得畅下，热退神清，鼻衄、呕恶止，尿量增（日350毫升），病势得挫，转方用展气通津、泄热祛风之枇杷叶煎加味。处方：枇杷叶、苦杏仁、栀子皮各15克，淡豆豉、通草各10克，茯苓皮、薏苡仁、滑石各20克，崩大碗、白茅根各30克，黄芩12克。此方加减服用经月，肿消尿畅。化验室检查：BUN、CO_2CP均正常，ERY（++），PRO（+）。改用清养肺胃和阴之剂，后用六味地黄汤加减善后，多次检查小便转阴，至今3年余无复发。

按：急进性肾炎多见于中青年，学龄儿童亦不少见。此病发病急骤，病情发展迅速，常导致急性肾功能衰竭，死亡率高。此例病因外感风温邪毒，化热最速，邪踞肺胃三焦，内迫营血，内闭甚则外脱立至。所幸病孩体质尚可，病程不长，正气未大伤，可用攻逐峻剂，顿挫病势，转危为安。

中医治疗肾炎水肿，古有开鬼门（发汗）、洁净府（利尿），去苑陈莝（攻下）三法，而刘河间之神芎导水丸则是三法并用，施于重症，每收良效。而积雪草（崩大碗）与紫苏叶合用，则有降血氮之功，仅3剂，邪从下夺，则溺畅肿消，诸恶候亦随之而退。然余邪未净，仍留三焦，最易候机复燃，此刻又不堪攻伐，乃用叶天士枇杷叶煎，肃肺化气，通调三焦水道，使邪无滞留之处。且方药轻清，服之匝月，而无克伐之弊。

小儿肾炎若非迁延日久，以实证为多，最忌过早畏虚进补。病愈之后，调理身体，则以健脾益肾为主，仍须步步小心，如健脾则以参苓白术散为主，去甘草之壅，莲子之滞，加佩兰叶、藿香梗之芳化，大腹皮、厚朴之疏运，旱莲草之清补，车前、草薢之清利，皆补而不滞之法，乃何氏临证多年之一得也。

3. 急进性肾炎（火炽伤阴）

邓某，男，15岁，学生，1987年1月17日入院。患者两岁时曾患黄疸，体质素虚。10天前碰伤小腿，继发感染，随即咽喉红痛，疼痛缓解后，即颜面浮肿，四肢远端肿胀，恶寒发热，经门诊治疗未效，17日呕吐神烦，急诊入院。体温37.5℃，血压130/90毫米汞柱，血常规白细胞12×10^9/升，杆状1%，分叶78%，淋巴细胞21%，红细胞3.73×10^{12}/升，血红蛋白11.8克，尿素氮51.7毫克%，二氧化碳结合力36容积%，诊断为：急进性肾炎合并急性肾衰。用宣肺行水、清热解毒大剂治疗4天，浮肿减退，小便反转深黄带赤，神烦，心悸，纳呆，呕逆。23日晨，突然眩晕跌仆，昏不知人，汗出。心电图显示：频发性室性期前收缩（呈三联律）。经救治苏醒后，即血尿如注，色纯赤，溺时无痛感。尿检：血红蛋白尿阳性，蛋白（＋＋＋），红细胞（＋＋＋），白细胞（＋），尿素氮升至55毫克%。是日请何氏会诊。诊其脉结代缓大空豁，舌质干红不华，苔薄黄而燥。眩晕不能稍动，动则心悸汗出，静则心烦口渴，目中冒火，问其溺时无痛觉，但觉尿如热汤，可知非有淋浊砂石，此现代医学所谓急进性肾炎。先按阳邪内陷，迫血妄行，心阴耗损立法，湿热余邪，徐图后治。方用大补阴丸、人参固本丸加减：

龟板25克　生地30克　知母15克　黄柏15克　洋参15克　麦冬15克　天冬15克　北黄芪20克　甘草5克　旱莲草20克　白茅根30克　银花炭10克

24日精神稍振，血尿如前，方中加阿胶15克。

26日会诊：前方已服3剂，眩晕已止，脉结代亦渐减，溺红稍淡，转浑浊，口矜，腹满，心烦，4日未解大便，正气稍振，改用滋阴泻火通腑：

西洋参15克　元参25克　生地30克　麦冬15克　大黄12克　滑石25克　白茅根30克　蒲黄10克　栀子15克　琥珀10克　甘草5克　露兜勒根30克

另用鲜崩大碗500克捣汁和服。

此方连进3剂，每日解坚粪数枚，第三日开始解溏粪，烦热大减，能进食，小便量亦增，脉之结代仍见于清晨时，尿素氮降至40毫克％。尿检：蛋白（＋＋），红细胞（＋＋＋），血红蛋白尿阴性。此时湿热之邪渐解，心肾之阴仍亏，再拟六味地黄合复脉法，以治其本：西洋参10克，阿胶20克，麦冬15克，白芍25克，炙甘草5克，生地30克，怀山药20克，茯苓20克，黄肉15克，丹皮15克，泽泻25克，女贞子20克，旱莲草20克。

此后悉本此法加减，治之匝月，诸恙悉蠲。3月3日出院，出院时检查，血象：白细胞$8×10^9$/升，分叶68％，淋巴细胞32％，红细胞$3.84×10^{12}$/升，血红蛋白11.2克，尿素氮23毫克％，二氧化碳结合力61容积％，小便未见异常。

出院后常来门诊检查，健康良好。

按：此病血氮升高，血尿如注，眩晕失神，脉结代，心动悸，显示心肾功能皆受损害，而病能速愈者，关键在于权衡邪正消长之机。在湿热邪甚鸱张之际，猝然晕厥，血尿，脉结代，故急急益气、强心、育阴潜阳以止血，无暇顾及湿热。《伤寒论》177条云："伤寒，脉结代，心动悸，炙甘草汤主之"。既曰"伤寒"，是知尚有邪气未解也，而脉结代，心动悸，则都城震撼，虽有邪气，而攻取之法，亦无所施，待里虚渐复，方可攻邪。何氏遵仲景之法，故先用参、芪、龟、地以匡其正；次用大黄、滑石、栀子、崩大碗以攻其邪，又于扶正剂中，佐以凉血清火，祛邪方内，辅以益气养阴，此临证变化之妙也。

4. 紫癜性肾炎（风热迫伤血络）

尹某，男，6岁，1995年12月初因感外邪，又过食鱼虾，即发热、恶寒、头痛、骨楚，继而四肢发红色斑疹，瘙痒难忍，西医用抗过敏药治之7日不愈。继而血尿、形浮。检查（摘要）：血沉30毫米/小时，血小板及凝、出血时间正常。尿蛋白（±），红细胞（＋＋＋＋），白细胞少许。诊断为紫癜性肾炎。何氏诊其脉浮滑数，舌正红苔黄。现寒热、头痛、骨楚等表证仍未解，疏方：

蝉衣15克　僵蚕15克　石膏30克　浮萍15克　银花15克　栀子皮12克　丝瓜络15克　荆芥10克　黄芩10克　滑石20克　石韦15克　茅根30克

生徒见方，问曰："血尿及斑疹并见，何不用血分药？"何氏曰："病由风热邪毒郁于肌表，血络为热所迫外渗而为斑疹，热邪下迫太阳之府而为血尿，脉舌与症状皆无邪传营血之据，今表证仍在，不宜过早用血分药。叶氏云：若不循先后缓急之法，虑其动手便错，反致慌张矣。故先用轻透风热之剂，解其肌表之邪，佐以淡渗通调水道，乃正本清源之法。"

1剂而寒热、头痛、骨楚尽解，2剂而瘙痒大减，小便量多，此时红色斑疹转为瘀紫，是外症已解，而离经之血，郁而为瘀，须加入凉血散血之品，然与温邪逆传究有不同。

方用：生地、益母草、白芍、冬瓜皮各15克　茅根滑石各20克　丹参　丝瓜络　金银花各10克　甘草5克三七3克

3剂斑疹消退，诸恙向安，不劳余药。

按：从此例可知小儿肾病，虽见血尿，未必邪在血分，且小儿稚阴未充，稚阳未长，易实易虚。凉血之药易伤阳，散瘀之药易伤气，不可妄投，确须用者，又不可过峻也。

5. 慢性肾炎（水与血结）

谢某，女，20岁。述1966年夏日，患皮肤湿疹，两月不愈，后用中草药熏洗十多次，湿疹消退。未几，发现面目浮肿，当地卫生院诊断为肾炎，用青霉素及利尿药，半月肿消，以为病愈，未继续治疗。1967年春，头面四肢又见浮肿，在卫生院治疗40天，据说小便转阴，病已向愈，照常出勤农事，相安年余。1968年又复发，在当地治疗未效，便到处求医，中西药物与民间验方纷投，病时好时坏。至今年夏月，病情日趋严重，遂来本院治疗。

患者本是青年未婚妇女，望之面色苍黄萎悴，却如30多岁，全身浮肿，腹部及下肢尤甚，大腿以下，按之如泥，凹陷不起，脐以下胀满，皮肉有赤纹，胸脘痞闷，气逆，时有痰嗽，纳少，便窒，小便短赤，口干不渴，夜寐不安。自1968年8月迄今，已闭经1年。六脉皆沉，细涩不匀，舌质暗红不华，边有瘀斑，苔薄黄不燥。询其近年所服中药，皆补脾益肾、温阳行水之品。血象：白细胞5.2×10^9/升，杆状2%，分叶70%，淋巴细胞27%，大单核1%，红

细胞 2.1×10^{12}/升，血红蛋白 6.8 克，血沉 22 毫米/小时，尿蛋白（＋＋＋），红细胞（＋＋＋），白细胞少许，颗粒管型（＋＋），透明管型（＋＋）。血压 128/82 毫米汞柱。

此乃水与血结之病。《金匮》云："少阳脉涩，少阴脉细，男子则小便不利，妇人则经水不通；经水为血，血不利则为水，名曰血分。"仲景有论无方。许学士《续本事方》谓"血分"之病，乃"妇人经水不通，即化黄水，水流四肢，则遍身皆肿，用人参、当归、瞿麦穗、大黄、桂枝、茯苓、葶苈子等为丸治之。"徐灵胎《兰台轨范》有"调荣饮"一方，亦治"血分"之病，谓此病患者"皮肉有赤纹"，而此女下腹部亦有赤纹，似相符合。徐氏所用之"调荣饮"，即是《本事方》去人参，而加川芎、赤芍、元胡、槟榔、陈皮、桑白皮、大腹皮等活血利水之品，施于此症颇宜，遂仿其法，处下方治之：

川芎、当归、赤芍各 12 克，桂枝、熟大黄、元胡各 9 克，益母草、桑白皮、大腹皮、带皮苓、葶苈子、瞿麦、槟榔各 15 克，陈皮 3 克。

初服 3 剂无变化，第 4 剂后小便量渐多，大便通畅，面目浮肿稍消，腹水及下肢肿势依然。服至第 9 剂，大便溏泻，日 3 次。

第 10 剂于方中去大黄、槟榔，加黄芪 30 克，石韦 18 克，以化气行水，小便量日多，大便亦转好。此方又服 15 剂，水肿约消一半，舌苔退薄。然胃纳尚差，方中再裁减葶苈、元胡，加白术 15 克，鸡内金 9 克。肿续消，胃纳渐好，神气亦佳。此方服至 20 剂，患者已入院 45 天，时届深秋，凉风倏至。此女不慎，感受外邪，发热恶寒，头痛，无汗，咳嗽，气逆不渴，面目再现浮肿，舌苔薄，脉仍涩弱，并无浮紧之象，乃用玉屏风散合杏苏散治之：

黄芪 30 克，白术、防风、苏叶各 15 克，北杏仁 9 克，陈皮 3 克，前胡、桔梗各 6 克。

1 剂微汗出，热退，恶寒罢，2 剂大汗沾衣，面目浮肿全消，下肢肿亦锐减。此时外邪尽解，遂停药 1 天，以观其变，再考虑今后治法。是夜，女觉腰腹隐痛，月经竟来，惟量少色瘀暗，次日即改用下方：

当归 18 克，赤芍 15 克，桂枝 9 克，炙甘草 6 克，生姜 6 克，大枣 4 枚，熟大黄 9 克，川芎 9 克，益母草 15 克。此即当归四逆汤与玉烛散加减，乃温经通阳、活血祛瘀复法也。服两剂，月经量多，5 日乃净。此时水肿已消退八九，用人参养荣汤加减以治本：

桂枝 9 克　黄芪 30 克　　党参 24 克　白术　茯苓各 15 克　炙甘草 6 克　陈皮 3 克　远志 9 克　川芎 12 克　当归 18 克　白芍 18 克　玉竹 24 克

此后以此方为基础，随症加减一两味，治疗至年底，已餐加神旺，二便调匀，共住院 108 天出院。出院时检查，血象：白细胞 7.1×10^9/升，分叶 72%，淋巴细胞 28%，红细胞 3.85×10^{12}/升，血红蛋白 11 克，血沉降 16 毫米 / 时。尿蛋白（±），红细胞极少，白细胞（-），管型（-）。

出院后两年内，定期来院检查，月经如期，全身情况良好，惟舌边之瘀斑，下腹之赤纹，1 年后始渐消退，又两年已结婚生子。

按：慢性肾炎多本虚标实，或寒热虚实错杂之症。若不精细辨证，只凭化验检查，见其从尿中丧失大量蛋白，且血红蛋白偏低，便谓其虚，径投温补，势必越治越坏，即如此例是也。何氏针对病机用活血祛瘀与化气行水两法结合治疗，是从《兰台轨范》调荣饮学来者。至 20 世纪 70 年代，医刊大量道用活血祛淤法治疗肾炎之成效，与古人所见，不谋而合。然近闻有径用活血祛瘀法作为常规者，若遇虚证，便犯虚虚之禁矣。

此女病情日好之际，忽罹外感，浮肿再现。而两进玉屏风散加味之后，即得畅汗而解。玉屏风散本为表虚汗多而设，此例用之，竟获发汗祛邪之效，此中药相向作用（即效应原）之妙。古人谓黄芪无汗能发，有汗能止，诚非虚语。而事有凑巧，此女于汗出肿消之际，闭止逾年之月经复来。有问："玉屏风散是否有通经作用？"其实不然。患者经治疗 45 天后，水血互结之病理变化已被基本解决；而玉屏风散扶元气，助卫阳，开腠理，使营卫流行，津液流布，水邪亦随之而去。气为血帅，气行则血行，于月经之来潮，不无推动作用耳，非真能通经也。

善后之方，用人参养荣汤。原方从十全大补汤变化而来。去川芎者，恶其辛窜也，立方之意甚善。何氏一向服膺柯琴之论，独于此例则反其道而行之，去熟地之腻，五味子之敛，防其滞气碍脾资湿也，仍用川芎之走窜，以治病之因。加大量玉竹者，取其甘平柔润而不滞，助参、术以滋养中州之气阴，又可制芎、桂、陈、远之刚也。此病自始至终未用任何补肾之药，但得血行水退，邪去正安，则阴平阳秘，肾脏亦受其益，而收较好之远期疗效。于此，可知中医辨证施治，整体调节之义理。

6. 慢性肾炎（脾肾两虚）

吴某，男，13 岁，香港学生，1987 年 6 月 6 日来莞就诊。其母云：此子已患肾炎年余，西医谓此病难治。原其姐患慢性肾炎发展至肾衰，已作肾移植术，医据其家族史，故有难治之说。最初用大量激素冲击疗法，浮肿消退，小便正常，减药后则病情反复，而体质日差，常患感冒，则病情加重。当地中医曾施用寒热攻补诸法，无一效。病孩懒言少动，神气甚疲，肌肤苍白不泽，面目轻度浮肿，纳谷不馨，时作干呕，大便溏滞，小溲黄短，夹泡沫如肥皂泡状，脉濡缓，两寸略浮，舌质淡红不华，苔白滑，根部厚。化验检查（摘要）：血红蛋白9.1克，BUN 8.2毫摩尔/升，Cr 145毫摩尔/升。尿：蛋白（＋＋＋），红细胞（＋＋），颗粒管型（＋）。

脉症合参，病属脾肾两虚。目下形浮溺短，纳差便溏，水湿弥漫，不宜骤补，先予健脾展气行水，黄芪石韦汤合五苓散加减（停用一切西药）。

黄芪20克　石韦20克　白术15克　萹蓄15克　猪苓15克　泽泻15克　带皮苓25克　桂枝7.5克　半夏10克　苏叶10克　陈皮5克（7剂）

再诊：因停用激素，面目浮肿，小便仍短，前方桂枝改为肉桂2克，以蒸动膀胱气化，加麻黄7.5克，以宣肺行水（7剂）。

三诊：小便量增，浮肿减半，大便成形，胃纳仍差，小便化验检查无进展，前方去麻黄，加怀山药20克，大枣15克，增强健脾之力（10剂）。

四诊：前方服至第六剂，病情日好，昨日当风受凉，恶寒发热，无汗，面目复肿，尿少，家人忧虑，急来莞诊治，脉浮缓，舌白不渴。予人参败毒散以解外邪：

党参15克　柴胡10克　前胡10克　羌活10克　独活10克　带皮苓25克　炙甘草5克　川芎7.5克　枳壳10克　桔梗10克　生姜3片　大枣2枚

嘱服两剂，视病情如何再商。

两日后，其母亲电话告："服1剂寒热罢，服2剂诸恙悉退。"乃嘱其接服第三诊之方（15剂）。

五诊：病家因故未暇及时来莞，已服第三诊方20剂。此时病孩神色颇佳，浮肿全消，小便量多，泡沫少，胃纳亦稍振。化验检查（摘要）：血红蛋白10.2克，BUN、Cr皆正常，尿蛋白（＋＋），红细胞（＋），管型（－）。改用参苓白术散加减健脾固肾，合玉屏风散防治感冒：

党参20克　带皮苓30克　白术15克　萹蓄15克　怀山药20克　苡仁20克　砂仁5克　陈皮5克　芡实20克　莲肉15克　黄芪20克　防风10克

嘱其每周服药二三剂，如无时邪外袭，湿热内伤，可常服不辍。

1988年春节，病家来莞探访，病孩已康强胜昔，血红蛋白升至12.1克，惟尿中仍有蛋白（±）、红血球1～3/HP，其母问可复学否，何氏应之曰："可，惟不可过劳耳。"此后停用汤药，拟善后之法：

1. 每日服六味地黄丸两次，每次6克。

2. 每周服食"消蛋白粥"一二次：黄芪20克，怀山药20克，芡实20克，白果肉15枚，白米适量，熬粥食。

此后小便检查一直阴性，发育良好，至今9年，已长大结婚矣。

按：此例有家族史之慢性肾炎，迁延年余，用激素已无效应，故医云难治，而纯用中药治疗，却获得远期疗效。

常见医家治疗慢性肾炎日久不愈者，多说病位在肾，尤其用激素者，多见肾阴亏损，且有久病入络，必多夹瘀之说。然而，此例则始终病位在脾，又无夹瘀脉症，故不为成说所拘。按中医传统理论，辨证施治获效。

初诊所用之黄芪石韦汤，乃何氏从《金匮》防己黄芪汤化裁而来者，防己苦寒，损脾伤肾，故易以石韦之清淡，既能利水又不克伐，多年试之颇效。

停用激素，则尿量少，水肿甚，按中医藏象学说，方中加入肉桂、麻黄，消肿利尿之效更显。"膀胱者，洲都之官，津液藏焉，气化则能出矣。"肉桂蒸动命火，其化气之力远胜桂枝；而肺为水之上源，麻黄宣降肺气，气降则水行矣。

大势既平，方中始加固肾之品，而选用莲肉、芡实者，是脾肾兼顾之法，而避柔腻之品，以防碍脾资湿也。

善后之法，常服六味地黄丸，乃考虑患者之先天因素，乃增强体质，防止复发之计。

7. 慢性肾炎（阴虚夹湿）

吴某，男，12 岁，香港学生，乃上例之堂弟也。1989年初患肾炎，家人鉴于其堂姐肾移植及堂兄慢性肾炎久未治愈，十分焦急，日日中西医药并进，西医用强的松，以致面目浮肿，中医见其肿，说是寒湿，用胃苓汤及防风、羌活等药，又惑于肾病宜补之说，常用鲍鱼、鱼鳔胶炖猪腰子等强之食，病遂缠绵不愈。1989年知其堂兄病愈，乃专程来莞就医。2 月 15 日初诊，病孩面目浮肿而红，疲乏，自诉时有头晕目花，肌肉酸楚，烦躁咽干，口秽喷人，不思饮食，溺黄短、味辣，大便两日一行，溏滞肛热。诊其脉弦滑细数，舌红苔黄腻浊。血压（142/88 毫米汞柱）。化验检查（摘要）：BUN 7.8 毫摩尔 / 升，Cr 140 毫摩尔 / 升，尿蛋白（＋＋＋），红细胞（＋＋＋），白细胞（＋）。询之，现每日服祛风燥湿中药及强的松 30 毫克，据病史及脉症合参，乃肾阴虚而湿热郁结之候，目下宜以清化湿热为主，兼顾肾阴。处方：

生地 20 克　怀山药 20 克　茯苓 30 克（皮肉各半）　丹皮 15 克　泽泻 15 克　白花蛇舌草 30 克　崩大碗 30 克　黄芩 12 克　滑石 20 克　茅根 30 克　冬瓜皮 20 克　山楂 20 克　麦芽 25 克（每日 1 剂，连用 7 天）

并嘱：从即日起，激素减半，每日 15 毫克，摒绝一切补品，饮食清淡。

再诊：家人因故未能及时来莞，见服药有效，已连服 12 剂，病孩面肿消退一半，胃纳较好，夜睡颇安，大便成形，每日一行，小便量多，色黄稍淡，舌苔退薄，而口干头晕目花依然，此时湿热已去七八，转方以清养肾阴为主，祛湿清热为辅（未做化验检查）：

生地 25 克　萸肉 15 克　怀山药 20 克　茯苓 20 克　泽泻 15 克　丹皮 15 克　龟板 25 克　知母 2 克　天冬 12 克　茅根 30 克　白果肉 15 枚　川萆薢 20 克　冬瓜皮 20 克（连服 15 剂，激素再减至每日 7.5 毫克）

三诊：面肿消退七八，面赤转黄，眠食均好，精神稍振，舌苔退薄大半，脉弦细略数，小便不黄，量多。化验检查：BUN 6.2 毫摩尔／升，Cr 128 毫摩尔／升，尿蛋白（＋），红细胞（3～4），白细胞（－），血压 120/70 毫米汞柱，此时邪已去，正虚稍复，转方以补肾阴为主（激素每两日 5 毫克，1 周后停用）：

生熟地各 12 克　萸肉 15 克　怀山药 20 克　茯苓 15 克　丹皮 15 克　泽泻 15 克　龟板 25 克　女贞子 15 克　旱莲草 15 克　芡实 20 克（每周服 3 剂）

另处补脾阴方：

太子参 15 克　北沙参 10 克　怀山药 15 克　萹蓄 15 克

陈皮2克　石斛10克　谷芽20克　茯苓15克（每周服1~2剂）

另：如小便黄，稍觉内热，可暂用下方一二天：

六一散20克　茅根30克　冬瓜皮20克　苡仁20克南豆花10克　川萆薢15克

此后每月来莞一次，仍用前法间歇服用，小便一直转阴，至今8年未复发，已长大成人矣。

按：此病本不重，因误治而迁延，以至肾功能损害。医见其面目浮肿而连用祛风燥湿之药，辛温助火劫阴，其误一也。畏虚蛮补，多食温补腻滞之品，助火生湿，郁结难解，其误二也。故初诊治以清化湿热为主，又用六味地黄汤去萸肉之温以兼顾被燥药所劫伤之阴。预计1周后可转方，而患者服至12剂，虽得显效，但阴虚之症（头晕目花神疲）不减，不宜再用寒凉，故改用六味地黄合大补阴丸以滋潜肾阴，以天冬易黄柏，避其苦寒，仍兼茅根、白果、萆薢、冬瓜皮之清淡。

至于善后之法，则三方鼎立。其一以补肾阴为主，因鉴于其有家族史之遗传因素，故须顾护先天。其二，恐滋阴之药久服困脾，故间服补脾之剂，以扶持后天。其三，慢性肾炎多虚中有实，故又预立一清化之剂，以防患于未然。此例立法周到，故远期效果良好。总之，慢性肾炎病程长，易反复，医者处方用药要步步小心，而病家饮食起居须恪遵医嘱，又为愈病之关键也。

8. 肾病综合征（虚实错杂）

苏某，女学生，13岁，体重67千克，人称之为典型肥女，1992年3月10日来诊。其父云：此女患肾病综合征一年余，屡治不效，长期服用激素，初时有效，久则不效，现每日服 40 毫克，蛋白尿仍未控制，医谓须加用环磷酰氨，但家人疑虑未果。视其人，体胖面圆，上下眼睑中度浮肿，毛发粗糙。4 个月前，月经初潮，色瘀量少，至今未继至。自诉心烦少寐梦扰，时有头痛头晕，四肢肌肉酸胀，按之坚实，肥肿难分。苦臭秽，纳差便窒，小便黄短热辣，舌质深红，苔白厚，中心黄浊，脉沉小，重按始得（因肥肿故，脉象不显）。化验检查：血清总蛋白 5.1 克 / 升，白蛋白 2.8 克 / 升，胆固醇 6.8 毫摩尔 / 升。尿蛋白（＋＋＋），红细胞（＋），管型少许。辨证为：水邪久渍，湿郁化热，三焦决渎失司，援用叶氏枇杷叶煎原方，加麻黄以佐杏、杷宣肺气，加茅根、黄芩以佐栀、豉泄热，加车前子、冬瓜皮以佐滑、通、苓、苡行水：

枇杷叶 15 克　北杏仁 12 克　焦栀子 12 克　香豉 12 克　滑石 25 克　通草 10 克　茯苓皮 30 克　苡仁 25 克　麻黄 10 克　茅根 30 克　黄芩 15 克　车前子 15 克　冬瓜皮 20 克

此方服 15 剂，内热大减，目肿稍消，小便量略增，舌黄苔退薄。尿检：蛋白（＋＋＋），红细胞少许，管型（－）。仍倦怠纳差，大便不畅。此湿热浊邪已减，而脾胃久为湿困，攻伐不能过度，须兼顾其虚。

前方去麻黄、焦栀子、香豉、黄芩，加怀山药 25 克，萹蓄 20 克以健脾，北沙参 20 克、麦冬 15 克以养胃（激素减为每日 25 毫克）。

以上方为基础，随症加减一二味，服至 32 剂，病情日好，胃纳日佳，小便量增，色仅微黄，舌苔退薄大半，惟浮肿未消，尿蛋白仍（＋＋＋），血清总蛋白无改变，考虑此时邪势已衰，正虚未复，转方以补脾为主，益肾为辅，佐以清化：

黄芪 20 克　党参 20 克　白术 12 克　茯苓 20 克　怀山药 20 克　芡实 20 克　萹蓄 20 克　北沙参 15 克　苡仁 20克　冬瓜皮 20 克　车前子 12 克（激素减至每日 15 毫克）

上方服 6 剂无进退，服至第 7 剂，小便量少而黄，眼睑浮肿较前甚，患者未来复诊，服至第 10 剂，纳差，口秽，溺黄，眼肿，尿蛋白（＋＋＋），又见红细胞与管型，舌苔复黄，家人以为激素减量所致，实乃补之过早，湿热余邪复燃之故，转方：

北沙参 20 克　怀山药 20 克　茯苓 30 克（皮肉各半）苡仁 30 克　茅根 30 克　滑石 30 克　萹蓄 15 克　萹蓄花15 克　麦冬 15 克　知母 12 克　冬瓜皮 25 克　车前子 12克　川萆薢 15 克（激素仍维持每日 15 毫克）

用此方增损，服至 40 天，再度好转，热象递减，目肿全消，小便清长，惟血清白蛋白未升，胆固醇未降，尿蛋白仍有（＋＋＋），无红细胞及管型，而头痛头晕、夜烦、肢酸诸症，自初诊以来，仍然存在。见其舌苔退薄七八，舌质深红不华，考虑久病缠绵，肾阴亏损，转方以滋肾阴为主，健脾为辅，佐以清化：

生地 15 克　萸肉 10 克　怀山药 25 克　茯苓 25 克　泽泻 15 克　芡实 20 克　北沙参 20 克　萹蓄 20 克　白果肉15 克　车前子 15 克　川萆薢 15 克

此六味地黄汤去丹皮，而减地、萸之量，防其腻滞，改以怀山药、茯苓为主，以芡实佐之，补脾不用参、芪、白术，防其温也，而用沙参、萹蓄之甘平，又以白果、车前、萆薢之清利而不克者为之佐使，乃吸取前次之教训，故用药步步小心也（激素减为每日 5 毫克）。

此方间歇服之半年，头目日渐清畅，月汛如期，纳佳睡安，每周检查小便1次，尿蛋白（＋＋＋）渐减至（±）。1993年1月5日检查，血清总蛋白6.4克/升，白蛋白4.1克/升，胆固醇5.3毫摩尔/升，病已向愈（激素减至每2日5毫克，3个月后停用），拟一善后之方：

生地20克　萸肉15克　怀山药25克　茯苓25克　泽泻15克　丹皮10克　女贞子15克　旱莲草15克　芡实20克　北沙参20克　萹蓄20克　川萆薢15克　车前子15克

此六味地黄汤原方，而药之主次不同，合二至丸又加补脾祛湿之品也，以此方为基础，觉内热则加茅根、麦冬、知母，尿稍少则加滑石、苡仁，胃纳稍钝，则暂去地、萸，加山楂、麦芽，每周服一二剂，细水长流，巩固疗效。

随访至今，已历5载，尿蛋白一直阴性，现已长大，而体重渐减至53千克。

按：肾病综合征乃难治之病，而此例则疗效颇佳。有如下体会：

（1）分型辨证之法，不能固执，即如此例，初时湿热郁结，继而脾虚湿阻，最后则肾阴亏损，不能强行归入某一种类型。仲景示人，大法当平脉辨证，据证立法，依法处方运药。又如叶天士所云："治病当活泼泼地，如盘走珠耳。"

（2）肾病综合征用药常法，学者多认为早期用大量激素时，药宜清凉，激素减量以至全撤后，则宜温补。何氏过去所治病例，曾有同感，而此例则始终不受温药。在连用枇杷叶煎加味以清化湿热之后，脾虚见症明显之时，方中稍加参、芪、白术，则病情反复，可能湿热余邪，独处藏奸，未易察觉，故病万变，药亦万变，"前事不忘"，未必有"后事之师"也。

（3）消除蛋白尿，最终用滋补肾阴之法，始渐生效，而处方选药又须考虑周详，不能草率。故运用六味地黄汤，但不遵成法，减地、萸之量，又增入扶脾胃、清热利尿之品，若用药稍乖，妄投治肾综合征常用之杜仲、杞子、巴戟、菟丝等物，可能再度死灰复燃，故善后之方，稍增地、萸之量，加二至之清补已足矣。

（4）久病入络，治肾病综合征久延，须用活血化瘀之品，此亦言其常也。此病自初诊至愈，历时5载，从未用活血化瘀之品，如益母草、丹参、三七、赤芍等，而以轻清和平之品，缓缓图功。故《医醇賸义》盛赞医和医缓也。

9. IgA 肾病（阴虚火炽）

冯某，男，6岁，香港人，1993年春突然血尿如注，九龙某医院检查（包括肾组织活检）确诊为 IgA 肾病，医谓无特效疗法，今后可能发展为肾功能衰竭云云，此后遍服凉血止血、活血补血中药，病情日重，反致纳呆、神倦、尿少、面目微肿。6月5日来求何氏诊治。尿检：红细胞（＋＋＋＋，106个），蛋白（＋＋），白细胞少许。诊其脉浮数（96次/分）而不沉涩，舌红无瘀斑，苔薄黄，虽见血尿而病不在血分，即用展气、通津、泄热之剂：

枇杷叶10克　北杏仁10克　栀子皮10克　黄芩10克茯苓皮15克　茅根30克　滑石20克　苡仁20克　冬瓜皮20克　车前子10克　玉米须10克　陈皮5克

此方服7剂，胃纳、精神转好，小便虽赤而通畅量多（红细胞＋＋＋，蛋白少许），效不更方，嘱其再服半月。

7月中旬来诊，舌苔退薄过半，脉数亦减（88次/分）。尿检：红细胞46个。此时内热已戢，前方去栀子、黄芩，加北沙参15克，麦冬10克，嘱其间日1剂。

11月初来诊，云上方每周服二三剂，浮肿全消，脉亦不数（80/分），尿检红细胞 5~10 个，前方再加太子参 15 克，怀山药 15 克。

1994 年秋，小孩健康胜昔，已入学读书。尿检：红细胞偶见 0~2，若活动过多，可见 3~5 个，乃定一丸方如下：

龟板 200 克　生地　熟地　天冬　麦冬　元参　茅根各 150 克　知母　黄柏　丹皮　泽泻　女贞子　旱莲草　石斛各 100 克　水煎两次，去渣，文火熬稠，再入下药：

西洋参、北沙参、怀山药、茯苓、苡仁、六一散各 200 克，萸肉、芡实、车前子各 120 克，共为细末，与药液和匀，捣成软糕状，为小丸，或制成药片，每服 6 克，早晚各 1 服。

此方汇集人参固本丸、六味地黄丸、大补阴丸、二至丸等滋阴补肾之剂，再加清凉淡渗之药而成，有滋而不腻，补而不燥，清而不克之妙，病孩常服，以巩固疗效。

1994 年春，病孩随家人定居美国，小便持续阴性，再经当地医院全面检查，谓病已痊愈。远期疗效，尚待追踪。

按：IgA 肾病，昔云少见，现已成为常见病之一。以前谓本病预后良好，亦被学者长期观察结果所否定，有部分病人可发展成慢性肾功能衰竭。

由于病因尚未完全明了，故目前尚无有效疗法，近年学者多认为，IgA 肾病与过敏性紫癜是同一种情况而有不同之临床表现。由此可知此病属于变态反应一类，即中医之阴阳失其平衡所致，故徒用凉血、止血、补血之药不效也。

本例以血尿、脉数为主，《易经》有"龙战于野，其血玄黄"之论，故其根本乃雷龙火盛，迫血妄行使然。大法以滋阴降火为主，然初诊之际，又出现类似肾炎之浮肿及蛋白尿〔IgA 尿蛋白不超过（＋），浮肿亦少见〕，可能乃过用凉血补血药，助火资湿所致，故用枇杷叶煎即效，而最后之丸方，乃正本清源正治之法，常服不辍，庶可获得远期疗效也。

10. 高血压肾病合并氮质血症（阴虚阳亢）

王某，男，48 岁，干部，患高血压病已十多年，因工作繁忙，未能及时防治。1976 年 3 月 2 日突然眩晕不支，呕吐频频，继而发热神烦，被送入医院救治。患者体形瘦弱，面色苍黑，目绕红丝，唇焦色瘀，神情烦躁，时有错语，频呼头痛如劈，眩晕不支，时作干呕，口秽喷人，便秘腹满，小溲短涩而赤。脉弦劲细数（102 次／分），舌质干红瘦敛，苔薄黄。体温 37.9℃，血压 202/128 毫米汞柱。X 线片：主动脉延长纤曲，心影膨隆。尿检：蛋白（＋＋），红细胞（＋＋＋），白细胞（±），颗粒管型（＋）。血中非蛋白氮 78 毫克％，二氧化碳结合力 28 容积％。诊断为高血压，慢性肾功能不全，氮质血症。西药补碱、降压，主要由中医治疗。中医辨证：中年脏阴渐亏，烦劳操持，肾阴更耗，肝阳失所涵濡，则上逆为患。头痛，眩晕，干呕，神迷，乃"诸逆冲上，皆属于火"也。拟大补阴丸滋肾阴以泻火，羚羊钩藤汤平肝阳以降压，合崩大碗清除血氮。

生地 30 克　龟板 30 克　黄柏 15 克　知母 15 克　羚羊角 4.5 克　钩藤 12 克　桑叶 15 克　夏枯草 18 克　茯苓（皮肉各半）30 克　白芍 24 克　菊花 9 克　竹茹 18 克

水煎服。另用崩大碗鲜者 500 克，凉开水洗数遍，捣取自然汁，约大半碗，分多次服。

次日，血压下降至 190/112 毫米汞柱，热退（37.2℃），神志稍清，干呕亦减，能进食稀粥，小便乃短赤辣痛，前方加茅根 50 克。

守方至第五天，血压降至 172/102 毫米汞柱，头痛眩晕均减，小便量稍多。尿检：蛋白（＋＋＋），红细胞（＋＋），颗粒管型（＋）。肝阳渐戢，转方以补肾阴清相火为主：

生地 30 克，怀山药 18 克，萸肉 18 克，茯苓 24 克，丹皮 15 克，泽泻 15 克，龟板 30 克，黄柏 12 克，茅根 30 克，女贞子 15 克，旱莲草 15 克，车前 15 克。

每日加服鲜崩大碗汁如前。

此后诸恙递减，血非蛋白氮每周检测 1 次，逐渐降低（65 → 48 → 39 毫克％）。1 个月后，急于工作，要求出院。血压仍偏高，尿检仍不理想，盖冰冻三尺，非一日之寒也。

患者出院后，长期服六味丸，每星期仍服崩大碗两次，至岁秒始停，计服崩大碗将 100 公斤。其后 10 年间，偶有不适，辄常饮崩大碗汁。至 1986 年 1 月，正在机关办公，猝然跌仆而厥，急送医院，已不及救，盖心肌梗死也。

按：崩大碗甘淡而寒，善祛湿清热，凉血解毒，鲜者捣汁尤良。数十年来，吾莞民间，用作夏月清凉饮料。沦陷期间，何氏识一外科疡医，用插药线法治痈疮久溃不敛者，颇有实效。何氏询其能治内科否？笑曰："吾粗犷不知书，凭祖传单方治外症以糊口，未尝习内科也。然有出白疹者（即肠伤寒），医用温补致危，下血神昏，狂躁谵妄，我采鲜崩大碗数斤，捣汁与服，曾救数人。"此君半农半医，口讷诚朴，治病不多取值，愈病亦不求报。何氏以其言可信，认为崩大碗既能治肠伤寒之严重毒血症，而血中增高之非蛋白氮，亦血中之邪毒也，试用崩大碗治之，果然有效。我院推广此法，用之内服，用之灌肠，治疗尿毒症，已不下百例。

晚期尿毒症预后不良，崩大碗虽无回天之力，然亦可减轻病人痛苦，延长病人生命也。

11. 急性肾功能衰竭（水邪壅闭）

杨某，男，8岁，1975年患肾炎水肿，迁延1年多，时愈时发。1976年8月底感受外邪，发热1周，热退后全身浮肿，中西医治之不效。现浮肿加剧，尿少，呕吐，神疲，9月10日急诊入院。诊断为慢性肾炎急性发作。入院后用中西医两法治疗，中药用宣肺清热利尿，西药用马氏利尿合剂，地塞米松，是日小便未通，水肿、头晕、胸闷呕吐加剧，又加用速尿3次，每次20毫克，静滴氢化可的松、碳酸氢钠，小便量仍少，每次仅有10毫升左右。

第二天，中西药物同昨，晚上10时许，患儿呕吐频频，呕出咖啡色带有血液物250~300毫升，并有鼻衄，神迷昏睡，腹胀有转移性浊音，心尖区有Ⅱ度收缩期杂音，脉沉弦，舌质暗红，苔黄腻浊。血象：白细胞 12×10^9/升，杆状6%，分叶63%，嗜酸性细胞2%，淋巴细胞29%，红细胞 2.75×10^{12}/升，血红蛋白7.5克。小便检查：蛋白（+++），红细胞（+），白细胞（++），颗粒管型（++），透明管型（+）。非蛋白氮97.8毫克%，二氧化碳结合力29.2容积%，血压140/90毫米汞柱，诊断为尿毒症，病情危重。

时已夜深，请何氏会诊。经详细诊察后，认为此病水湿内渍日久，加以风邪闭肺，气化失职，三焦隧道不通，水邪停潴日甚，郁而化火，横逆莫制，内迫营血。即进神芎导水丸加减以攻逐实邪，并用鲜崩大碗500克捣汁频灌以清热解毒。

大黄12克　黑丑9克　黄芩9克　黄连9克　薄荷4.5

克 滑石 60 克 茅根 30 克 旱莲草 24 克 竹茹 15 克（即原方去芎之温，易以茅根之寒）

黎明前，泻下黄秽大便约 150 毫升，排小便 250 毫升，呕吐止，仍有鼻衄。12 日继用前方 1 天，大泻 3 次，约 600 毫升，排小便约 1000 毫升，吐衄止，神志渐清，知饥能食。乃去大黄、黑丑，重用茅根至 60 克，加蝉衣、冬瓜皮、川草薢等。15 日非蛋白氮降至 42 毫克％，二氧化碳结合力升至 46 容积％，尿毒症已控制。调理 5 个月，小便连续 5 次阴性，1977 年上学，至今健康良好。

按：此例病势虽急，幸而病程不长（约半年左右），并非肾衰晚期，故愈病迅速，且远期效果亦佳。尿毒症病机极为复杂，且非一经为病，而是几个脏腑受累，难以机械分型，只有精细辨证，"谨守病机，各司其属，有者求之，无者求之，盛者责之，虚者责之"，因人因证，灵活施治，才能提高疗效。

12. 慢性肾功能衰竭（湿郁化火）

黄某，56 岁，高垗乡供销社职员。1983 年 8 月，自觉疲乏溺少，晨起面肿而求医。疑为慢性肾炎，广服中西药物，未见效果。1984 年 2 月，入某院留医，诊为尿毒症，治疗 2 个月，病无进退，劝患者往广州作血液透析。因患者已年过半百，久治不愈，不愿跋涉转院，乃出院来我院门诊治疗。

5 月 24 日初诊。血液检查：白细胞 9.4×10^9/升，红细胞 2.05×10^{12}/升，血红蛋白 7.2 克％，非蛋白氮 98 毫克％，二氧化碳结合力 18 容积％。尿检：蛋白（＋），红细胞（＋），白细胞（＋）。

病者形神衰惫，面肿，色灰暗，唇绀，头目昏眩，心悸，呼吸深长，时作太息，中脘痞闷，哕呃频频，口秽喷人，带有氨味，不饥不渴，只进稀糜，多食则呕，便秘，溺少，闭目则神糊呓语，醒时了了。舌质紫晦，苔白厚腻浊，表面罩黄，脉细数，略有弦象。此病本虚标实，分清泌浊失职，以致水湿浊邪蕴聚三焦，气机窒塞，久郁化火。湿火犯胃则呕哕呃逆，上冲则头昏目眩，凌心则悸，蒙蔽膻中则神糊呓语，拟加减温胆汤分消走泄，冀邪势松解。

第一方：半夏、枳壳各15克，紫苏、茯苓各30克，陈皮5克，竹茹20克，黄连、郁金各10克，崩大碗60克。

服5剂后，睡眠好，呓语息，眩晕、呕哕稍减，小便量仍少，浮肿未消。乃去郁金，加杏仁10克，枇杷叶15克，轻苦微辛，以降肺气，以肺为水之上源也。服7剂，小便量稍增，仍黄辣，胃纳略醒，舌苔退薄三四，脉仍细数。小便检查：蛋白（++），红细胞（+），白细胞（+）。湿浊暂得松化，高年脉细数如此，肾阴亏损显然，似应于补肾阴中佐清火化湿。改用知柏八味汤加车前、萆薢、白茅根，嘱服3剂。

6月7日来诊：云服第1剂即脘痞纳差，心悸头眩。服第2剂更呕逆恶食，心烦懊恼，胸中隐痛。第3剂已不敢再服。视其舌苔厚腻如前，而脉之细数者如故也。复查非蛋白氮120毫克%，二氧化碳结合力28容积%。盖湿热之邪未净，误用芪、地之腻补，于病有悖，以致反复，再用温胆汤加泻热化浊、和中消导之品。

第二方：半夏、枳壳、香豉、焦山栀、山楂各15克，陈皮5克，竹茹20克，黄连10克，崩大碗100克，麦芽、茯苓、紫苏各30克。服第一剂即诸恙均减，服至第6剂后去山楂、麦芽，加苡仁30克，滑石25克。服至第15剂，复查非蛋白氮 82 毫克％，二氧化碳结合力 32 容积％。此时病人每日能进稀饭 3 碗，呕哕已止，大便三日一行，小便量中等，口中尚有氨味。舌苔退薄将半，仍腻浊不净，胸脘仍有痞满。而气怯声低，神倦，肢体乏力，面肿未消。病虽有转机，而虚实交错，投剂须慎。仍主温胆汤法，稍参扶正。

第三方：半夏、麦冬、枳壳、太子参各 15 克，茯苓、紫苏各 30 克，陈皮 5 克，崩大碗 60 克，竹茹、北沙参、萹蓄各 20 克。此方服后颇安，以后隔天 1 剂，连服两个月。8 月 15 日检查：非蛋白氮 64 毫克％，二氧化碳结合力 45 容积％。

8 月 10 日，起居不慎，外感风邪，恶寒发热（38.8℃），头痛，咳嗽痰多，胸痞呕恶，便溏口渴。即投杏苏散加葛根、黄芩、豆卷，2 剂而寒热、头痛、便溏均止，惟咳嗽甚剧，气喘痰多，胸痞恶食，干呕嗳气，舌苔复厚，非蛋白氮复升至 78 毫克％，再进温胆汤加降气涤痰之品。

第四方：半夏、枳壳、苏子、莱菔子、瓜蒌仁各 15 克，陈皮 5 克，茯苓 30 克，竹茹、苏梗各 20 克，崩大碗 60 克，白芥子、北杏仁各 10 克。5 剂而喘咳止，痰稀少，舌苔退薄。惟胃纳不佳，便溏失禁（此乃诸子、仁滑润之副作用），再改用第三方加木瓜消补并行之法，10 剂始泻止纳增，复查非蛋白氮降至 62 毫克％。

此时患者神气渐佳，能步行半小时，头目胸脘舒和，惟多食仍恶心气逆，入寐咽干，大便时溏时硬。9 月 5 日，处一善后之方，用温胆汤加补脾养胃药。

第五方：半夏、枳壳、白术、麦冬各 15 克，茯苓、崩大碗各 30 克，陈皮 5 克，竹茹、紫苏、党参、黄芪、北沙参、萹蓄各 20 克。此方长期间歇服食，随证加一两味，至

1985 年初，浮肿消退八九，患者恢复工作，仍间歇服药（每周 1~2 剂），8 月初来院复查，健康一如常人。血象：白细胞 6.7×10^9/升，红细胞 3.4×10^{12}/升，血红蛋白 11.2 克 %，非蛋白氮 46 毫克 %，二氧化碳结合力 40.8 容积 %。尿检：蛋白（+），红细胞少许，白细胞少许，尿比重 1∶1.007。盖尿毒症已控制经年，而肾功能尚未恢复，近期疗效尚称满意，将来变幻，仍未能预料（病者存活 4 年多，于 1988 年复发不治）。

按：叶天士《温热论》云："……邪留三焦，亦如伤寒中之少阳病也。……此则分消上下之势，如温胆汤之走泄。"何氏师其义，温胆汤可广泛应用于"邪留三焦"之杂症，不独治温病也。此方主要作用，在于"走泄"二字。"走"者，辛宣流动，舒展气机也，如方中半夏、陈皮之属。"泄"则有两义，即泄降热邪与渗泄湿邪。前者如竹茹、枳实之寒，后者如茯苓之淡。因三焦乃决渎之官，水道出焉；又为元气之别使，身中气机上下出入之道路；且少阳相火，又流行三焦。故三焦有邪，多出现气滞、水停、热郁之病机，故叶氏用走泄之品以分消其上下之势也。何氏治此病，本虚而标实，病机亦是水湿郁热，壅遏三焦，故以温胆汤治之。始终不用甘草者，以甘能聚水，且中满者忌之。加崩大碗、紫苏者，崩大碗甘淡而寒，泄热除湿，与竹茹、枳实、茯苓配合，增强"泄"之作用；且能降非蛋白氮，本院用之已十余年，效果颇佳。紫苏味辛，叶能宣上，梗能运中，与陈、夏相伍，可增强"走"之作用，且自古以来，用之解鱼虾蟹毒（异性蛋白），可能对氮质血症有一定作用。两药用量颇大，且久服经年，并无任何副作用。

在主方不变之基础上，又随症灵活加味，初诊时，湿蒙蔽膻中，故加黄连、郁金苦泄芳透；误进萸、地致变后，即加栀、豉、楂、麦，以泄郁热，祛陈腐，消腻滞；在大势已平，气液不足时，合薛氏参麦散甘凉清补；后因外邪引动伏饮，则加杏、蒌、三子以降气涤痰；至于善后方中，加入参、芪、术补脾，沙参、麦冬、蓄萹养胃，翼邪正消长之机，继续向有利于机体方面转化也。

滑胎之治　不拘一格

　　滑胎，《诸病源候论》称为"数堕胎"。张景岳论滑胎之根源，"必以气脉亏损而然"（引自《景岳全书·妇人规》，下同）。而亏损之由，则"有禀质之素弱者，有年力之衰残者，有忧怒劳苦而困其精力者，有色欲不慎而盗损其生气者，此外，如跌仆、饮食之类皆能伤其气脉"。景岳又观察到"小产堕胎者，多在三月及五月七月之间，而上次之堕胎如期复然"。故强调"预培其虚"，即在孕前及怀孕之初就须着手防治，"若待临期，恐无及也"。此论深得上工治未病之旨，极为精确。何氏50年来体会到人身脏腑阴阳气血之偏盛偏衰，千差万异，有摇摇欲堕，医者断其无可挽回，而用药得当，母子俱安者；有虽然未雨绸缪，早期预培其虚，医者病者，竭尽智能，而终不免于堕者，不能一概而论。而处方用药，或宜清，或宜补，或偏寒，或偏热，更变化多端，不拘一格矣。

1.习惯性流产（阴阳两虚）

　　林某，女，28岁，农村卫生员，婚3载，孕4胎，皆

2月余而殒。每孕，则心常惴惴，补药、补针遍用，而胎终不免于坠。1970年来诊，其人形体尚健，发育良好，而脉小涩，舌淡，月经参差不定，来潮两天即止，量甚少，色暗淡，平日腰酸小腹重坠，经至尤甚。妇科检查，见子宫略小于正常，稍后倾，余无异常。病者说曾服中药不少，医者都谓病是月经不调，故不能种子，治当调经为主，所服皆四物、逍遥、八珍、归脾之类。何氏乃告之此病可治，不但要耐心服药，尤须恪遵医嘱，为其处一丸方：

龟胶60克，鹿角胶60克，杞子60克，党参90克，巴戟天60克，菟丝子60克，故纸45克，熟地90克，小茴香18克，苁蓉60克，海螵蛸45克，砂仁15克，蜜丸，每服10克，日2服，在服药期间，实行避孕。

此方连服半年，共制3料。自服药第四个月起，月经准时至，色红量多，为期4天，腰腹酸坠大减。7个月后，脉来滑细，即告之不必避孕。1970年冬怀妊，为其处一常服方，脾肾双补，取土载万物之义：

北黄芪18克　党参18克　白术12克　砂仁3克　杜仲18克　菟丝子18克

每星期服两剂，服至第12周，以后每半月服1剂，至25周停药，1971年生一女，足月顺产。

按：自古有云："欲速则不达。"每见青年夫妇，抱儿心切，一次流产之后，未两三月即欲再孕，此时子宫尚未复元，安得不复坠？故何氏每谆谆告诫，必须调治至少半年之后，始能怀妊，遵医嘱者，往往获效。

妇女若无癥瘕瘀血痰湿等宿疾者，在未孕之先，须着眼于先天肾气，药宜温煦补养下元，如二仙胶等血肉有情之品，尤为合适。肾阳旺，肾阴充，则根基稳固，自无殒堕之虞。受孕之后，又宜兼顾后天，以脾胃为给养之源泉也。缪仲淳之资生丸，陈修园之所以载丸，皆取土载万物之义。何氏每从奠安先后二天立法，取和平温养之品，避用刚燥助火，寒凉损胃之药，缓缓图功，屡收良效。至于方书所言补血养胎之法，则又在其次矣。

2. 习惯性流产（血热胎动）

万顷沙一少妇，孕3月余，1945年秋因胎动不安求诊。其夫乃独子，早婚，已堕3胎矣，夫妻日夕为此焦虑，乃来莞求医。医皆谓其体虚，非用野山人参不可。服后腰腹痛坠，胎更不安，且见少量下血。不得已请何氏诊治。视其人，面色苍赤，体格瘦实，唇焦舌绛，诊其脉沉取弦细滑数。何氏曰："幸胎仍未殒，尚有可为，但服余药，不可与人商也。"处方用生地、白芍、阿胶、黄芩、黄连、竹茹、麦冬、丹参、茺蔚子等味，1剂血止，3剂胎安。后去黄连、丹参，加北沙参、桑寄生，嘱其每半月服1剂，服至第7月始可停药，竟一路平安，次年产一男。

按：古人经验，胎三月而堕者，多属冲任亏损，不能荫固胎元，此言其常也。陈修园曾泥执黄芩、白术安胎圣药之说，以致其妻连堕数胎，陈氏可谓固执之尤者。后陈外任，妻又孕，一老医用补剂安之，事见陈氏所著《女科要旨》，与此妇连服补药堕胎，得凉血清火之剂而安者，恰相对照。可知医者应客观灵变，不能刻舟求剑也。

3. 习惯性流产（脾肾大虚）

李某，工人，已婚3年。自婚后2年起，连堕2胎，皆两月余而殒。1988年10月怀孕第3胎，即小心翼翼，广用中西安胎药物。12月下旬，阴道出血，一如前两胎然，中西医多方治疗10天而血不止，妇产科医师云，胎不能保，建议刮宫人流，家人犹疑，请何氏一决。视其人面色萎悴，形体虚胖，短气若不相接续，稍劳则自汗浑浑，头目昏沉，胸脘痞闷妨食，口不知味，腹不痛而小腹里急，腰骶酸坠。所下之血，色暗淡，时稀时稠，但未见瘀块。脉细濡而缓，沉取尚有滑象，舌红，苔薄白腻。何氏认为："此妇素质乃脾土大虚，清气不升而下陷，古人所谓土虚不能载物者；且兼奇经亏损，不能维系胞宫，胎焉得不堕？现胎犹未殒，试尽力图维。索阅前方，皆胶艾四物汤、参、苓、萸、杞、桑寄生等物，并加炭类止血药。其中芎、归之走窜，萸、地之柔腻，皆与病刺谬；用炭类以图止血，仅能治标，却无补于中阳之虚也。病急，须用大剂。处方：上等野山人参1支，去芦，重6克，另炖兑服。黄芪60克，白术45克（与糯米同炒至米黄色，去米），炙甘草、炙升麻各10克，炙柴胡、巴戟天、干姜（炮黑）各15克，杜仲、大枣各30克，砂仁、陈皮各5克，川续断、菟丝子各20克，因剂量大，用水5大碗，煎成1碗半，兑和参汤共两碗，早、午、晚分3次服。

此即补中益气汤去当归加砂仁合理中汤（干姜炮黑取其守），以升举元气，温补脾阳，再加川续断、杜仲、菟丝子、巴戟天以峻补奇经也。

次日，血止大半，以野山人参难得，改用新开河参30克代之，服法如前。第3天，血全止，腰腹亦舒。又2剂而胸脘痞闷除，食欲增进。乃去升麻、柴胡，加桂枝、炙防风各10克，酒炒白芍15克，取桂枝汤合玉屏风散意，又3剂而自汗全止，头目轻清。乃嘱其常用3年以上之老母鸡1只，去肠杂，加杜仲30克，红枣10枚，炖食，此安胎之食疗方，屡验多人。1989年秋，顺产一男，现已入学读书，体康智好。

按：陈修园从土载万物之理悟出滑胎半产多由脾土虚衰所致，因而制订"所以载丸"（方用白术、人参、茯苓、桑寄生、杜仲、大枣。见《女科要旨》）。其方颇纯。然陈氏释方，则侈谈玄理。如解释用茯苓、桑寄生安胎，竟说"一者伏于土中，俨若子居母腹，一者寄于枝上，居然胎系母胞"，纯属无稽之谈。此方常服以资后天生化之源，不无裨益，若用以拯危救急，尚嫌力薄。即如此例，若非用大剂补中益气汤及上等人参以补之、升之、举之，又兼用峻补奇经之药以维系之，支撑之，胎恐不能保也。

又：此例摇摇欲坠之胎，竟得安然无恙者，人参之功，实不可没。常见妇产科医生告诫孕妇切勿服参，谓人参能升压而动胎云云。其实，人参对于血压低者能使之升，高者亦可使之降，乃"效应原"（即相向）作用。至于动胎之说，不为无理，然仅一偏之见。妇人若平素阴虚内热者，孕期多食补品，常有血热胎动之虞，再用人参，则如火上添油矣。上面血热胎动一例服人参而胎更不安，与此例正相对照。

4. 难免流产（先天不足）

陈某，27岁，医务工作者，1963年秋就诊。云：结婚3载，连堕3胎，每妊娠第8～9周，即自然流产，所下之胎，萎弱如拇指头大，雏形未具，中西医屡治不效。现第4次妊娠，刚第8周，向何氏求安胎之方。其人形体瘦小，面色黧黑，肌肉松弛，皮肤苍黄不泽，齿枯色深黄，唇干色瘀。舌瘦敛，色暗红不华，但无瘀斑，脉细略数，寸浮，尺部独沉涩而无滑象。云有肺结核病史，现已钙化。平素体虚不任攻伐，而阴火易亢又不受温补。姑予龟鹿二仙胶加味，阴阳相济以维护胎元。处方：

龟板胶 24 克　鹿角胶 24 克　熟地 24 克　杜仲 24 克
吉林人参 18 克　桑寄生 18 克　枸杞子 15 克　山萸肉 15 克
白术 15 克　黄芩 12 克

服 2 剂，患者自觉心烦内热，乃减鹿胶之半，熟地改生地，即不觉其热。服至第 7 剂，患者自觉精神渐佳，颇以为慰，岂料是夜，胎无故竟堕，一如前 3 次然。

何氏慰之曰："景岳谓须预培其虚，前 4 胎皆怀孕后始服药者，今当于未孕前，以丸药缓治，培补其先天真阴真阳，或可有成。"吴鞠通有"天根月窟膏"。天为阳，天根即真阳之基，月为阴，月窟即真阴之宅，此峻补先大真阴真阳之法，何氏仿之为丸剂屡验。乃疏方授之："鱼鳔胶、龟板胶、鹿角胶、熟地黄、茯苓、菟丝子、女贞子、旱莲草各 120 克，海螵蛸、西洋参、枸杞子、沙苑、山萸肉、杜仲、黄柏各 90 克，当归身、牛膝、肉苁蓉、茺蔚子各 60 克，炼蜜烊化诸胶，诸药为细未，合捣为小丸，每服 12 克，早晚各 1 服。

患者长服此丸不辍，1965 年孕第 5 胎，除服此丸外，又加用中西保胎药物，不料第 9 周又堕，何氏告以技穷无术，患者亦已断念。至 80 年代中，患者患乳腺癌，术后转移而逝。

按：《景岳全书·妇人规》论小产之基本病机"必以气脉亏损而然"。其所以气脉亏损，则"有禀质之素弱者，有年力之衰残者，有忧思劳苦而困其精力者，有色欲不慎，盗损其生气者"。防治之法"必须预护其虚，若待临期，恐无及也"。而此例则禀质素弱与年力衰残两者兼之，其人身瘦色悴，第二性征极不明显，此先天禀赋不足也。又久患虚劳（肺结核），虽得暂愈而后天大受摧残，故虽未雨绸缪，早期预护其虚，医者、患者竭尽智能而不免于坠，非人力所能为也。薛生白一医案云："骨小肉脆，定非松柏之姿。"患者乃我院医生，力学不倦，忠于职责，不幸中年早逝，殊可惜也。

治疗不孕　先去其所偏

张景岳云："种子之方，本天定轨，因其人而异，各有所宜。故凡寒者宜温，热者宜凉，滑者宜涩，虚者宜补，去其所偏，则阴阳和而生化著矣。"人皆知景岳为温补派，而对妇人种子之法，并不主张蛮补，提出"去其所偏"，实乃真知灼见。

何氏近年治愈不孕症例甚多，其中体有所偏宜先去之者，约有四种：

一是血滞癥瘕，二是湿热结而成带下；此两者最常见，即现代医学所称之盆腔炎症、输卵管阻塞、卵巢囊肿、子宫肌瘤等。三是肝经郁火，妇人情怀郁伤，思虑过度，难摄精成孕，即现代医学所言精神因素能影响内分泌失调也。四是体胖少动，痰湿郁聚胞宫，致冲任失调，月经涩少难孕。此四者皆应先去其偏，然后缓图治本。

又：妇人不孕属虚者恒多，何氏治虚着重治肾。他不同意古代某些医家谓妇人以肝为先天之说。认为肾为先天之本，男女无别。《内经》明言：女子肾气盛天癸至，月事以时下，故能有子。肾气为阳，天癸为阴，乃阳生阴长之理。故妇人不孕之虚证，有肾阳式微、胞宫虚冷者；有肾阴不足，虚火内盛，血络伤而不能成孕者；更有先天不足，为幼稚型子宫，卵巢发育不良者，不一而足。"善诊者，先别阴阳"，壮肾阳，填肾阴，因人之体质，各有所宜。又应于阳中求阴，阴中求阳，无过无不及，务使阴平阳秘，乃有所成。

何氏治疗不孕，善运用古方古法加减化裁以为今用。远至《内经》之四乌贼骨一藘茹丸，《金匮》之桂枝茯苓丸、温经汤，以及后世魏玉横之滋肾清肝饮，武之望之金莲种子方，沈尧封之补肾阴清肝阳方等，以及外科之阳和汤皆为其所用而奏效，可见其读书之博，临证之精。

1. 癥瘕带下

李某，1959 年冬就诊时 37 岁，婚后 20 年未孕，中西药物遍尝，无一奏效。夫妻久已断念，6 年前已育一螟蛉矣。是岁，李就职于饮食服务业，而苦于妇科隐疾缠绵，妨碍工作，来求何氏诊治。云多年来脐下两侧若有块状物，可移动，时隐时现，经前则绷起如索，疼痛甚剧，后连腰骶，重坠难举，经后渐缓。月汛迟早不定，色暗成块，先多后少，最后则淋漓不绝。且终年累月，带下黄白，中夹赤色黏液，房事后赤带更多，下腹拘痛不已。经某大医院妇科检查为：子宫较小，略后倾；两侧附件慢性炎症改变，纤维组织增生，局部水肿；慢性子宫颈炎，Ⅱ度糜烂。视其人，形瘦色苍颧红，肌肤不泽，脉沉细涩而数，舌质暗红，苔薄黄。论病人之体质，乃肝血肾阴不足，且兼患癥瘕带下之疾也。李氏但求治好痛经带下，于愿已足。乃先用四乌贼骨一藘茹丸、桂枝茯苓丸，缓攻其癥。

海螵蛸 24 克，茜根 9 克，阿胶 15 克，桂枝 6 克，茯苓 15 克，丹皮 15 克，桃仁 15 克，赤白芍各 12 克，山甲 9 克。

此方加减治之 20 日，经适来而痛大减，块状物亦扪不到。经后 3 天，改用"补肾阴清肝阳方"治其带下：

藕节 24 克　侧柏叶 15 克　青松叶（即松针）18 克　天冬 12 克　生地 24 克　玉竹 15 克　女贞子 15 克　旱莲草 15 克　黄柏 9 克　苡仁 24 克

宿瘕既消，此方见效亦速，半月而带下向愈；而昔时兼见之心烦梦扰、头痛筋掣、咽燥口秒、便秘诸恙亦随之消失，脉无数象。乃授以滋肾阴、养肝血之方，以为善后之计：

龟板 24 克　生熟地各 15 克　萸肉 12 克　桑寄生 15 克　女贞子 15 克　旱莲草 15 克　当归 15 克　白芍 18 克　阿胶 15 克

嘱其隔天 1 剂，连服 1 月，即神气盎然，面色红润矣。越 4 月，即 1960 年春节后，夫妻又来求诊。谓去岁病愈停药之后，最初两月，月汛如期而至，然现又过期 20 日未至，肢倦纳呆，不知何故。诊其脉细滑，尺部按之不绝，令作青蛙试验，得阳性。何氏曰："孕矣！"妇闻言大骇，良久，泪涔涔下。秋日，产一女，其时妇年已 38 岁矣。41 岁，再产一子。今夫妇均年届古稀，健康胜常。

按：景岳云："种子之方，本无定轨，因人而药各有所宜。故凡寒者宜温，热者宜凉，滑者宜涩，虚者宜补，去其所偏，则阴阳和而生化著矣！"此言极为精确。此例 20 年不孕之能治效者，在于"去其所偏"。若宿瘕痕不消，带下不止，安能阴阳和而有子乎？

人知《金匮》桂枝茯苓丸能治宿瘕，不知《内经》之四乌贼骨一藘茹丸尤妙，海螵蛸入奇经，能通能涩，配以茜根之行，雀卵及鲍鱼汁之补（入汤剂用阿胶代之），与桂枝茯苓丸合用，功更宏而不伤正。凡癥瘕非坚实不移，而病者体弱不受克削之药者，用此缓攻，至为稳妥。

治此例之赤白带下，用"补肾阴清肝阳方"，出于《沈氏女科辑要》，主治相火亢盛，疏泄无度之带下。方书多谓带下不离湿，然临床所见，相火亢盛者亦不少。沈尧封谓此方"以清芬之品清肝，不以苦寒之药伤气。"张山雷极称其功。何氏加黄柏、苡仁者，兼治其湿也。方中青松叶药肆没有，如摘采不易，可用莲叶代之，盖莲叶亦入肝胆，芳香清凉又能止血也。

至于善后种子之药，无非从傅青主"养精种玉汤"扩展而成，以此妇本木火之质，不受温补，故用药如此。其实此时癥消带止，正如景岳所谓"阴阳和而生化著矣"。此方养肝血，补肾阴，自能水到渠成耳。

2. 肾气虚衰

张某，25岁，1976年3月来诊。据云婚后3年未孕。视其人，身体修长，面色萎悴；诊其尺脉沉涩无力，舌淡红有齿印。细询其病史，盖此女自幼体弱，17岁始来月经，量少色淡，一两日即净。嗣后一直愆期，甚至三四月始有一次。妇检：幼稚型子宫，外阴发育不良，无阴毛、腋毛，第二性征极不明显。遍用雌激素类药物未见效果。中医则云女子以肝为先天，肝血不足，则月汛愆期而量少，求子之道，必先调经。广服四物汤加黄精、红枣、鸡血藤、首乌等不下百余剂，竟如石投大海。近日翁姑啧有烦言，已萌家庭之变矣。何氏告其夫，此女并无畸形器质之疾，劝其再待半载。处二仙胶合阳和汤加减一方授之：

鹿角胶24克　龟板胶24克　吉林人参15克　杞子18克　生甘草15克　炮姜6克　肉桂3克　熟地30克　菟丝

子 18 克　巴戟天 18 克　苁蓉 24 克　砂仁 6 克　白术 15 克

　　嘱其每日 1 剂，若经至之日，即来就诊。17 天后，妇来院告知，今晨汛至。往昔逾三月始来，今仅一月半耳。持其脉如前，方中加入川芎 15 克，当归 24 克，川红花 6 克，嘱服 3 剂。此次经量多，色较鲜，持续 3 日。经后续用原方，改为隔日 1 剂，每次经来仍加芎、归、红花如前。于是精神气色日好，第二性征亦渐显露，越五月即孕，顺产一男，逾三年，又诞一女。

　　按：《内经》谓："女子二七肾气盛，天癸至，月事以时下，故能有子。"肾气乃先天之真阳，天癸乃先天之真阴，必待肾气盛，而后天癸至，乃阳生阴长之理。肾阳既盛，肾阴亦足，于是月事按时而潮，乃能有子，经义甚明。前之医者泥执妇人以肝为先天及"调经种子"之说，不知此妇月经涩少，非关贫血，而是肾阳虚衰，肾阴不充，虽日进补血之剂，安能奏效？

　　二仙胶善通任督，峻补肾阳肾阴，有补阳而不刚燥、益阴而不寒腻之妙。又此妇尺脉沉涩，舌嫩齿印，经稀色淡，则胞寒血滞可知。故借用阳和汤之肉桂以助命门之火，炮姜以祛血海之寒，二药用量不多，且与龟鹿胶、熟地为伍，虽久服亦无辛燥之弊，正合少火生气之旨。病非痈疽，故不用麻黄、白芥子之祛寒痰，而易以巴戟天、苁蓉、菟丝子之温养奇脉也。阳和汤用生甘草，取其解毒，此则据近日文献报道，取其能治脑垂体前叶机能减退也。至于用白术、砂仁为佐使之品者，取其资后天生化之源，且制胶、地之腻。又《医林改错》曾用少腹逐瘀汤治不孕，近年文献亦有于经期中用活血药以促进子宫内膜增殖之报道，故兼采其说，经至则加用芎、归、红花，因而相得益彰。

经云："奇之不去则偶之。"此方撷采古今各家所长，融汇为一，看似庞杂，而颇著实效。后我院中医以此法为基础，随证加减，屡验多人。

3.胞宫虚冷

王某，28 岁，工人，婚 5 年未孕，自天癸初潮时起，皆二三月一至，婚后则半年以上一至。经省市医院检查为：丘脑－垂体－卵巢轴分泌功能不足。用黄体酮则经至，但无排卵。1993 年 3 月来诊时，已闭经 7 个月，其人形体虚胖，自述脐下有冷气如掌大，交接后冷更甚，而腰尻酸痛，脉舌正常，眠食均好，素来不耐受寒凉食物。此病脉舌皆无可凭，姑从胞宫虚冷论治，用温经汤加减，去麦冬、丹皮、茯苓，加紫石英、祈艾以暖胞宫。处方：

川芎 20 克　当归 20 克　赤芍 20 克　半夏 12 克　干姜 20 克　吉林人参 15 克　肉桂 3 克　吴茱萸 15 克　阿胶 20 克　炙甘草 7 克　祈艾 15 克　紫石英 25 克（每周服 3 剂）

两月后，脐下冷气稍减，服至 6 个月，脐下冷气消失，月经即至，色淡量少，两天即止，改用二仙胶加味：

龟板胶 25 克　鹿角胶 25 克　吉林人参 20 克　杞子 20 克　川芎 20 克　当归 20 克　熟地 25 克　巴戟天 20 克　菟丝子 20 克　萸肉 20 克　砂仁 7 克（每周 3 剂）

此后月经按时至，又四月而孕，产一女。产后体质由寒转热，不受温补，服银、翘、栀、芩亦不觉其寒矣。

按：此例闭经不孕，既无明显症状，脉舌亦如常人，惟从其脐下有冷气及平素不受寒凉药物两点，而径用大温之剂，长达半年，寒气始去而经通。又据其经色淡而量少，知其精血不足。二仙胶通任督，益元气，补精血，乃妇人先天不足，后天失调之良方，又加芎、归、地之养肝血，巴戟天、萸肉、菟丝子强肾阴，合为峻补之剂，久服至4个月始得孕，可知此女体质之虚寒非比一般。然分娩之后，体质即由寒变热，由虚变实，亦属少见。正如《四库全书总目·景岳全书提要》所云"药者从病之宜，亦难拘一格"也。

4. 先天不足

张某，31岁，干部，婚7年未孕。历经省市医院治疗未效，诊断为幼稚型子宫，卵巢发育不良。1992年3月初，来求何氏诊治。其人形瘦肤白，两尺脉沉细涩，月经愆期一二月不等，量少质稀色淡，一二天即止，此先天不足、冲任亏损之症，不能速愈。用《济阴纲目》之金莲种子方加减：

川芎20克　当归25克　熟地30克　白芍20克　蛇床子15克　覆盆子20克　菟丝子20克　巴戟天20克　山茱萸20克　鹿角霜20克　砂仁10克　香附15克

此方服之半年，患者又兼用西药（不详），至冬而孕，3个月后，无任何反应，小腹平软。B超示：胚胎仅如6周大小，不数日下血而殒。患者心灰意冷，何氏善言慰之，嘱其避孕1年以上，在此期间，常服归脾汤加杞子、熟地，脾肾双补，1年后体重增加，面色红润，乃改用峻补奇经之法：

龟板胶25克　鹿角胶25克　吉林人参15克　杞子20克　巴戟天20克　杜仲20克　萸肉20克　川断15克　蛇床子15克　当归20克　菟丝子20克　砂仁7克

每周3剂，摒绝他药，5个月后月经正常，又3个月而孕，孕早期常服所以载丸及杜仲、大枣炖老母鸡，至冬产一女，患者已35岁矣。

按：此例妇科诊断为幼稚型子宫，卵巢发育不良，相当于中医所说之先天不足。昔人有女子以肝为先天及调经种子之说。然而，女子经血之多寡鲜暗迟速闭漏，不仅责之于肝，更取决于肾。《内经》有"女子肾气盛则天癸至，月事以时下，故能有子"之文，肾气为阳，天癸为阴，必须阴平阳秘，而后月经始调而得孕，此例可为佐证。

清武之望所著《济阴纲目》有"金莲种子方"，说此为种子诸方之冠。此方药味甚多，有芎、归之补血，益母草、丹参、元胡之活血，黄芩清火，香附、砂仁、苍术之行气健脾，何氏则赞赏其用蛇床子、覆盆子之温肾阳，合熟地、萸肉之滋肾阴，着眼于先天之本。多年来加减用之，颇著实效，此女服之半年始孕，可知其先天不足。孕后不注意保养胎元，以致胎萎不长而殒。据土载万物之理，故在避孕期间，用脾肾双补之法，以助长其先天。再孕后，不敢掉以轻心，长期保养胎元，乃能成事。

此例7年不孕，何氏又治之3年余，服药达数百剂，可谓一波三折。曾有妇科专家某教授与何氏交流学术经验时，喟然叹曰："女人怀孕乃天下最易而又是最难之事也。"诚然。

5. 阴虚火盛

陈某，31岁，婚4年未孕，历经中西医治疗未效，妇科诊断为慢性盆腔炎、输卵管炎性增粗，用消炎药则头晕纳差，用补药则心烦，少腹痛。1995年春，何氏诊之，患者形瘦色苍颧红，月经先后不定，色暗，量少，每次淋沥不绝，持续10天以上，伴头痛口苦，乳胀，少腹痛，心烦干呕。经后则带下色黄，腥秽，脉弦细略数，舌暗红不华。此肝肾阴虚火盛，复兼湿热也，予滋水清肝饮加减：

生地25克　怀山药20克　茯苓（皮肉各半）30克　萸肉15克　丹皮15克　泽泻15克　柴胡12克　当归12克白芍15克　黄柏15克　蛇舌草25克　蒲公英25克

此方治之 3 月，经痛止，带下愈，内热减，方中去柴胡、黄柏、公英，蛇舌草减至 10 克，加龟板 30 克、麦冬 15 克、女贞子 15 克、旱莲草 15 克，又 4 月而孕，1996 年冬顺产 1 男。

按：此例本不难治，然其虚实错杂之病机，又使医者临床思维偏向一边。如见其有炎症，则用多种抗菌消炎之药攻之。其实炎症并非完全由于外来之邪毒感染所致，机体内部失调，亦常可导致某一组织器官出现炎症变化，徒攻之，则虚其虚，故不效。如见其形瘦色悴，经量涩少，而断为虚，不顾其肝经有火，肾家有湿而径投补益，又犯实实之禁。

何氏宗景岳先去其偏之旨，用魏玉横之滋水清肝饮（即六味地黄汤合丹栀逍遥散）以治其肝肾阴虚火旺，加黄柏、公英、蛇舌草之清泻以治其湿热带下，待其湿热一去，改用龟板、麦冬、二至以益其阴，则水到渠成矣。

麻疹证治发微

麻疹乃儿科常见病，方书论之颇详，然古今异时，南北殊俗，病万变，药亦万变，不能胶柱鼓瑟，泥执成说。虽然近年发展预防接种，发病率明显下降，但在此病仍未灭绝之时，尚有大力控制流行，提高疗效之必要。何氏治麻疹大症有得心应手之妙，兹概述琐谈几点。

一谈透疹

麻疹出贵透彻，则邪外达而不内陷，古今医家所论皆同。故方书论治，首重透疹，然透疹之法门户各异。如明代以前，多用桂枝葛根汤、荆防败毒散等辛温之剂；《医宗金鉴》用宣毒发表汤，乃辛平之剂；叶天士用清心凉膈散，乃辛凉之剂。有云麻疹乃"先天胎毒"，初起径投苦寒清解，以为热毒清则疹子始透者。近世又有西河柳、荽茜擦洗之法，五花八门，徒然眩人眼目。

幼儿既被传染，一经发热，疹子便出，此自然之势，若素无宿疾，表里无兼夹之邪者，透之出，不透亦出；不服药亦能自愈，无须固执一法，强行透疹，拔苗助长也。清代医家有好用辛散者，常斥苦寒冰伏之非，而好用寒凉者，每讥辛温助火之弊。无怪前人有谓麻疹初热未出之先，不宜用药，盖恐药误耳！其实麻疹无兼症夹症，半数以上皆属轻型，小心护理可矣，用药只宜因势利导。何氏每取杨栗山升降平稳取效，过凉过燥皆足致变，此言其常也。

然而，临床所见，确有少数应出不出，或出而稀疏不透者，又不可不细辨。因麻疹发病每因季节不同，而兼六气客邪，不过有微、甚之别耳。微者无足轻重，其甚者每致疹子隐伏不透，邪反内攻，而成险恶之症。常见疹出不透者，以兼伏热、兼伏湿两者最多。古人于此，虽有论而不详，故略谈梗概。

①兼伏热。春夏两季，天气温煦，麻疹本易透发，不表自出，然有五六日不出者，多兼伏热，此时若妄投温散，则神昏喘促立至。辨之之法，凡患儿发热前数日，已有夜啼烦扰，小溲必黄或浑浊味辣，口中热，吮乳时其母有灼热感。一经发热，即出现神倦、嗜睡、口渴、气粗等症，其肺经症状（咳嗽、喷嚏、流泪等）反较轻浅，舌质红，边尖起粒，苔黄白而干粗，指纹沉滞紫赤，是其候也。伏热不透，则疹子不出，宜用栀豉汤泄郁热、导赤散（以玄参代生地）泻火

府为主，加入黄芩苦寒清里，银、翘辛凉清上，丝瓜络、蝉蜕轻扬透解，伏热得清，便疹出细密红润矣。若夏暑壮热烦渴，不论有汗无汗，须加白虎，勿畏其寒凉冰伏而坐失时机也。

②兼伏湿。吾粤地卑濒海，雨多天燠，湿气旺于四时，风寒温暑之邪，常有夹湿，麻疹自不例外。且稚年乳食不节，脾胃气伤，中焦易困，聚湿尤易。麻疹为阳邪，故湿多从热化，病在肺胃者居多。湿气氤氲，留连难解，故疹出不透。患儿发热弛张，咳嗽声浊，呕逆厌食，大便溏黄，苔厚脉滑者，是其候也。宜用温胆汤加栀、豉、芩、曲以分消走泄，疏瀹气机，更佐葛根鼓舞清气上行，则疹子大出矣。

二谈喘咳

《医宗金鉴》曰："喘为恶候，麻疹尤忌之。"诚为确论。其所立治喘二法，一为初出未透，表实拂郁其毒者，用麻杏石甘汤（《麻科活人书》更加陈茶叶），一为疹已出，毒气内攻，肺金受克者，用清气化毒饮。《麻瘄汇补》认为，风、痰、食、火四者皆能致喘，治宜祛风、化痰、消食、清火，取《金鉴》两方扩充化裁之，又增一羚羊泻白散以治实热。《麻科活人书》更补一珍珠牛黄散以救痰逆壅盛，治麻疹喘咳之法，已粲然大备。近年中医教科书论治麻疹邪热壅肺，喘咳重症（合并肺炎），多用麻杏石甘汤，或加清热解毒，或加涤痰降气，或加凉血散血等药，用治麻疹早期并发肺炎，邪盛而正未虚者，确有良效。然而，叶天士云："瘄本六气客邪，风寒暑湿，必从火化。"而肺为娇脏，最畏火炎，正如《金鉴》所云："若迟延失治，以致肺叶焦枯，则难救矣。"故麻疹中、后期，咳嗽气粗喘急，必须明辨虚实，不能泥执板法。叶氏又云："瘄火在中，为阳明燥化，若日多胃津消烁，苦则助燥劫津，甘寒宜用。"每见瘀火燔灼，肺燥津伤，仍用辛凉苦寒，以致化源枯竭者，比比皆是。我院1976年收治小儿肺炎134例，其中麻疹合并肺炎占一半以上。而邪从火化，津伤肺燥者达60%，几乎皆用麻杏石甘汤而不效者。症见高热烦躁，痰鸣气急，胸高鼻煽，唇焦鼻煤，舌干如釜，苔燥如沙，此时急进甘寒濡润，沃焦救焚，如喻氏清燥救肺汤，随症加味，大剂频进，一两日内，便可转危为安，若再延误，即成脱症。

三谈内陷

麻疹出透，则邪毒外达为顺；若邪毒内陷，古云逆证，多属凶险。幼儿稚阳未充，稚阴未长，若寒热失常，饮食不节，调护失宜，治疗不当，皆足致变。兹将常见内陷重症，陈一得之愚。

①面白。患儿年幼体虚，疹出之际，遇风寒外束，或用寒凉，致生此变。症见壮热不退，而疹出不透，头项未见，仅胸背稀疏数点，色淡不活，面白神惫，脉数无力者，乃正虚不能托邪，宜用人参败毒散加黄芪、桂枝。方书有谓疹子色淡，用红花、赤芍等活血药者，殊不知此乃阳气不充，血寒凝泣不畅，故桂枝配川芎以温煦行血，不能套用凉血散血之法。人参败毒散乃扶正祛邪之名方，增黄芪益气走表，功效尤著。然而，叶天士云："古人以为经腑之病，忌温燥涩补，所谓痘喜温暖，疹喜清凉也。"故麻疹阳虚实不常见，纯刚之药，尤须慎用，疹透之后，当随症变法治之。

②内闭喘胀。出疹期迁延失治，或复感温邪，以致邪毒壅塞不宣，内陷心肺。症见喘憋，痰鸣，胸高抬肩，鼻煽，烦躁不安，甚则神昏，唇青紫，四肢厥冷，脉细数无伦（160次/分以上），腹胀便秘，溺涩。此时西医多诊断为"肺

炎心衰"，而中医辨证必须仔细。若四肢虽冷，而胸腹、后脑灼热，脉虽细数尚非散乱者，仍属邪闭，救治及时，未必即成脱症，不能一见"心衰"而作虚证论治，即投温补，必致偾事。此症古名"马脾风"。《幼幼集成》云："胸膈积热，心火凌肺，热痰壅盛，不急治必死，用牛黄夺命散（即牵牛大黄）。"何氏多年临床体会，此症必须急下，地道得通，天气乃舒，然用牵牛不如葶苈。何氏每仿吴氏《温病条辨》牛黄承气、陷胸承气等法，裁酌成方（大黄、枳实、葶苈、黄连、瓜蒌、半夏，化服安宫牛黄丸）。若口服困难，用鼻饲给药，往往腑气得通，热痰得豁，诸恶候悉退矣。

③阴竭阳脱。此乃肺炎心衰之属虚者。上述喘咳中火盛刑金，化源枯竭之症，若不及时用甘寒濡润，往往酿成此候。患儿突然麻疹隐退，昏睡露睛，面色苍白，呼吸急促，而息微若不接续，身凉（或仅微热）肢厥，唇及指甲青紫，脉数疾无伦，而微细模糊，或结代者，此真阴匮竭，孤阳无所恋而外脱也。急宜回阳益气，必须参、附并用；然其所以阳气外脱者，非关中寒，实由阴竭，故纯刚之药如干姜之大辛，肉桂之走窜，必须慎用。常见阳气离亡之际，仍舌绛唇枯如故者，因而投剂必须阴阳兼顾。何氏救治此症，用《冯氏锦囊》之全真一气汤去牛膝，加山萸萸（人参、麦冬、五味子、炮附子、熟地、白术、山茱萸），每收良效。用中西医配合救治，更为稳妥。十多年来，住院危重病例，无一死亡。

④吼哮。一般多见于中后期，但亦有发生于麻疹没收之后者。患儿声音嘶哑，咳嗽有如犬吠，甚则呼吸困难，声如曳锯，此乃麻毒化火，上攻咽喉所致。前期升散太过，尤以多用、重用桔梗者，易成此变。若误诊哮喘，复投辛宣耗

散之品，则咽闭气促告危矣。此症与白喉病原虽异，机理则同，每用养阴清肺汤加土牛膝根大剂频进获效，亦中医异病同治之理也。

⑤泻痢。叶天云："疹宜通泄，泄泻为顺，治法大忌止泻。"又云："痢乃热毒内陷，与伤寒协热、邪尽则痢止同法，忌升提，忌补涩，轻则分利宣通，重则苦寒解毒。"其言极是，可为麻疹泻痢之基本治则。何氏每用葛根芩连汤加车前、苡仁治泻，用白头翁汤加银花、地榆治痢，夹食者酌加楂、曲、枳、朴一两味足矣。《张氏医通》谓："麻疹泻痢属热者多，但不可令其泻久，泻久则中气下陷，或成肿满，宜理中之类。"张霞谿则曰："余看麻疹数十年，泄泻痢疾从不见有虚证。"何氏经验，麻疹泻痢以致中气下陷而用理中汤者，实属罕见。泻痢日久，亦有虚证；但麻疹乃阳热之邪，伤脾阴者多，当用王孟英致和汤为主方，随证参入苦坚、展气、祛湿之品，加以注意寒热，调其饮食，自可向愈。

四谈忌口

六淫致病，邪势方张之际，中医主张忌口，盖恐煎炒炙炸，助火资邪，油腻生冷，滞气伤中也。治疗麻疹，亦当如此；且幼儿脾胃气馁，饮食尤须调节。然而，世俗有过分强调忌口者，反于病不利。忆昔建国前，吾莞有不少医者，一见麻疹，必再三告诫忌口，须取仓底老米，水煮十数沸，去汤不用，尽弃其营养成分，然后将米渣加水，熬成稀粥，仅加盐数粒，以饲患儿，其余食物皆不准入口，谬种流传，不知是谁人作俑。试想麻为阳邪，壮热充斥表里，肺津胃液既受煎熬，日数既多，心营肾阴亦被其损耗。此时若水谷精微输布不足，则抗邪之正气不充，虽幸而获愈，已淹淹酿成损怯，或脏腑精微不能上注于目而失明，或脾胃气阴两亏成疳臌。种种变症，不能尽述，皆医之过也。

1. 麻毒内陷

1958年冬，万江石美乡叶某之子，3岁，出麻疹两日，病情突变，父母清晨抱病孩来所求治。何氏急视之，病孩神迷如寐，目窜上视，鼻孔掀张，焦如烟煤，气喘胸高，腹满，口喷涎沫，二便闭涩，舌上无苔，舌根微黄而燥，六脉沉伏如无，按其心房，仍有搏动，麻疹仅稀疏数点而已。此麻疹初出之候，为外寒所束，加以饮食不节，积滞内壅，以致表闭里实，热邪充斥三焦所致，病至危重，稍缓则殆。此等舌脉，极似阳虚气弱，最易惑人。即用麻杏石甘汤、小承气汤、葶苈大枣汤合并治之，留在所中，以观其变。服药后2小时微汗自出，喷沫渐止，脉渐出，目亦张开，至中午，得大便，积秽甚多，气喘大减，神志清醒矣。第二天来诊，诸恶候悉退，麻疹遍出，舌上遍布黄苔，脉滑数，改用清凉透解，佐以和中消食之品，又4日而安。

按：此病甚险，而收效之速，更出乎意料。此病若见其脉微伏若绝而用温补固死，即明知其为热病，惑于脉伏而舌上无苔，不敢用此峻剂，以疲药应病，恐亦难救。《温热经纬》载余师愚言："脉浮大而数者，其毒发扬，一经凉解，病自霍然。沉细而数者，其毒已深，大剂清解犹可扑灭。至于若隐若现，或全伏者，其毒重矣，其证险矣！"余氏之论，虽为热疫而发，然麻疹亦是热性传染病，于理可通。惟余氏治疫忌汗下，而此案则汗下兼行，法自异耳。又昔贤谓诊治外感，察舌较诊脉更可凭，然亦有大实大热，而舌不紫不绛反无苔，待邪势松透始黄苔满布者，如此例就是。《王孟英医案》论伏气为病者，亦多见此等舌，医者不可不潜心细究也。

2. 气虚邪陷

万寿里一柳姓小孩，年2岁。1959年1月间，初病发热咳嗽，误服温燥药1剂，热愈甚，咳愈频。易医用大剂苦寒，病转好而麻疹透出，再剂即麻疹收没，医仍续用苦寒，病反加重，始抱来求治。症见浑身壮热无汗，咳嗽喘急，胸高鼻煽，面色灰白，昏睡露睛，泄泻溏薄，舌苔白滑，脉浮数无力。此麻疹初出之侯，过服苦寒，阳气受遏，正虚而邪内陷也。病情颇重，急用人参败毒散原方辅正透邪，令其频灌。次日，麻疹遍体，疹色极淡，夹有白疹，热减退，气喘平，便溏亦止。但自汗大出，唇白面无神彩。疲惫欲绝，脉浮数而微，邪虽外达而阳气亦随之外越也。急用桂枝龙牡汤重加黄芪，自汗乃收，疹色也转红活，脉亦有力。但小便黄短，咳嗽仍频，口渴烦躁，盖阳气已回，麻疹本来之证侯出现矣。改用沙参、川贝、冬瓜仁、桑叶、苡仁、苇茎等极轻清之品，两日后麻疹收退，再用沙参、怀山药、茯苓、冬瓜仁、地骨皮、石斛、甘草、白芍、萹蓄、糯根、牡蛎、桑寄生等出入，又6日始愈。

按：昔年时医治麻疹，中肯者固多，然亦间有偏执者，如说麻疹乃"热毒"之病，自始至终，用苦辛大寒之药以清解之，固守不变。诚如是，则仲景六经辨证之学可废，叶氏卫气营血之说亦可束之高阁矣。宁有是理乎？

又有一见麻疹，即浪用凉血活血之药如红条紫草、丹皮、赤芍、红花、生地、桃仁者，竟谓"治斑疹须凉血活血，乃叶天士先生法也"。殊不知叶氏《温热论》所论邪陷营血之发斑疹，并非麻疹。叶氏称麻疹为"痧疹"，其所居之苏州则称为"痧子"。《幼科要略》有专章论治麻疹，正如徐灵胎所云"议论和平，字字珠玉"，可为治疗麻疹之金科玉律。此章洋洋数百言，理、法、方、药俱全，独无只字提及血分，且亦未有凉血活血之方药。故医者治学，态度须严肃，读书亦要认真仔细，最忌囫囵吞枣也。麻疹有热毒炽盛，或调护失宜，致日久邪陷营血，疹色紫暗，或点大融合成片而赤，神烦谵语者，此时须清营透热、凉血解毒。然此乃麻疹之变局，并非正局，故麻疹有用活血凉血之症，但不能作为常规，一见疹子便用。即如此例，先用人参败毒散，后用桂枝龙牡汤加黄芪得效，亦是变局，百中无一，岂能作为常规耶？

3. 麻疹逆症

翟某，男，8个月，住莞城世科里，平素体质虚弱。1960年春节后患感，咳嗽，便溏，经久不愈。3月4日，复发热，神倦咳嗽，7日发现足腿出麻疹数点，头面胸腹未见，一老医诊之，曰："麻疹自下而上，是逆症也。"予升麻葛根汤治之。次日，腹部多出数粒，稀疏细小，顶尖色紫，老医曰："此险症也，速速入院为佳。"家人不信，易医治之两日，果不出此老先生所料，8日晚，势危，始抱来院求治。见患儿烦躁，大渴引饮，体温高至40℃，而四肢厥冷，颈柱已软，面色苍白，唇青，头大汗出，喘咳，胸高鼻煽，痰涎壅盛，胸腹胀满。据云今日泻下黄水5次，小溲点滴全无，脉浮数无伦，重按无力，指纹紫晦透甲，推之不移，舌绛，中心苔黄浊而厚，扪之干糙。何氏见其势危，先予西药救急，并静脉补液。夜半，患儿手足渐温，烦躁略减，稍能入睡。此病乃麻毒踞肺，湿热聚胃，湿毒相搏，壅塞脏腑，故麻疹不能透发，迅即化火，恶候蜂起矣。此际用药法则，一乃急除胃中湿热，鼓舞阳明清气上行，冀其泻止；一乃泻上焦邪火，肃太阴治节下行，以冀喘平；并须扶元气，救津液，兼顾其虚，务令正可胜邪，则疹可透。拟葛根芩连汤合竹叶石膏汤，去半夏之燥，易以川贝，更加桑叶、杷叶、冬瓜仁以利肺也。天未明，即煎成频灌。此药服至上午9时，效果即显，患儿沉睡甚酣，痰鸣气喘渐平，汗亦收，泻亦止，下午睡醒，麻疹大出，头面胸腹遍布，色亦红活，恶候悉退。惟胸脘仍满，时时啼哭，大便糊滞，舌苔未净，盖火下津回，湿犹未去也。转方用洋参、葛根、茯苓、苡仁、陈皮、谷芽、糯根、神曲、藿梗、甘草等极平淡之品，治之4日，疹收病愈出院。

按：此例麻疹逆症，出现阳证似阴，所谓热深厥亦深之候，与第一例有相似之处，而病机不同，故用药亦异。何氏皆用经方治愈，其辨证施治，极有启发性，学者能举一反三，不独治麻疹为然也。

4. 麻后肺炎

方某，女，2岁，住莞城渡头庙18号。1964年7月初患麻疹，迁延失治，身热稽留十余日。7月16日麻疹渐收，身热复炽，咳逆气喘，18日病更重，乃入院留医。

病孩呈急性病容，面色青紫，颈项软而无力，头向后倒仰，扶之不能直，高热（40.1℃），气喘，鼻煽，痰鸣，胸高，呈三凹征，腹满至心下，绷急如鼓，烦躁神糊，唇焦鼻煤，涕泪全无，二便闭涩不通。脉滑数，两寸无力，舌边尖干绛，苔黄厚，中心焦糙，皮肤干涩无汗。听诊心率156次/分，心音减弱，两肺皆有明显湿性啰音，呼吸44次/分，神经病理反射阴性。血象：白细胞23×10^9/升，杆状核2%，分叶核62%，淋巴细胞36%，诊断为麻后肺炎合并心衰。

此中医所谓马脾风恶候也。病由麻疹失治，热毒蕴聚肺胃，劫津烁液，酿痰内陷，经腑窒塞，包络欲闭，化源将绝危候。急用吴氏牛黄承气汤荡涤热痰、开窍通腑，合竹叶石膏汤加减，甘寒肃肺，救欲绝之化源：

大黄 10 克捣碎，开水浸 5 分钟，和服安宫牛黄丸 1 粒。接服洋参 3 克，竹叶 6 克，石膏 25 克，半夏 6 克，麦冬 10 克，甘草 3 克，元参 12 克，川贝 4.5 克。

服药后 2 小时，头额胸背微汗出，下午热降至 38.5℃，气喘渐缓。黄昏时腹中大响，泻下黄秽粘稠粪便甚多，小溲快畅，腹胀顿减，烦躁渐止，呼呼入睡，一夜安和，只间有呛咳，痰气上逆。

19 日天明，患儿能自抬头，颈柱不软，喘止胀平，体温降至 37.4℃，病已速退，惟舌苔仍燥，脉仍滑数，痰嗽仍频。

前方去大黄，加瓜蒌仁、竹茹、冬瓜仁。1 剂热全退，痰嗽大减，舌苔退薄转润，脉亦趋和。此后用清肃肺胃极轻清之品，调理 4 日，舌净咳止，双肺湿啰音消失，痊愈出院。

按：此病西医诊断为肺炎合并心衰，然西医之"心衰"，并不等于中医之"虚脱"，切忌对号入座，一见心衰，即投姜、附，必致偾事。即如此例，乃麻疹失治，热毒蕴聚，内陷心肺，劫烁津液，呈脏腑气机升降窒塞之候。《幼幼集成》名之曰"马脾风"，论云："胸膈积热，心火凌肺，热痰壅盛，忽然暴喘，不急治必死，用牛黄夺命散。"乃上病下取之法，因肺失清肃，气机有升无降，故喘促致危。肺与大肠相表里，往往急下之后，地道一通，天气即舒。何氏师其意而不泥其方，用大黄通腑，安宫牛黄丸清心火以保肺金，兼涤痰热，合竹叶石膏汤加味，甘寒清肃，以救欲绝之化源，较单用牵牛、大黄为胜。而大黄捣浸灌服，给药迅速，故不用西药，亦能抢救垂危。

5. 麻后吼哮

陈某，男，4岁，住莞城陈屋巷。1959年2月初患麻疹，医治不愈，而咳不止，谓余邪未尽也，用桔梗、牛蒡子、北杏仁、枇杷叶、百部、陈皮等治咳之剂，咳反增而气粗，迁延七八日，咳甚变喘，乃易医诊治。医见状大惊曰："病危矣，速速入院，稍缓则殆！"母急抱来我院求治，盖麻后易患白喉也。详细检视喉部，两侧略觉红肿，并无点膜可见，急请化验员取喉间分泌物检验，未有发现白喉杆菌，血象亦正常。与之食物，吞咽并无困难，其母谓此儿每餐能进饭1碗。细审其声，乃发自喉间，与哮喘之发自气管者有异。且干咳无痰，观其神色并无特殊，惟疲惫汗出而已。舌质淡红而干，苔薄白，中间却有一片黑而燥者，脉大软而数。询知小便略黄，大便两日一行，量少而干，午后微热，夜有虚烦，渴欲饮水。何氏慰之曰："病非白喉，亦非哮喘，此现代医学所谓假性格鲁布呼吸音也，属喉炎一类，麻后间有之，病本不重，但治不如法，故吼声特甚耳。无须留医，但病程必长，非三数日可愈也。"此症多见于麻疹病后，肺胃阴虚火盛作咳，医用桔梗者多有此变。盖桔梗升提，既逼火上炎，更使肺气有升无降，则呛咳吼哮并作矣。前贤朱丹溪、柯韵伯、叶天士皆谓肺火作咳，宜肃肺降气清火，从无妄用升提之理；况麻疹最易劫液伤阴，后期咳嗽，岂能作外邪犯肺治乎？此病虽非白喉，而脉症合参，皆肺胃阴虚，火气上逆所致，病机与白喉相类，可借用养阴清肺汤治之，此亦中医异病同治之特点也。方用：

元参 15 克　生地 15 克　麦冬 12 克　川贝 6 克　白芍 10 克　丹皮 6 克　薄荷 1.5 克　甘草 3 克　桑叶 10 克　沙参 10 克

是日服药后，下午之微热退，夜睡安，呛咳稍缓，吼声略减，此后每日来院门诊，恪守此法不移，服至 14 剂始痊愈。

按：此症不重，用药亦轻，但若非精细辨证，亦易变幻为险恶之病。

重型小儿腹泻证治发微

腹泻乃婴幼儿常见病之一，轻者易治。然小儿稚阴稚阳之体，易寒易热，易实易虚，疾病传变迅速，万密斋喻之为"水面之泡，草头之露"。若方治稍乖，则轻者转重，险象迭见，或迁延日久，酿为疳瘕之疾。何氏治疗此病有独到经验，兹分述如下。

暴注下迫　急进白虎清泻

幼科方书，皆云泄泻不离乎湿，湿之与土同类相召，故病在脾胃。中气实者，病在阳明，邪从热化，治以苦寒清泻为主，用葛根芩连汤合白头翁汤可效。然有受邪较重，或因误治，以致泄泻无度，暴注下迫，所下溏黄臭秽，口渴引饮，神情烦躁，甚则神迷昏睡，或高热惊惕，时欲作痉，胸腹热满而四末反凉者。但细察其面色如常，准头明亮，目睛有神，或目绕红丝，眵多，呼吸气粗，唇红，舌苔厚燥，脉数有力者，是正气未虚而热邪充斥胃肠，有化火传营及引动肝风之势，上方宜加石膏、知母、银花、滑石，大剂频灌，即可顿挫病势。

考《伤寒论》无用白虎治下利之文。阳明热盛非白虎不为功。仲景所论者，乃阳明邪热迫津液从外泄，故大汗，此则阳明邪热迫津液从下泄，故暴泻，其理可通。王孟英治石诵羲耳聋泄泻危证，力主重用白虎，并阐释其理云："肺移热于大肠为肠澼，皆白虎之专司。"此深得《内经》"暴注下迫皆属于热"之旨。且阳明乃三阴之屏障，在此关键时刻，若不当机立断，徒进轻剂，不能阻遏病势，往往陡生变证，"重阳必阴"，转化为虚寒险恶之病者，屡见不鲜。

脾虚湿困　治宜燥补升敛

脾为阴土，故寒湿之邪多犯脾；又小儿中气素虚者，虽感湿热之邪，亦可转入太阴而从寒化。其症泄泻溏薄，黄白相兼，如蛋花样，腹满肠鸣，时有阵痛，面黄，倦怠，小便不利，口渴，多饮则呕，其脉偏脾虚者多濡细，偏湿重者多缓滞，其舌多淡，偏脾虚者苔滑腻而薄，偏湿重者苔滑腻而厚。儿科方书分别以胃苓汤治湿多者，以钱氏白术散治虚多者。何氏积数十年体验，以缩脾饮加白术、车前子治疗此证为佳。《医方集解》列缩脾饮为治暑之剂，然此乃治寒湿伤脾之方也。王孟英释其方义云："脾为阴土，喜燥而恶湿，贪凉饮冷，脾阳为湿所滞而缓纵解佚，不能宣运如常矣。故以砂仁、草果快脾而去其所恶之湿，臣以甘草、白扁豆甘淡以培其正气，即佐葛根、乌梅，一以振其敷布之权，一以缩其缓纵之势。况梅能生液，湿去津生，最为可法。"王氏此论，将缩脾饮治脾虚湿泻之四个环节——快脾燥湿、甘温补中、升发清阳与酸敛生液，阐发无遗。据多年临床体会，方中加白术以增其补脾燥湿之力，车前子淡渗分利，使湿从小便去，则更为周到。而炮制之法亦须讲究，疗效始可保证。

加味缩脾饮方：

葛根 9 克（湿纸裹煨）　萹蓄炒微黄 15 克　炙甘草 3 克　草果 5 克　砂仁 5 克　乌梅肉 3 克　白术（土炒）12 克　车前子（炒）9 克（此为 2 岁小儿药量）

火衰土败　慎防阴风萌动

寒湿内侵，泄泻无度，则中阳式微；或初属热泻，暴注亡津，气随津脱，阳证常可变阴。若下利清谷，四肢厥冷，是脾病及肾，若吐泻交作，则胃阳亦惫。倘治不及时，倏然搐搦，目窜神迷，痰鸣气促者，叶天士谓之"胃阳火乏，风木来乘"，即俗所谓"慢脾风"危症。近年教科书中描述此等症，多云"溺清便溏，舌质淡，苔薄白，脉沉迟"等明显属虚属寒者，此与多年所见之脉舌症状不符。而医者若不细察，亦易为其假象所惑。如见其舌暗红而干，苔燥如沙，扪之不湿，唇焦，渴饮无度，虽苦药亦甘之如饴者，以为热邪伤阴，不知此乃津液下夺，阳微则阴不上承之故；如见其腹满不减，鼓之有声，以为中焦积热，不知乃脾气扩泄，运化无权之故；如见其小便涓滴，色黄味辣，以为湿热困阻，不知乃下泉枯竭，阳不流布之故；如见其痉厥神迷，以为心肝蕴热，不知乃心阳不振，阴风萌动之故。此外，脉极少沉迟而多现浮细数促，稍按则散，环唇色青带黄，白睛变蓝，目无神彩，明堂准头并皆灰暗，口鼻气冷，息微若不相接续，皆慢脾风之诊断要点。急用大回生汤治之，方出谢映庐《得心集》，以丁蔻附桂理中汤为基础，温胃脾肾之阳而逐中下焦之寒，加黄芪、枣仁、茯神、杞子以益气安神，全蝎、钩藤祛风止痉，赤石脂涩肠止泻，整体大用，功宏效捷，无出此方之右者。若脉数疾无伦，是心衰欲脱之兆，仿张锡纯法，去杞子加山萸肉治之。若环唇及白睛青甚而搐频者最险，恐阴风莫制而呼吸骤停，方中再加蜈蚣，救治及时，亦可转危为安。必得泻止阳回，津液流布，小便乃通，消渴乃止，舌燥乃转润，脉亦不数而神昌风熄矣。

久泻成疳　必须虚实兼顾

无论热泻湿泻，治不中肯或不彻底，或调护失宜，每致迁延不愈。此时虽无险恶之候，然脾困日久，健运失职，升降乖戾，遂变生虚实错杂之证，方书谓"久泻成疳"，古名"丁奚"者是也。此时患儿眼大无神，颈细肢瘦，腹满绷急拒按，腹痛则泻，日四五行，所下黄溏酸腐，中夹完谷，小便黄短，性情暴躁，抓衣啮指，夜睡汗多，惊惕梦呓，脉多沉涩略数，舌质不华，上布垢苔。此时补则留邪，攻则伤正，叶天士用"疏补佐运"四字作为此病治则，言简意赅。推广其义用缪氏资生丸多效。此方本为妇人妊娠而设，用兼消补之法，以助后天生化之源，故曰资生。主药乃四君、山药、萹蓄等，甘平补脾，又以陈皮、砂仁佐其健运。脾失运则食积内停，用山楂、麦芽、神曲以消磨之。脾虚则易生内湿，用藿香、白蔻以芳化之，薏仁、泽泻以淡渗之。湿阻气壅则生内热，用黄连苦寒以清泻之。药味虽多，然纯而不杂，改用汤剂，用治小儿久泻成疳，虚实兼顾，亦颇合拍。

1. 热盛暴注

1974年10月，新基乡张某之子，3岁，始发热，继而泄泻，医用升散、温燥、止涩等药治之，经旬而病益甚。至就诊之日，已形肉尽脱，暴注下迫，所下色青黄臭秽，腹中热痛，四肢拘急，时欲作痉，唇焦目赤，大渴引饮，白昼尚明了，日晡以后则烦躁谵妄不宁，小溲短赤不畅。舌质红，苔黄燥而焦，脉弦洪数疾。此乃暑湿内伏，至冬而发，复经误治，悉从火化，是阳明热炽、肝火鸱张之候。处方以白虎汤为主，合葛根芩连汤及白头翁汤加味治之：石膏 30 克，知母、葛根、黄芩、黄柏、秦皮各 9 克，白头翁、银花各 12 克，滑石 15 克，甘草 3 克，黄连 6 克。

次日，患儿神识略佳，烦渴稍减，而泻未止，或疑用药孟浪。何氏曰："犹是药轻不胜病也。"石膏加至 60 克，三黄亦加至 12～15 克，投剂即泻减八九，3 剂而热象悉退，继进清养而安。

按：《伤寒论》虽无白虎汤治下利之文，然运用经方，贵于辨证切当，不能胶柱鼓瑟。仲景示人：误用桂枝汤发汗，大烦渴不解，脉洪大者，用白虎加人参汤救之，与此病之误用升散温燥致变相似；又彼乃邪热迫津液外泄而为大汗，此则邪热迫津液下注而为暴泻，其理可通。况舌苔黄腻，日晡烦躁谵语，皆阳明热炽，非大剂白虎不为功。王孟英治石诵羲暑热耳聋泄泻危症，三疏白虎，病家畏其寒凉而不敢服，王氏解释泄泻用白虎之理云："肺移热于大肠，则为肠澼，皆白虎之专司"。其言至为精当。故《随息居重订霍乱论》列白虎汤为暑热吐泻之主方，深得《内经》"暴注下迫皆属于热"之旨。何氏曾言，此例正受王氏启发者也。

2. 湿胜濡泄

1959 年何氏在莞城卫生院工作。九月初，某领导之子，甫十月，患腹泻 3 日，入院治疗，先由西医诊治。其时医院成立伊始，设备及技术力量均感不足，未能进行静脉输液，只能用生理盐水在大腿内侧皮下注射，并用止泻、抗菌消炎药物。治疗 1 天半，病不减，而大腿内侧由于注射多次，液体已渐不被吸收，乃改请中医治疗。患儿发热（39.7℃），烦躁渴饮，水饮入胃不久，即腹满肠鸣，随即下利淡黄如水样，泻后腹满减，但又烦渴不已，未几，腹满如前。如此渴泻交替，一昼夜间已十余次，而小便涓滴不利。患儿神气疲惫，肌肉松弛，舌正红，苔白不燥，脉浮数而濡。此即《内经》所谓"湿胜则濡泄"也，用五苓散加味治之：桂枝6克，猪苓、泽泻、白术各12克，葛根9克，茯苓15克，陈皮3克，砂仁4.5克。煎成，乘热少少与之，分多次服完。此药入胃，腹中竟不鸣响。两小时后，微汗出，热降（38.2℃），是夜只泻1次，量减，而小便量增。翌晨，热续降（37.4℃），渴大减，前方加黄芪15克，下午服完，小便通畅，热除泻止，再进健脾去湿而安。

按：五苓散本治太阳蓄水证，《伤寒论》第74条云："中风发热，六七日不解而烦，有表里证，渴欲饮水，水入则吐者，名曰水逆，五苓散主之。"此言气化不行，水气停潴，津不上承，故口渴；而饮入之水，又不能输化，故上逆而吐。此例亦是湿邪阻气，输布无权，液不升而口渴。然水饮入胃，并不上逆为吐，却下注为泻，症虽稍异而理可相通。况病孩脉浮发热，小便不利，亦五苓散之适应证。仲景治霍乱吐泻，亦有"热多欲饮水者，五苓散主之"之法。故用之以为主方，佐陈皮、砂仁理气健脾而去其所恶之湿，并用葛根升发清阳而振其敷布之权。诸药合用，相得益彰，故投剂即效。

3. 阴阳两伤

1948年7月，东莞中学卢某之侄女，1岁半，先感暑邪，服香薷饮1剂，即发高热，随进苦寒杂以消导两剂，热稍缓，反泻下黄白溏便多次，口渴，神倦，昏沉嗜睡。易医谓暑入心营，进牛黄丸、清营汤，下午病情陡变：面色灰白如死灰，目露睛瞪，颈软无力，俯仰皆倒，时而半昏半醒，时而烦躁不宁，见水不论甘苦，恣饮如狂。自晨至午，水泻8次，色淡黄味腥，腹满脐突，按之尚软，叩之如鼓，鼻煽，息微而促，四肢厥冷，脉细如丝，数疾无伦。已延中西医两人，皆辞不治。何氏诊之，病虽危，尚有可救之望，即进附子理中汤合生脉散加熟地：人参（另炖）、炒麦冬、熟附片各9克，五味子4.5克，干姜6克，炙甘草3克，生白术12克，炒松熟地15克。

参汤药汁合成一大碗，频频与服。下半夜得安睡半宵，仅泻1次，有小便一茶杯。翌晨视之，颈柱不倒，面色好转，脉至数减，仍烦渴不止，除再服前方1剂外，加用：洋参、生白术各9克，怀山药30克，炒粳米1撮，熬成稠饮，渴则与之。

第三日泻止，渴减七八，小便通利，继进健脾益气而痊。

按：此病初因暑邪耗气伤津，复经误治重伤其阳，遂倏然转变为阴阳两伤之危症。三阴下利多有口渴见证，尤以幼儿为然，且渴甚者不论冷水热汤皆喜恣饮，故不能据此以辨寒热。盖此症之口渴乃津液下夺使然，与阳邪燥渴病机迥异；必待泻止脾健，津液不下泄而上输，口渴自止。故仲景治霍乱用理中汤加减法曰："渴欲得水者，加术，足前成四两半。"即是此义。何氏宗其法，重用附子理中汤以振其脾肾之阳，辅以生脉散复其耗散之津气。用熟地者，乃仿景岳胃关煎之法，且加米炒松，与姜附同用，无腻滞之弊，而有阴阳相济之妙也。

4. 气虚滑脱

李某，男，2岁，1970年5月起患夏季热，缠绵百日。9月中旬，继患泄泻，门诊治疗5天不效，入某医院留医。

用西药治之1周，仍无效果，遂转我院治疗。患儿面色灰白，双目无神，形体羸瘦，肌肉松弛，气怯声低，身有微热（37.8℃），口渴唇干，腹满而软，大便水样，色黄白相兼，夹有食物残渣，一昼夜10次以上，小便黄短，舌质暗红不华。苔薄白而干，脉浮大虚数。即用补中益气汤：人参6克，黄芪、白术、当归各9克，炙甘草、升麻、陈皮各3克，柴胡4.5克，大枣2枚。

次日，热降至37.3℃，泻不减，余恙依然。前方去当归之滑肠，加乌梅酸涩，砂仁辛运。

第三日，泻仍未减。乃细察之，患儿胃纳尚可，然食后逾时，即肠鸣而泻，泻时全无痛苦。何氏始恍然大悟，此病不仅中气下陷，且大肠亦滑脱失禁矣。遂用仲景赤石脂禹余粮汤合补中益气汤加减：赤石脂、禹余粮各15克，人参、炮姜各6克，炒怀山药30克，煨葛根、黄芪、白术各9克，砂仁4.5克，升麻、炙甘草各3克。

1剂即泻减一半，3剂大便成糊状，诸恙递减，调理旬日而安。

按：多年来，何氏治小儿腹泻多日不止，身有微热，脉浮大而虚者，多宗《内经》"清气在下，则生飧泄"之旨，用补中益气汤辄效。今治此例，补中益气之法两进不效，乃知病已累及下焦。《伤寒论》云（159条）："……利不止，医以理中汤与之，利益甚。理中者，理中焦。此利在下焦，赤石脂禹余粮汤主之。"正为此证而设。何氏临床体会，认为此方与桃花汤合用更佳，不必拘泥于少阴便脓血之条文也。方中干姜炮黑取其守，用怀山药代粳米者，乃张锡纯法也。两方相合，药仅4味，而效果殊佳。或随证加味，如煨葛根之升清，参、术之守，砂仁之健运等，更可增强疗效。

5. 寒热错杂

彭某，男，2岁。1975年3月患泄泻，其母感于"千金难买春头泻"之谬说，不以为然，自购消导药与之服食经旬，病重时始入院治疗，诊断为"中毒性消化不良"。1周后病情好转，惟泄泻未止耳。竟自动出院，辗转就医于各门诊中西医之间，甚至日易一医，皆无显效。四月初来我院就诊时，病已38天。云：现一昼夜仍泻10次左右，泻时肠鸣漉漉，先下稀水，完谷不化，继则里急后重，努责频频，又滞下黄色黏液少许，或带鲜血（检视之乃肛门红肿破损所致，与肠道无关）。口渴思饮，多饮则吐，知饥而不欲食，强食则呕逆，小便黄短而浑浊。视其人，肌肉尽削，神气极疲，昏睡露睛，时而惊惕搐搦，时而烦躁呼叫，咬牙抓衣，息微而促，四肢厥冷而后脑发热（体温38.2℃）。腹满如鼓，青筋暴露，遍布灯火爆痕无数（曾经社会医生用灯火爆法）。舌质暗晦，尖边起红刺，苔黄燥，脉弦细数，重按则涩弱似散。何氏曰："此病甚重，刻下不但火衰土败，痉厥已作，且加肝木偏旺，疏泄太过，寒热虚实错杂，处方用药，实费周折。"乃仿仲景乌梅丸法加减：乌梅肉、黄连、肉豆蔻、丁香、全蝎、钩藤各4.5克，附子、白术各9克，炮姜6克，党参18克，五味子、炙甘草各3克。每日另用洋参6克，粳米1撮，熬饮代茶。

1剂夜睡稍安，烦渴减，搐搦缓，2剂四肢温，后脑热退。3剂搐搦全止，泄泻减。从第四剂始，去钩藤、全蝎，加破故纸9克。服至第七剂，大便每日4次，成糊状，无里急后重感，进食不呕。乃去黄连、丁香，加黄芪、茯苓各15克，服至15剂，诸恶候悉退。又半月大便始成形，继进大补脾肾之剂，遂日渐康复。

按：此即幼科所谓"慢脾风"之病，实由误治酿成。初来诊时，其母出示前方一叠，乃知医者多为假象所惑：有见其舌刺燥渴，作热邪烁津治者，不知乃下泉枯竭，阳不流布之故；有见其惊厥神迷，作心肝积热治者，不知乃元气匮乏，心神失守之故；遂致迁延日久，恶候蜂起矣。审其病机，颇类厥阴病之乌梅丸证。章虚谷论乌梅丸云："木邪肆横，中土必困，故以辛热甘温助脾胃之阳，而重用酸以平肝，佐苦寒泻火。"何氏师其意立方，但患儿兼见风动神衰危象，故参入《谢映庐医案》之大回生汤法，化裁成方。谨守病机，药随症转，因而获效。

附：谢映庐《得心集》医案大回生汤方：

人参　白术　黄芪　附子　枣仁　杞子　茯苓　肉桂　丁香　豆蔻　钩藤　全蝎　甘草煎成，入赤石脂末和服（原书无药量）。

原书云："治小儿夏月吐泻及杂病误治成慢脾风症，一切脾肾虚寒，发痫惊风，实有起死回生之功。"

6. 清气下陷

祁某，男，2岁半，1970年5月患感，初时发热便溏，每日大便两三次，中西医治之未效，转为泄泻。在门诊治疗数日，未见好转，遂入某院留医。经补液补碱及用抗生素、止泻剂等，仍无显效，于6月7日转入我院治疗，病已16天。

患儿面色萎黄，肌肉消削，神气极疲，呼吸短促，仍有发热（一日内波动于37.5~38.5℃），口渴引饮，泄泻次数不多，一昼夜四五次，水样夹完谷不化。据云，初入某院时，日泻10次左右，经西医处理后，泻减，但减至四五次，即不再减。小便如常，腹壁平软，无腹痛里急。舌质淡红，苔薄白而干，脉虚数，寸浮。此病并无凶险现象，中西医治疗10余日，泻仍不止者，乃脾气下陷，清阳不升之故，用东垣法：

煨葛根15克　升麻4.5克　黄芪18克　党参18克　白术9克　陈皮4.5克　炙甘草4.5克　乌梅肉4.5克　砂仁4.5克

此补中益气汤加减也。何氏用煨葛根代柴胡，鼓舞中州清气上行，治泻甚效，去当归之润滑，加乌梅之酸涩，砂仁之温运，皆是从缩脾饮化裁而来。

入院后除继续用少量输液及补充维生素外，不用其他西药，是夜只泻1次，渴大减，呼吸平顺，乃去升麻，加怀山药、萹蓄，又3剂而大便成形。出院后用缪氏资生丸法调理半月，日渐康强。

按：脾为湿困，久泻气虚下陷之病，小儿最多，何氏常用补中益气汤合缩脾饮加减，较单用补中益气汤升提之法，效果更佳。缩脾饮乃煨葛根、草果、砂仁、炙甘草、萹蓄、乌梅6味药组成，王孟英解释此方义理甚精："脾为阴土，喜燥而恶湿，贪凉饮冷，脾阳为湿所滞而缓纵解佚，不能宣运如常矣。故以砂仁、草果快脾而去其所恶之湿，臣以甘草、萹蓄，甘淡以培其正气，即佐葛根、乌梅，一以振其敷布之权，一以缩其缓纵之势。况梅能生液，湿去津生，最为可法。"由此可知，治疗脾气下陷，湿阻泄泻须掌握4个环节——甘温补中，升发清阳，快脾燥湿与酸敛生液，能收良效。

7. 脾肾虚寒

欧某，男，2岁，1995年12月9日入院。患儿因泄泻先后在甲、乙两院，经西医治疗未效，入我院后，检查大便白细胞（＋＋＋＋），并有大量酵母样真菌。因病急，先由西医针对病因、病理、病灶进行全面治疗，但一昼夜泄泻水样达 20 次，并有口渴、呕吐、烦躁、神迷、低热，翌日请何氏会诊，脉濡数无力，舌干燥如砂，即用连理汤加味：

党参 15 克　白术 15 克　干姜 5 克　炙甘草 5 克　附子 10 克　茯苓 15 克　砂仁 5 克　煨葛根 15 克　乌梅 6 克　黄连 5 克

1 剂呕止泻缓，精神好转，2 剂 1 日只泻 3 次，有粪便，3 剂大便成形，第 4 日痊愈出院。

按：此例经西医治疗 6 天，借助现代科学各种检查，病因、病理、病灶已完全明了。采用消灭病因、纠正病理、消除病灶之针对性治疗未效，可知有部分疾病之致病原是消而不灭，病理是纠而不正，病灶是消而不去者。而何氏所用之加味连理汤，并非对病因、病理和病灶进行针对性治疗，乃按中医脏象理论辨证施治。当时临床思维如下：病起于寒湿外袭，饮食内伤，迁延时日，脾阳大伤，运化无权，故泄泻无度。脾病及胃则呕；津液下夺，阴不上承，故舌燥、口渴、溺少。元气无所归着，阳浮则发热神迷。故用理中汤辛甘大温，补脾祛寒为君，附子补火暖土，砂仁燥湿运脾为臣，又佐以煨葛根升清，以振其敷布之权，乌梅酸敛，以缩其缓纵之势。又加少量黄连，苦味坚肠为之使，诸药配合，切中病机，故投剂即效。若以西套中，临床思维为化验单所左右，滥用苦寒消炎药物，是犯虚虚之禁，必致误事。

8. 久泻成疳

黄某之子，3 岁尚未断乳，又杂食糖果糕饼，1980 年初秋患泻，医用保和丸数剂未效，改进止涩分利，泻量少而次数频。更医用槟榔、大黄下之，又不应；更作疳积治，缠绵经月，遂跋涉数十里来院门诊。病孩目大无神，性情暴躁，喜饮恶食，颈细，腹胀，腹皮绷急，拒按，腹痛则泻，日四五行，泻后痛缓，所下黄溏酸臭，夹有完谷，小便黄短。舌质淡而苔白黄垢浊，脉沉小无力。此饥饱失调，脾胃受伤，而食物不化又成积滞，乃虚实互见之病，用资生丸加减：

党参15克　白术9克　砂仁3克　黄连4.5克　白蔻仁3克　山楂9克　麦芽18克　神曲6克　茯苓9克　陈皮4.5克　萹蓄15克　苡仁18克

以其路远嘱其父母如药有效机，可连服四五剂。后第11天始再来复诊，患儿神气甚佳。云：依方连服10剂，现大便成形，腹部平软，小便正常，舌苔退薄，来索一善后之方。予五味异功散加山药、萹蓄、鸡内金，以调补脾胃，嘱其断乳，节食，遂日渐康强。

按：缪氏资生丸本为妇人妊娠而设，王孟英着眼于脾胃学说，扩展其用，注云："保胎止呕，皆健运脾胃之功，故曰资生。夫脾胃位镇中枢而司出纳，为人生后天之本，一失健运，百病丛生。凡衰老稚弱及饥饱不时，劳逸过度，思虑久伤之辈，脾胃尤易受病，若常服此丸，俾升降不愆，周流无滞，挥霍撩乱，于是弭焉。"此方主药是四君、萹蓄、山药等甘平补脾。脾主运，用陈皮、砂仁助其健运功能。脾不健则食积内停，用山楂、麦芽、神曲以消磨之。脾虚则湿易生，用藿香、白蔻以芳化之，泽泻、苡仁以淡渗之。食积气壅则生内热，用黄连苦寒以清泻之。药味虽多，立法颇周，临床可随证精简。小儿久泻成疳，虚实错杂，此时补则留邪，攻则伤正。叶天士用"疏补佐运"四字作为此病治则，其义极精，用缪氏资生丸则最为合拍。

用静药治疗血小板减少性紫癜

现代医学对原发性血小板减少性紫癜之病因及发病机理尚未明了。本病属中医血证范畴，临床主要表现为血液不循常道而溢于脉外，发为紫斑，因此又称"肌衄"。方约之云："血属阴，静则循经荣内，动则错经妄行。"故致病之因素虽有多端，而关键在于一"动"字。《内经》有"逆者正治"，即"热者寒之""寒者热之"之法，何氏宗其义，取"动者静之"治则，治疗本病，颇称应手。

阳气翔动　迫血妄行　甘咸清降　滋阴凉血

何氏多年临床所见，本病无明显诱因而发病急骤，常见于儿童及青少年。斑多见于四肢，下肢尤甚，色鲜赤带紫，颈项胸背亦有散在之深红色疹子，伴见烦躁惊惕，溲短便秘，并有口鼻衄血，脉多弦数而唇舌干红。出血日数多者，不仅血小板减少，而且红细胞计数及血红蛋白亦随之下降。医者与患者中，有据此化验报告而认为是虚证，殊不知"虚"是其"标"，乃出血所致，而非此病之本，用药稍涉温补，则内热更炽，阴络更伤，血溢愈甚。必得阳潜火下，出血乃止，新血自生，无须用补。常用甘咸微寒，养阴凉血之剂：

犀角（可用广角或水牛角代，亦可改用玳瑁）　生地白芍　丹皮　玄参　麦冬　龟板　藕节　茅根

上方大旨以质静沉降之品，以制阳气之翔动。至于活血化瘀之药，则不宜多用，故此方采犀角地黄汤不用赤芍而用

白芍，活血之品只丹皮一味已足。有一见斑疹，就谓病入血分，援引叶天士之言"入血直须凉血散血"者，不知本病与温病发斑有别。彼乃外感邪毒，逆传营血，邪与血搏，不凉血散血则邪势不松，不能外出；此则阴分不足，阳翔不伏，热迫血络，故血从外溢；发斑发疹之外症虽同，而病机迥异，不能泥执成说也。

温邪逗发　两阳相劫　化火尤速　大寒沉降

阳热内盛之体，易招外感，约有半数左右患者由温邪逗发。此时内外交蒸，正如叶天士所云"两阳相劫"，化火尤速。每见紫癜融合成片，色亦深，甚或紫黑，发热如燎，伴随头痛，骨楚，口渴，心烦，气粗似喘，夜烦少寐，寐则息鼾，或有呓语。化验检查，血红蛋白下降至 7 克左右。此时补之固非，输血亦不能解决问题（何氏治愈之病例，皆未曾输血）。若见其病起于外感而用升散解表之药，亦易耗动阴血。临床所见，大多数病人已无表证，或仅余一二，方中稍佐辛凉之品一二味已足。叶天士治斑出而胃阴亡之加减玉女煎，《金匮》治火升吐血之泻心汤，皆大寒沉降，熄火平阳之剂，符合以静治动之旨。仿其法立方，常收捷效：

石膏　知母　甘草　竹叶　麦冬　玄参　生地　广角（或玳瑁）　大黄　黄芩　黄连　焦栀子　银花炭

此型多兼吐衄，一般此方可以胜任。若来势凶者，用鲜茅根 300~500 克煎汤候冷，和服十灰散可止。

水不涵木　肝血失藏　育阴潜阳　宁血清火

据多年临床所见，本病慢性型患者常倍于急性型，尤以中青年妇女为多，青年男性亦不少见。此型斑块多限于四肢，易出而难消，常反复发作，迁延岁月。就诊病人常缕述其种种虚证。如眩晕、目花、耳聋、腰酸、短气、失眠等，不一而足。然细察之，眩晕多兼头巅刺痛，目花并有火星上冒，耳聋复加鸣响，腰酸而筋脉拘挛，短气伴随咽干口燥。失眠由于心烦梦多。再加时有牙宣鼻衄，妇人则经水色暗淋漓，或点滴不辍，皆一派阴虚有火之象。此肾阴亏损，木失涵濡，藏血之职有损，则血外聚于络脉，阳触则溢矣。然火乃虚火，虽不受温补，亦不任寒凉攻伐。叶天士治血证之由于"肝肾精血不主内守，阳气翔动而为血溢者，药味宜取质静填补，重着归下"。与此病理可通。宜用吴鞠通三甲复脉汤育阴潜阳之法，去火麻仁之滑，加山茱萸之酸敛益精，以增强本方之静性，合藕节、二至宁血，佐地骨皮清火。随症加减化裁，持之以恒，渐得阴平阳秘，病可告痊。方用：

龟板　鳖甲　牡蛎　地黄（视病情酌用生地或熟地）阿胶　白芍　炙甘草　麦冬　萸肉　藕节　女贞子　旱莲草地骨皮（虚火不甚者，易以桑椹）

阴损及阳　血寒错经　甘咸守补　温煦脾肾

本病反复不愈，甚至迁延 10 载以上者，每阴损及阳，气不摄血；血不能与气俱行，则错经凝泣，渗出脉外。患者多形体虚浮，面目萎悴，紫癜出没无时，虽完好之肌肤，略受碰撞或挤压片时，即呈现青紫，数日不消。舌质淡而暗晦，脉无定体，或虚大而数，或细缓，或沉涩。而畏寒肢冷，气怯神疲，头晕目昏，心悸肢麻等种种虚象叠见。有用补中益气汤补气，归脾汤统血，以及十全、养荣诸补剂者，并无显效。盖芎、归之窜，升、柴之升，芪、桂之走，乃以动治动，皆非所宜。然中药之中，有可经炮制，变动性为静性者，如干姜生用则走而能守，炮黑成炭则辛味大减，守而不走矣。吸取此传统方法，兼用甘咸温煦之品，养下元以培精血之本，补中州以助统血之职，虽是大温大补之剂，而立法则不离一"静"字，方用：

龟胶　鹿角胶　山茱萸　熟地炭　杞子（炒微黑）　巴戟天（盐水炒）　杜仲　党参　生白术　炙黄芪　炮姜炭　炙甘草

此方须服至数十剂，个别中气素馁者久服略有腻滞感，可酌减二胶、熟地之量，加木香、砂仁数克，三五剂即可。或用谷芽100克煎汤，代水煎药，可济胶、地之钝。

［注］：李时珍《本草纲目》云："玳瑁，解毒清热之功，同于犀角，古方不用，至宋时至宝丹始用之也。"又，宋代闻人规所著《痘疹论》中，用玳瑁治"痘疮黑陷，乃心热血凝也"。

1. 阳热内盛　迫血妄行

吴某之子，7个月，1972年春患血小板减少性紫癜，初起即中西药物并投。中医用桃、红、地、芍、栀、紫草等活血止血药，紫癜反多出。遂入省某医院治疗1个半月，紫癜消退，血小板回升。出院后10天，紫癜再现。中医谓久病属虚，用十全大补等药，紫癜益多。4月初来院门诊。检查：血红蛋白6克，血小板23×10^9/升。腰以下斑块成片，色赤带紫，胸背散布疹子，鼻舌时时衄血，便秘溲赤，烦躁易惊，唇舌干焦，脉沉弦细数，皆一派阳热内盛之象。《内经》谓："阴络伤，则血外溢。"是此病之本，虚乃出血所致，是标。医者徒治其标，补之则血热更炽，脉络更伤，血溢愈甚。乃用甘咸寒降，滋阴潜阳之剂，以制其阳气升动，犀角地黄汤加味：

广角4.5克　生地24克　丹皮9克　白芍9克　阿胶9克　龟板18克　藕节9克

两剂衄止，3剂紫癜开始消退，乃去广角，加二至，此后紫癜日消，面色日渐红润。两月后复查：血红蛋白9.5克，

血小板 $105×10^9$/升。半年后再检查，血象恢复正常，随访8 年未发。

2. 外邪化火　两阳相劫

张某，男，38 岁，军人。有慢性紫癜史。1974 年炎夏烦劳，突然发病，入某军队医院，治疗 7 天，曾输血 1200毫升，病情日重，拟作脾切除术而未决，邀何氏会诊。患者面黑颧赤，壮热（39.2℃），烦躁呻吟，频呼头痛骨楚，闭目则谵语滔滔，口秽，大渴引饮，溲赤便秘，下腹部、腰骶部及四肢皆有紫斑，以臀部大腿为甚，融合成片，色紫带黑，四旁赤色。脉数，左弦右洪，舌干红，苔黄燥，中心黑，血红蛋白从入院时 10 克降至 6.5 克，血小板 $21×10^9$/升。此因患者素禀阳盛，阴络易伤，复感暑邪，与内热相搏，导致气血两燔。医者见其血红蛋白逐渐下降，令日食猪肝鸡汤等，更加火上添油。乃用吴氏化斑汤两清气血，复入《金匮》泻心汤苦寒沉降，以折其炎威：

广角 9 克　石膏 60 克　知母 15 克　甘草 4.5 克　生地30 克　元参 24 克　连翘 15 克　银花 15 克　黄连 12 克　黄芩 12 克　大黄 15 克（嘱连服 3 剂）

第四日往诊，患者热净，神清，谵语息，二便通畅，斑色转淡，舌黑苔退，仍黄燥，口干少寐。前方去大黄，仿仲景黄连阿胶汤意，加阿胶、白芍。又服 3 剂颇安，口不干，苔化净，斑之小者渐消，大者变小，血红蛋白 7.2 克，血小板 $24×10^9$/升，营血有滋生之机，惟舌质深红，脉仍大数，炉烟虽熄，灰中有火，仍主清滋：

元参 24 克　生地 30 克　麦冬 15 克　白芍 24 克　阿胶 12 克　黄芩 12 克　女贞子 15 克　旱莲草 15 克　茅根30 克

此方服 7 剂后出院。出院时血红蛋白 8.2 克，血小板 $35 \times 10^9/$ 升，继续门诊治疗。但血小板上升较慢。病者愈病心急，自服补品，反增火升烦燥，乃嘱其饮食清淡，恪守前方。唐容川《血证论》云："补血而不清火，则火终亢，而不能生血。故抑之即以培之，清火即是补血。"此为"火化太过"者立法，与此病相合。病者自此摒绝温补，8 个月后，血小板上升为 $104 \times 10^9/$ 升，后转业回乡，信访两年，健康良好。

3. 肝肾阴虚　血从外溢

张某，女，37 岁，工人。1975 年 1 月来诊。自述 28 岁起患紫癜，愈而复发，迁延 10 年，遍试中西药物及民间单方，均无法根治。半年来，病情加剧，每烦劳操持，则紫癜大出，且下肢内侧，又遍布出血点，如蚊叮然。常有牙宣鼻衄，溢血如注。月经超前，初则殷红量多，继则紫暗，淋沥不绝。且有午后潮热（37～37.5℃）、少寐、盗汗、心悸、眩晕、咽干、舌赤等一派阴虚阳亢之症。但脉独缓大（60 次/分），医者凭此，谓脉迟为虚寒，用养荣、归脾诸方，反增内热。检查：血红蛋白 9.5 克，血小板 $62 \times 10^9/$ 升（云十年来都徘徊在 $60 \times 10^9/$ 升 ～$70 \times 10^9/$ 升），此病之本，乃肾阴不足，水不涵木，肝血失藏，络脉聚血，阳触则溢矣。即予育阴潜阳、清火宁血之剂，三甲复脉汤加减：

龟板 30 克　鳖甲 24 克　牡蛎 24 克　生地 30 克　白芍 24 克　阿胶 15 克　麦冬 15 克　藕节 18 克　火麻仁 24 克　地骨皮 15 克

4 剂潮热退，去地骨皮，加二至，自此诸恙递减，效不更方，守至 60 剂，血小板上升为 $95 \times 10^9/$ 升，以后每月经前后各服数剂，坚持两载。1977 年 3 月 1 日检查：血小板

$192 \times 10^9/$升，迄今良好。而脉之缓大者如故，可能是天赋使然，医者易为所惑。故临证须四诊合参，不能只凭一点，忽略其余也。

4. 阴损及阳　血寒渗泄

刘某，女，28岁，干部。患紫癜3年不愈。1961年产第二胎，产后大出血，甚危，经某医院抢救而安。婴儿离乳后，月经即来，量多成块，同时紫癜遍出，于同年10月15日入院。检查：血红蛋白7.5克，血小板$35 \times 10^9/$升。患者形体虚浮，面色萎悴，但午后两颧如朱，上下肢有大小不等之紫癜数十块，色青暗不活，无紫癜之皮肤若稍受外力碰撞或按压片时，即现青紫，数日始消。症见心悸，眩晕，四肢酸痛，神疲气短。舌质暗淡不华，苔薄白，脉细涩略数。当时辨证为气血虚寒，用圣愈汤加肉桂、阿胶。初服无变化，至第五剂，本已点滴将净之经水忽又多至，患者整天卧床不敢稍动，动则经血如崩如决。何氏认为乃川芎肉桂辛窜太过之故，即改用归脾汤加棕榈炭、藕节、阿胶以补气摄血。日日服之，效果不显。10日后，经量稍减，尚淋漓如漏，紫癜未消，又出现形寒、足冷、纳减、便溏等一派脾肾虚寒证候。此时投药，甚觉棘手：药用刚恐其动血耗血，柔则滞气伤阳。乃仿叶氏温养下元之法，合理中汤以振脾阳，部分药物，经过炮制，以增强全方守补之性：

鹿角胶24克　熟地炭24克　炒川断15克　杜仲15克　盐水炒巴戟天12克　山茱萸12克　炒黑杞子15克　人参9克　土炒生白术12克　炮姜9克　炙甘草6克

药中病机，疗效即显。3剂崩漏便溏均止，此后眠食渐佳，精神日进，紫癜之已出者消退较快，新出者渐少。岁秒出院时，血红蛋白11.2克，血小板$60 \times 10^9/$升，虽间有紫

196

癜,然随出随消。又调理年余,血小板增至 $100 \times 10^9/$升左右,稳定至今,将 20 载。

5. 温邪化火　迫血妄行

张某之子,3 岁,1994 年 3 月 1 日初诊。其母诉:患儿出生后数月,其上下肢时有出血点,不久即融合成小片紫斑,经某医院诊断为原发性血小板减少性紫癜,但家族并无任何出血病史。中西药物治疗 2 年,反复不愈。近日感受春温邪毒,发热 39.2℃,身发紫斑,尤以下肢为甚,神迷嗜睡,时有鼻衄,唇舌溃烂数处,大便黑如胶膝,口渴引饮,诊脉大数疾(122 次 / 分)。血象:白细胞 $4.7 \times 10^9/$升,红细胞 $2.5 \times 10^9/$升,血红蛋白 9.2 克,血小板 $27 \times 10^9/$升。此温邪化火,迫血妄行,急则治标,予泻心汤合白虎汤加味:

大黄 6 克　黄连 10 克　黄芩 10 克　石膏 25 克　知母 10 克　甘草 3 克　生地 15 克　焦栀子 10 克　银花 10 克　连翘 10 克

此方连服 3 剂,热退,神清,大便转黄,鼻孔、唇舌间有少少渗血,紫癜未消,予养阴凉血清火之剂。玉女煎加减:

石膏 25 克　知母 10 克　甘草 3 克　元参 15 克　生地 20 克　麦冬 10 克　丹皮 10 克　白芍 15 克　牛膝 10 克　竹茹 10 克　石斛 10 克

5 剂,鼻衄止,唇舌破损愈合,能进食,前方去石膏、知母、牛膝,加龟板、牡蛎潜阳,沙参、玉竹养阴,旱莲草、茅根凉血,出入为剂,治之半月,紫癜虽未消而色渐淡,血小板升至 $38 \times 10^9/$升,嘱其继续治疗,然 4 个月以后,未再来复诊。

隔两月半后（6月20日），病孩再来就诊。其母诉：前次治疗，虽有好转，但血小板上升不满意，戚友皆云前药过于寒凉，不能生血，故停药观察。近日，就某中医诊治，医云：既然确诊为血小板减少，减少者虚也，用药3剂（方皆汇集补气补血诸药而成），又食黄芪、杞子炖鸡两次，不但紫癜大出，且浑身瘙痒，皮肤溃烂矣。何氏细察之，患儿上身有小片紫斑多处，由臀至踝，紫斑遍布，且有十数处溃疡，渗出黄水带血，乃患儿瘙痒难忍，用手抓破所致，齿龈鼻孔时有出血，眼睑红肿痛痒，身有微热（37.8℃），脉滑数，舌绛苔黄，大便色黑，口气臭秽。血象：白细胞 $17 \times 10^9/$升，血小板 $23 \times 10^9/$升。以温补助火，心经热盛，血热生风，且继发感染也。用五味消毒饮加清心凉血之品，亦急则治标之意：

蒲公英20克　紫花地丁20克　青天葵15克　野菊花15克　金银花15克　生地20克　连翘15克　紫草12克白花蛇舌草20克　苦参15克　蒺藜15克　丹皮12克

两剂热退，仍以此方为基础，加减服30剂，皮肤瘙痒止，溃烂处结痂，牙宣齿衄、目赤睑肿亦退。血象：白细胞 $7.2 \times 10^9/$升，血小板 $35 \times 10^9/$升。紫癜仍此起彼消，改用育阴潜阳、凉血清火之剂，嘱其坚持服用：

龟板20克　牡蛎20克　阿胶10克　生地20克　白芍15克　麦冬12克　元参15克　女贞子10克　旱莲草10克　茅根25克　仙鹤草12克　甘草3克

半年后，即1995年2月23日清晨，其父母抱患儿来急诊，患儿壮热（40.2℃），神昏，呼吸喘促，四肢冰凉，时时搐搦，面赤唇焦，鼻衄，便秘溺赤，脉弦细数促（132次/分），轻撬其齿以察舌，口角即流血。何氏问其何以致此。父言："半年来间歇服食上方，病情虽稳，但紫癜一直未消退，家人愈病心切，数天前，往某市一西医处治疗，医谓可用提高血小板药物，静滴及肌注 3 日（药物未详，但药价昂贵），病情突变如此，遂连夜返莞，求先生救治。"血象：白细胞 $10.2 \times 10^9/$ 升，红细胞 $2.7 \times 10^{12}/$ 升，血红蛋白 8.1 克，血小板 $11 \times 10^9/$ 升。视其胸背四肢遍布大小不等之紫癜，而未现紫癜之皮肤，密布暗红色疹子。何氏见病重，劝其入院，家人坚决不肯，只求用中药救治。不得已，处清瘟败毒饮：

羚羊角 5 克　玳瑁 10 克（此两药合用可代犀角）　石膏 25 克　知母 12 克　生地 20 克　黄连 10 克　元参 20 克　丹皮 12 克　赤芍 12 克　竹叶 10 克　栀子 10 克　连翘 12 克黄芩 10 克　银花 10 克　紫草 10 克　甘草 3 克　和服安宫牛黄丸 1 枚。

翌晨，病孩神识稍清，搐搦大减，热降至 38.7℃，病有转机，效不更方（方中安宫牛黄丸缺，以紫雪丹代之）。

又两剂，热退身和，神清痉止，皮疹亦消退，惟紫癜未消，时有牙宣齿衄，脉细数（102 次 / 分）。炉烟虽熄，灰中有火，清降方中加入潜镇之品：

龟板 20 克　石决明 20 克　元参 15 克　生地 20 克　麦冬 12 克　玉竹 15 克　白芍 15 克　丹皮 12 克　石斛 10 克竹茹 10 克　茅根 25 克　仙鹤草 10 克

此方加减服半月，病孩眠食均好，精神渐佳，血小板升至 $38 \times 10^9/$ 升，紫癜时消时出，间有鼻衄，改用益气、育阴潜阳和血之剂善后：

龟板 20 克　石决明 20 克　牡蛎 20 克　太子参 15 克北沙参 15 克　麦冬 12 克　生地 20 克　元参 15 克　玉竹

15克 石斛10克 白芍15克 女贞子10克 旱莲草10克 茅根25克

或加黄芩、银花清热，南豆花、冬瓜仁祛湿，天冬、梨干润燥，鸡内金、谷芽消滞，每周服食一二剂，摒绝一切温补燥热之物。若偶感时邪，则暂投清热。坚持至今，已历两载。血小板缓慢升至78×10^9/升，紫癜全消。然小孩好动，遇外力碰撞，皮肤仍现青紫，但消退较快，现仍间歇服药，追踪观察中。

疑难病案评析

1. 晚期鼻咽癌

周某，男，63岁，退休职工。1979年夏患鼻咽癌，病情急剧恶化，广州某医院诊断为晚期，已失去放疗、化疗之机会，断为不治，只能存活3个月左右。8月5日，何氏往诊之。病者消瘦憔悴，卧床不起，左颊颞部肿大溃烂，时流秽水，眼睑下垂，鼻塞不通，时流浊涕带血，声语重浊不清，左耳失聪，耳下胸锁乳突肌有肿物坚硬如石，头痛不已，心烦口渴，咽喉不利，仅进稀粥，脉洪大而数，重按空豁，舌质暗红，苔黄厚而干。此古籍所称"石疽""失荣"之病，此时邪毒蔓延，正气衰败，病属不治，姑予下方，以尽人事：

野菊花30克 金银花30克 蒲公英30克 紫花地丁30克 甘草10克 西洋参15克 麦冬20克 元参20克 川贝15克 牡蛎30克 白花蛇舌草30克 蚤休30克 半

枝莲 30 克　水 5 大碗煎成 1 碗半，1 日分多次频服。

此方乃五味消毒饮加蚤休、蛇舌草、半枝莲以清热解毒抗癌，洋参、麦冬扶正生津，消瘰丸软坚散结也。患者服 3剂，头痛减轻，鼻血亦减少，夜睡稍安，是药得小效，原方再服 7 剂，吞咽流畅，能食软饭。但神气消索，声语低沉，大便溏稀，脉更数而空豁如故，可知阴气消亡，大剂汤药不能久用，乃拟一丸方：

黄芪 200 克　白术 150 克　茯苓 180 克　龟板 250 克鳖甲 200 克　牡蛎 250 克　山甲 200 克　天冬 200 克　麦冬 200 克　生地 200 克　熟地 150 克　元参 200 克　夏枯草 200 克　白花蛇舌草 300 克　蚤休 250 克　半枝莲 200 克丹参 200 克　甘草 150 克

用大锅，加水浸过药面，煎两次，去渣，文火煎之使稠，再入下药：西洋参 250 克，紫背天葵 150 克，川贝 200克，三七 150 克，玳瑁 150 克，牛黄 10 克，熊胆 10 克，麝香 5 克，珍珠末 20 克，共为细末。另备怀山药粉适量。将药末与上述药液和匀，再加怀山药粉捣成软糕状，搓为小丸，每服 6 克，日 3 服。

此丸乃补气养阴，软坚，散结，除痰祛瘀，解毒抗癌之复方，古人所谓"奇而不去则偶之"是也。此后以丸药为主，服完一料，再作一料，又根据天时变化，脉舌症候，间服清补平和汤药，病情日好，半年后，能步行，与亲友搓麻将为乐，存活 3 年 8 个月而终。

评析：此例晚期癌症，纯用中药治疗，竟有意想不到之疗效，既是患者心境平静，处之泰然，更乃家人调护得力之故，而丸药之持续服用，又起到关键作用。

中医治病，用药如用兵。有用"轻锐直捣"，如承气、四逆之类，治病情不甚复杂，而主要矛盾突出之病。有用"四面合围"之法，如鳖甲煎丸、薯蓣丸之类，治病情错综复杂，头绪纷繁之病。此丸方乃遵"四面合围"之法，药味虽多，而丝丝入扣，故能改善患者症状，延长患者生命。

目前，普遍使用中西医结合方法治疗各种癌症。中药治癌，虽属次要，然若精细辨证，运用得宜，亦可建功。如手术、放疗、化疗之后，虽邪势得挫，而正气亦伤，残敌仍可伺机肆虐为患。若及时用中药扶持脾胃，顾护真阴，则机体抗病之力强，复发之危险减少，远期疗效之可能增大，近年有肺癌患者，在进行介入疗法后，亦用上述方法，加入清肺利膈之品为丸剂长期服用，现健康如常人，远期疗效预计可达10年以上也。

据医刊报道，中医界有主张用以毒攻毒之法（如斑蝥、马钱、全蝎、蜈蚣、壁虎、水蛭、蟾酥等及大苦大寒之药），以消灭癌细胞者，然何氏从不轻用。经云："大积大聚，其可犯也，衰其半即止，过则死。"西医放疗、化疗之法已将癌毒衰其过半矣，若再用敌我不分之毒药攻之，则正气更伤，必致内溃不救。下面再举正反两例，以为佐证。故何氏治癌症，以扶正气、养真阴为主，臣以散结软坚、涤痰祛瘀较和平之品，而抗癌之品，则选用蛇舌草、番休、半枝莲等不甚克伐之药，为之佐使，而方中必加入牛黄、熊胆、麝香、珍珠、玳瑁等动物珍贵灵异之品，更大大增强解毒抗癌之功，此乃何氏临证数十年来独到之经验。

2. 肺癌脑转移

黎某，男，55岁，个体户，1995年夏秋患咳嗽，多方治之不愈，渐至气促、胸痛，痰中有血丝，经某医院确诊为肺癌时，已是晚期，失去手术机会，亦不能作放疗，只能进行化疗。然每次化疗后，不良反应甚剧，患者不能耐受。是年冬日，患者精神异常，步履不稳，时时头痛眩晕，呕吐妨食，CT检查为肺癌脑转移。1996年2月10日来莞求中医治疗。

患者消瘦憔悴，面色苍白，神情呆滞，言语迟钝，偶有错语，手足麻痹，活动不灵，头痛阵发，发时眩晕欲倒，呕吐频频，咳嗽气促，痰中带血，时有时无，胸中隐痛无定处，夜烦惊惕，时有梦呓。六脉虚大而数（102次/分），舌红而晦，苔薄而干。此邪深正竭危候，病情错综复杂，惟有对症缕治。先予息风涤痰、安神醒脑、和胃止呕之剂：

天麻15克　羚羊角10克　石决明30克　珍珠母30克葛根15克　白芍20克　甘草6克　半夏15克　茯苓30克橘皮5克　竹茹15克　枳实10克　和服安宫牛黄丸1枚。

上方服12剂，头痛间歇时间延长，眩晕呕吐稍减，能进食，神志亦稍清，惟咳嗽、气喘、胸痛、痰血如故，脉大数不减。转方以治肺为主，仍佐潜镇、息风、醒脑，配合食疗以益气养阴：

苇茎30克　冬瓜仁30克　苡仁30克　桃仁15克　蚤休30克　阿胶20克　麦冬15克　川贝15克　北沙参20克　百合20克　龟板30克　牡蛎30克　石决明30克　珍珠母30克　每日1剂。每周服安宫牛黄丸2枚。

另用西洋参7克，冬虫夏草7克，怀山药10克，瘦猪肉或鳢鱼肉（俗称生鱼）50克，隔水炖熟，连药渣食之。

后以此法为基础，随症加减一两味，治之3个月，诸恙均稍减，能自开汽车来莞就诊，惟脉仍大数。家人见药有小效，问能否治愈，何氏实告之，有可能减轻痛苦，延长生命，无治愈之望也。家人愈病心切，闻某省某地有某医，善治癌症，服药1个月，可以痊愈云云。遂乘飞机，转汽车，往返数千里求医。医给药7帖，大半是药肆所未有者，其余则是峻猛之药，另给药散1包，总值8800元，嘱其10日后再诊，并再三叮嘱戒口，否则无效云云。患者服药后，烦躁不休，喘咳，痰血频频，3日而逝。

评析：此乃绝症，虽卢扁莫救。中医无肺癌、脑瘤之名，古籍虽有其症状之描述，然无成法可师，何氏于无法之中，试用古方以治今病。先予温胆汤以涤痰和胃止呕，合羚羊角、天麻、石决明、珍珠母以潜镇、息风、止晕，又用升麻葛根汤（因方中有天麻之上行，故去升麻，以免升麻升提过甚）以升清阳、止头痛，再益安宫牛黄丸之醒脑清神，虽曰治标，而诸恙亦稍减。然后用治肺痈、肺痹之苇茎汤以养阴化痰、潜镇醒脑之品合为复方，又用食疗补益，以提高机体之抗病能力，治疗三月余，虽无显效，然已减轻病人痛苦，控制病情变化，且超过预计之死期，倘能坚持下去，患者生命可更延长。然误信谬论，半途改弦易辙，遂致如费伯雄氏所云，"立异标新，用违法度，欲求近效，反速危亡"矣。

3. 膀胱癌肝转移

刘某，男，65岁，1995年8月因患膀胱癌作了3次手术，术后体质虚弱，每进行化疗，则吐逆恶食，面青气短，不能耐受，遂中止化疗，于10月15日来诊。

病者大肉尽削，面青颧红，言语低沉，呼吸喘促，若不相接续，下肢浮肿，按之凹陷，右肋下坚癥如掌大，胀痛拒按，胃纳极差，只进稀糜，脉沉细如丝，重按始得，舌瘦敛，干红，苔薄黄中心燥。是邪深正竭之候，姑予益气健脾、养胃理肝之剂，以冀苟延时日：

黄芪 20 克　太子参 25 克　白术 15 克　茯苓 15 克　炙甘草 5 克　陈皮 5 克　怀山药 25 克　玉竹 25 克　白芍 20克　丹参 15 克　三七 6 克　鳖甲 20 克　每日 1 剂。

另：每日早晚嚼服吉林人参或高丽人参四五片，每晨冲服霍山石粉 2 克。

食疗：每周用冬虫夏草、怀山药、玉竹炖食水鱼（甲鱼）或乌龟一二次。

此方病者服之颇安，乃恪守不更，随症加味：胃热口苦加竹茹、百合，咽干有痰加川贝、天冬，心烦少寐加枣仁、小麦，大便溏滞加萹蓄、木瓜，大便干结加花粉、草决明，食后饱胀加鸡内金、麦芽，胁痛持续加川楝、元胡。

患者服药半月，精神渐好，能起坐，尤其胃口甚佳，每日能进饭 2 碗，面条 1 碗，且无反复，一直维持年余。

在治疗过程中，只有两次感冒，服柴胡饮、桑菊饮加减二三剂即愈，至撰写此文为止，已存活 18 个月，比预期寿命（3 个月）延长 6 倍，现每日能拄杖散步，服药不辍。

评析：此例病入膏肓，无可措手，已到"山穷水尽疑无路"地步，惟有顾护后天，希望能存得一分胃气，以苟延残喘而已。故处方以五味异功散加黄芪、怀山药益气健脾，麦冬、玉竹滋养胃阴。而平肝活血、软坚之品，选择白芍、鳖甲、三七、丹参等和平不克之品，不但不用苦寒、辛温、攻毒之药，甚至药味稍劣者亦皆摒弃，以免损其胃口。至于每日嚼服人参片，冲服霍斛粉，亦收扶正抗邪之效，而食疗之方，既能补益，又不温燥，加以患者置生死于度外，心境开朗，各种因素配合，故能带病延年。

或问：用此平淡之方，治此危殆之病，岂非儿戏？答曰：昔年亦有医家评论叶天士，说其处方轻淡，如同儿戏者。然叶氏乃一代大医，名重大江南北，拯危救急，不可胜数，其医绩至今仍为人所乐道，非脱离实践，面壁虚构之辈所能低贬也。费伯雄有言："天下无神奇之法，只有平淡之法，平淡之极，乃为神奇。否则，立异标新，用违法度，欲求近效，反速危亡。"此言可为本案之注脚。

后记：患者存活两年余而逝。

4. 系统性红斑性狼疮

邓某，女，14岁，学生，澳洲华人。1年前患系统性红斑狼疮（SLE），西医始用大剂量皮质激素治疗，病情好转，后逐步减药，病情反复，最近又加大剂量，强的松每日60毫克，仍无显效。于1990年8月20日，由父母陪同，专程来莞就诊。先出示当地医疗机构之检验单约100余页，现录其最近者如下（摘要）：

血液：白细胞 3.7×10^9/升，红细胞 2.7×10^{12}/升，血红蛋白10.2克，血沉48毫米/小时，血中找到LE细胞，抗DNA抗体（+），C_3 0.75毫克/升，BUN8.4毫摩尔/升，Cr188毫摩尔/升。尿液：蛋白（++），红细胞（+），颗粒管型少许。

患者前日由澳洲乘飞机返香港，转来东莞，旅途中感受温邪以致病情加重，其人形瘦，面赤，两颧紫红，鼻梁两侧有蝶形红斑，肩胛上背亦有红色皮损数处。发热（38.5℃），血压升高（152/92毫米汞柱）。神情烦躁，梦中妄语，头重昏沉不举，全身酸痛，指、肘、膝、踝等关节更剧痛如刺如缚，但无肿胀，无畸形。胸痞气促，口渴喜冷饮，小便黄短，大便秘结，舌绛，苔黄燥，脉浮细数疾（124次/分），此感受时邪，引逗宿疾急性发作，内外交蒸，营血沸腾之侯，急进清营凉血、泻热透邪之剂，处犀角地黄汤加味：

犀角 5 克（其时尚未禁用，药店有少量出售） 生地 30 克 丹皮 15 克 赤芍 15 克 银花 5 克 连翘 15 克 甘草 8 克 元参 20 克 丝瓜络 15 克 白花蛇舌草 30 克 七叶一枝花 30 克

第二天，热降，神志清朗，大便通畅，前方再进 1 剂，热净身和，眠食均好。惟关节疼痛未减，舌绛转淡，苔薄，脉仍数疾（108 次/分），患者关节疼痛已历年余，西医谓是 SLE 侵害运动系统所致，中医辨证乃血中有风，与外感风寒湿三气成痹者有别。徐灵胎谓《金匮》防己地黄汤能治血中之风，仿其法加减：

防己 15 克 生地 40 克 防风 10 克 甘草 7 克 威灵仙 15 克（代原方之桂枝） 秦艽 15 克 忍冬藤 25 克 知母 12 克 玉竹 20 克 丝瓜络 15 克 白花蛇舌草 30 克 七叶一枝花 30 克

患者须返澳洲，嘱其隔日服药 1 剂，持之以恒，以观后效。

10 月 5 日，患者再来诊治，述两月来病情稳定，关节虽时有疼痛，已较前减轻过半，强的松减量，每日 50 毫克。惟腰尻酸疼，肢体乏力，稍劳则头晕目花，咽干口燥，小便黄短，尿蛋白（++），红细胞（+），颗粒管型少许，舌红苔少，脉细数（106 次/分），此时血中之风已非主要矛盾，阴虚火旺较为突出，转方以治狼疮肾炎为主，六味地黄汤合大补阴丸加味：

生地 30 克 怀山药 20 克 山萸萸 20 克 茯苓 15 克 丹皮 15 克 泽泻 15 克 龟板 15 克 知母 15 克 黄柏 15 克 女贞子 15 克 旱莲草 15 克 白花蛇舌草 30 克 七叶一枝花 30 克 益母草 15 克 隔日 1 剂，长期服用。

12月15日，家人来电话告：病情趋稳，近日在当地化验检查，各项均有明显好转，强的松减至每日40毫克。目前澳洲正是夏季，风雨交作，天气炎热，患者关节又见疼痛，何氏嘱其改服第一方之防己地黄汤加减，去玉竹、知母，加苡仁30克，豆卷15克，木瓜15克，得天气好转，关节痛减，仍用上方治肾。

1991年春节，患者来莞复诊，父母云，最近再到医院检查，医生说病情好转，出乎意外，激素已减至每日20毫克，今年已恢复学业。患者体重增加，面色略红，蝶形红斑消退，仅隐约可见，肩背皮损已愈，气候变化，关节轻微隐痛，一二日即缓解，然脉仍细数（92次／分），嘱其仍须继续调理，改用丸方缓治：

一方：以宣通脉络、祛风胜湿为主：

防己150克　生地300克　防风150克　白花蛇舌草200克　七叶一枝花200克　忍冬藤150克　豨莶草120克　秦艽120克　地骨皮150克　苡仁200克　丝瓜络150克　石斛150克　地龙120克　地鳖虫120克　依法制成药片，每服6克，日3服。

二方：以益气、养阴、滋肾为主。

生地300克　怀山药250克　山茱萸200克　茯苓200克　丹皮200克　泽泻200克　女贞子200克　旱莲草200克　龟板300克　车前子200克　黄芪200克　太子参300克　益母草200克　牛膝200克　依法制成药片，每服6克，日3次。

以上两方，相间服用，每年寒暑假来莞诊查1次，按体质阴阳之偏及时变迁，将前两方稍作加减，长服不辍，强的松渐减至每日5毫克维持量。1997年春，除小便有蛋白

（±）外，余均正常，患者已进入大学读书，惟脉仍略数（84次／分），嘱其继续服食丸药，以巩固疗效。1999年2月，在澳洲医院全面检查，病已基本痊愈。

评析：

① SLE 被称为"准癌症"，过去视为绝症，近年用激素及免疫抑制剂治疗，挽救过不少危重患者生命，然远期疗效尚不甚理想。此例 LE 细胞已侵害运动系统及泌尿系统，且累及神经系统，用激素效果不显，长期加用中药，从不间断，完全缓解期已有7年，故此病应中西医结合治疗，冀能获得远期疗效。

②此病乃人身脏腑阴阳失调所致，除出现与脏腑有关之证候外，其共同之特点乃脉数。虽症状缓解，而脉仍数者，乃人不病而脉病，必须步步小心，继续调治，待脉和而病情始稳。有一女患者，1975年发现 SLE，症状蜂起，经何氏多方治疗而缓解，然脉数未和，继续用中药调治，至1981年后，其脉始静，然后停药。至今20年，健康良好。然有不遵医嘱者，虽无症状而脉仍数，自以为病愈，掉以轻心，既不服药治疗，且生活不规律，曝晒烧烤，毫无顾忌，以致前功尽弃，殊可惜也。

③近年西医主张用激素加环磷酰胺治疗 SLE。环磷酰胺乃抗癌药，属免疫抑制剂，毒副作用较大，有个别患者不能耐受。何氏常用白花蛇舌草及七叶一枝花加入辨证论治方中，因此两药有抗癌作用，虽其力不及西医抗癌药，但毒副作用极少，久服亦无不良反应。此是何氏临证心得，故提出以供参考。

5. 甲状腺肿瘤

丁某，女，53岁，干部，其人体甚胖，面赤，声音粗嗄,患有冠心病及脑动脉硬化症。1976年始发觉颈部肿大,右大左小,以为体胖脂肪积聚使然。1985年肿物渐渐增大,以工作忙,未及时治疗。1986年秋,肿物增大较快,伴随胸闷、气结、痰多,而宿疾心悸、头痛、眩晕发作亦渐频。遂到广州某医院检查,超声波显示颈右侧有一3.5厘米×3厘米×2厘米实性肿物,左侧有一1.5厘米×1.2厘米×1厘米实性肿物,同位素扫描为"冷结节",吸[131]碘率正常,但血压甚高(180~210/100~115毫米汞柱),乃暂缓手术。患者于1986年11月5日来求何氏诊治。脉沉数而坚,舌边红暗晦,苔黄浊,肿块质硬,有压痛,口苦,心烦,少寐。遂予三甲消瘿汤,因届头鸡时缺,乃加昆布、海藻各30克,1周后改用三棱、莪术各15克,如此交替使用。考虑病程长,肿物大而硬,嘱患者兼用食疗法佐治:

①金边吊兰头全草30克,瘦猪肉100克,煎汤作羹。

②雪羹:干海蜇15克,荸荠5个,瘦猪肉60克,煎汤代茶。

服药月余,肿块如故,而压痛、心烦、气结均稍减。服至60剂后,肿块变软,体积亦略小。1987年春节后,患者突然头晕欲倒,并见短气、心悸、腰酸、精神疲惫,此时既要继续消瘿,又须兼顾心脑血管宿疾。仍用前方去昆布、海藻、三棱、莪术,并另处第二方:

石决明30克　珍珠母30克　龟板30克　太子参20克　黄芪20克　丹参20克　玉竹20克　麦冬15克　天麻15克　葛根15克　首乌15克　三七5克

两方相间服用,患者感觉良好,瘿瘤消散亦快。1987年4月后,患者常因公外出,服药有时中断经旬,而肿瘤仍继续消退。至8月底,共服药115剂,左侧肿物已完全消散,右侧只余小指头大小。此时患者又远赴日、美、北欧，停药3月。回国后检查：右侧肿物亦全消，再服药10剂以巩固疗效，10年久病，至此告愈。

评析：三甲消瘿汤方乃何氏自拟方，屡验多人，方用：

炮山甲10克，鳖甲25克，牡蛎32克，元参25克，浙贝母15克，猫爪草32克，夏枯草20克，屈头鸡30克，罗汉果10克，风栗壳15克，丝瓜络15克，半夏15克，瓜蒌仁15克，每日1剂，水煎两次，上下午分服。

此方大旨乃软坚散结、除痰清火，故用程氏消瘰丸，加穿山甲、鳖甲软坚，猫爪草、夏枯草散结，瓜蒌、半夏、罗汉果、风栗壳除痰清火，丝瓜络通经脉，民间用草药屈头鸡之果实治疗痰核有良效，故加入方中，与诸药配合，相得益彰。此方清而不克，消而不伐，利于久服，加减法列后：

（1）古今医书皆谓昆布、海藻为治瘿良药，而本方则不作为必用药，因两药含有大量碘之故。甲状腺瘤与由于缺碘所致之地方性甲状腺肿不同；且少数患者出现轻度甲亢症状，亦有部分患者吸[131]碘率偏高，故两药应慎用。无甲亢见症及吸碘率不高者，方中加入两药各30克，可增强疗效。连用1周，停用1周，然后再用为宜。

（2）三棱、莪术皆能行气破血，攻坚消积，凡瘿瘤坚实，有压痛，或牵引作痛者，方中各加10~15克。然两药苦辛性峻，多用久用，易损真气，宜量人虚实，斟酌用之。瘿瘤主因是气滞痰凝，血药用此两味已足，故方中未用其他活血祛瘀药物。

（3）忧恚恼怒，气郁则化火，故瘿瘤多为火症，虚寒病例极少。然部分患者有素为阴虚气弱者，或兼有其他宿疾者，亦须兼顾。亦有脾胃虚弱，虽非寒证，但不耐受寒凉之药者，治疗时须刻刻照顾中焦，无损胃口。总之，活法在人，不能尽述。

屈头鸡 Capparis versicolor Griff 为花草科甘桔属植物，分布于广东、广西等省区，《全国中草药汇编》说它有毒，每用 1~2 枚，不可多用，此说不确。何氏在复方中每剂用至 30 克（5~6 枚），从未有不良反应。

金边吊兰 Chororhgtum capanse var. vaiegatum Hort. 有清热、化痰、散结作用，民间习用之治痰火结核。

6. 卵巢囊肿

病例一：黄某，37 岁，经产 3 胎，体质素虚，常苦胃痛，眩晕，心悸，面黄形瘦。1971 年初，自觉下腹微胀，按之仅微痛，他无所苦，月经正常，初不以为然。其后患部日渐肿大，扪之如鸡卵大小，月经迟至，至则腹痛、腰酸。患者开始恐惧，怀疑患了癌症，便到处求医。经本市及广州医院多方检查，均确诊为卵巢囊肿，建议手术治疗。此时患者正苦胃痛，体质又弱，医院嘱她先调理身体，预约 3 个月后进行手术。4 月初，患者来本院诊治，诊脉虚小而涩，舌暗红不华，脘痛绵绵，里急，喜按。先用黄芪建中汤十余剂，胃痛缓解。后用逍遥散调其肝脾，月经转为正常，腰腹亦不疼痛。但下腹部肿块渐增至如拳头大，压痛不明显，可左右推动，即予加味四乌贼骨一藘茹丸与归脾汤相间服用。半月后肿块缩小如鸡卵大，1 个月后仅如拇指大小，此后间歇服药，仍守标本兼顾之法，至 7 月初，下腹部已不能扪到肿块。再往广州复查，云囊肿完全消失。

病例二：李某，27 岁，工厂女工，已产 1 胎。1971 年初夏，月经逾期十余日未至，初疑为孕，经妇科检查排除妊娠。数日后经来，量少色瘀，腹痛甚，第二天即停。经后发现右下腹部有两指头大小肿块，推之不移，压痛明显，经多方治疗未效，最后某医院确诊为卵巢囊肿，建议手术治疗。患者自以为年青，恐手术后有碍生育，迟疑不决。6月间来院治疗，右下腹肿块已有鸡卵大小，按之坚，推之不易移动，且痛，月经已50天未至，脉沉弦略数，舌色如常，体质尚好，即以四乌贼骨一藘茹丸基本方加三棱、莪术、生地、泽兰等治之。7剂后月经畅至，排出瘀块甚多，经净后肿块缩小，可推动，压痛亦减。方中去三棱、莪术，重加白芍，再服十余剂，肿块完全消失。嘱她停药，并服少量人参调补，然后再往复查。月余后，患者再来就诊，自述服人参后感觉良好，因家事拖延尚未去复查，现月经又50天未至，不知是否为病根未断，故再来求治。腹部检查未扪及肿块，而脉来滑利有神，尺部按之不绝，神气亦佳，即告之可能有孕。至1972年夏，生一子，分娩顺利，产后至今，健康良好。

评析：卵巢囊肿大概属于中医癥瘕一类疾病。古有七癥八瘕之说，又有疝癖、肠覃、石瘕、内疝之称，名目繁多，医者易眩。《济阴纲目》载："肠覃乃寒气客于大肠……日久不已，息肉乃生，始如鸡卵，久如怀胎，按之坚，推之移，月事时下，或多或少。"《东医宝鉴》载："石瘕者，胞中损伤，瘀血结成，久则坚硬如石，大如怀孕，月事不下，先感寒气，然后血壅所致。"古人对"肠覃""石瘕"之描述与卵巢囊肿症状相似。

中医治疗癥瘕，有2000多年丰富临床经验，有待积极挖掘。其中四乌贼骨一藘茹丸，乃一平稳实效之方。本方出自《素问·腹中论》，载："有病胸胁支满，……目眩，时时前后血，病名血枯……气竭伤肝，故月事衰少不来也。治之以四乌贼骨一藘茹丸。"方药是：

乌贼骨四份，藘茹（即茜根）一份，合治之，以雀卵为丸，服时饮以鲍鱼汁。

考乌贼骨咸温，入肝、肾两经，性既涩，又能通，故有止血与通经脉两种不同作用。《本经》云主女子赤白带下，经汁血闭，寒热，癥瘕，无子。

茜根苦寒入肝经，《纲目》云主通经脉，活血行血，有祛瘀生新作用。

至于雀卵与鲍鱼，大概取其甘咸腥臊之质，入下焦血分，以补养精血，现两者都不易得，用阿胶代之，效果良好。

此方专入下焦血分，不寒不燥，消补兼施，平稳无弊。数十年来，何氏用本方，加减化裁，治疗妇人经带、瘕聚诸疾颇效。近年来用此方加味，治疗多例卵巢囊肿（均经确诊者）都获得囊肿完全消失，身体恢复健康之效。

方剂组成及运用：

加味四乌贼骨一藘茹丸基本方（改用汤剂）：淡海螵蛸24克，茜根10克，阿胶10克（和服），丹参12克，川芎10克，全当归18克，五灵脂10克，生蒲黄10克，每日1剂，水煎空心服。

加法：肿块坚实，推之移动不易者，加三棱、莪术各10克。局部自觉疼痛如扭，或压痛明显者加三七、元胡各4.5克。经来色瘀量少者，加赤芍、桃仁各10克。经来色鲜量多者，加大生地30克，川断12克。月经闭止者少见，但个别病例有数月不行者，加大生地30克，卷柏10克，柏子仁12克，泽兰10克。

如患者素禀体虚，在治疗过程中，须时刻照顾其体质，如肝肾阴虚者加用六味地黄丸，脾胃虚弱者加用六君子汤，肝脾不和者加用逍遥散，气血不足者加用归脾汤等。以上诸方可与基本方间服，或上午服基本方，下午服调补方亦可，临证灵活运用可也。

7. 室女崩漏

何某，19 岁，1974 年春，始则经期延长至七八天，继而拖至半月，渐至整月淋漓不绝。妇科检查未发现器质性病变。诊断为功能性子宫出血。用三合激素及止血药，血暂止，数日后复来，续用则效果不佳。中药广服炭类药，初亦见效，久则失灵。用祛瘀药则经量多而色鲜，用归脾汤、胶艾汤等则淋漓不畅，色紫暗。缠绵半载，萎悴不堪，以致整日卧床，不敢走动。8 月 12 日，诊其脉细弱而数，左部沉取有弦象，舌质暗红不华而干，面色萎悴，皮肤不泽，一望即知其虚。且自诉眩晕、眼花、耳鸣、心悸、短气、腰膝酸软，皆一派虚象。然细询之，眩晕夹有午后头痛，颈筋拘急，眼花似有金星飞舞，耳鸣甚于黄昏，心悸兼见虚烦，短气每伴胸翳，腰膝酸软而有筋脉掣痛；加以大便干结，寐少梦多，口干易怒，可知虚乃失血过多所致，非病之主因，而是其"末"。相火亢盛，迫血妄行，方是其"本"。"舍本求末"，故久治不效。乃以加减清海丸去术加藕节治之。初服 3 剂病无增减，服至第 5 剂，虚火浮亢之证略缓，出血始减，10 剂血全止。乃去桑叶、丹皮、龙骨、藕节，加龟板、鳖甲、牡蛎，服 20 剂以善其后。嗣后每月经期前服 5~6 剂，连用 4 月，月经正常。至今十余载，早已结婚生子，健康良好。

评析：妇人崩漏，病因不止一端，内损外伤，气虚血瘀，胎产失调，房室不节，皆能致之。惟室女崩漏，则以阴虚阳搏为多。盖室女既无房室胎产之因，更少外伤内损，故胞宫积冷，冲任凝瘀者百不一见。女子二七肾气盛，天癸至，月事以时下，是阴血之来潮，乃禀于真阳之萌动。此时情智已开，相火易亢，若加课诵伤神，过劳失节，则肾阴暗耗；水亏不能镇守相火，血海必受其扰，热迫阴络血遂妄行不止矣。

《傅青主女科》有清海丸，原治"妇人交感后，君相火动，血海泛滥有不能遏止之势者，必须滋阴降火以清血海而和了宫"。药用熟地、山药、山茱萸、丹皮、五味子、白术、白芍、地骨皮、龙骨、玄参、桑叶、沙参、石斛等14味，傅氏谓此方"补阴而无浮动之虑，缩血而无寒凉之苦"。何氏取其义，借治室女崩漏，经多年实践，认为方中既有山茱萸、白芍之酸敛，则五味子可删，易以阿胶滋阴止血更切合病情。元参、地骨皮虽能壮水清肝，尚嫌其性偏寒，不如易以二至丸。丸药力缓，改作汤剂。处方如下：

熟地24克　怀山药12克　山茱萸12克　丹皮9克　阿胶12克　麦冬12克　北沙参15克　白术9克　桑叶9克　白芍15克　石斛12克　龙骨24克　女贞子12克　旱莲草12克

此方大旨在养肝肾之阴，肾水足，肝阴充则相火安宅。且方中多凉血养血之品，既可止其泛滥之势；又可补其漏泄之亏。又用沙参、麦冬、石斛养胃阴，以冲脉隶属阳明也；用白术、山药补脾气，以脾为统血之脏也；且脾胃为后天之本，生化之源，此方既治下焦，又兼顾中焦，立法周密。

又此病之因，既由于相火妄动，追动阴血而外泄，关键在于一"动"字。故此病当以"静"药收功。何氏以静治动之法,施于各种出血疾患,历有效验。今治此病,上方用5~7剂后,崩决之势得遏,即去桑叶、丹皮,加龟板、鳖甲、牡蛎质静归下之药,即吴鞠通三甲复脉汤之育阴潜阳之法也。方中有脾胃药参与期间,静药虽钝滞,亦无碍于中焦受纳输布。愈后每月经前服4~5剂,坚持数月,病根可除。历年所治愈者甚多,迄今无复发者。

8. 感染性多发性神经炎

李某,男,57岁,工人,1981年8月11日入院,住院号81513,病历号1220。

病者一向健康,5日前患感冒发热头痛,经西医治疗好转。8月10日晚又头痛心悸,并觉四肢麻痹乏力,即到甲院门诊(用西药不详),11日晨起床,病情加重,再到乙院门诊(用西药不详),下午麻痹益甚,呈向心性发展,渐至四肢活动不灵,不能行走,4时半,由家人背负入院。值班医生初步诊断意见为"多发性神经炎",见病势急骤,且时将入暮,当即用西药处理:静滴地塞米松、四环素,肌注青霉素等。

12日晨,病情更重,四肢完全瘫痪。上午8时,开始排尿困难,胸膈拘急,短气似喘,进食时一饭粒误入气管,咳嗽十余分钟始能排出。当时请何氏会诊,见病者形体壮实,面赤神清,对答如流,惟全身瘫软,不能动弹,肌张力降低,腱反射消失,未引出病理神经反射。自诉头痛,心烦,口干渴饮,数日来,大便干结,小溲黄短。身有微热(37℃腋下),唇焦,舌质深红,苔黄燥,口秽喷人,脉数,左弦劲,右滑大(88次/分)。血象:白细胞21.9×10⁹/升,杆状2%,分叶83%,淋巴细胞15%。何氏曰:"此热痿也,乃暑邪深伏阳明所致，大实似虚，急宜清解。"处方：

石膏 60 克　知母 15 克　甘草 5 克　生地 30 克　葛根 20 克　羚羊角 5 克　丝瓜络 20 克　桑枝 30 克　茅根 30 克　苡仁 30 克　银花藤 30 克　连翘 15 克　板蓝根 15 克

西药同昨。

会诊后，先用西药，严密监视病情，中午病者觉呼吸窘迫，吞咽不利，病情继续恶化，家人惶恐。下午 1 时，中药煎好，少量频进，至 1 时半服完，嘱其安卧，静观其变。5 时许，病者自觉气顺，且自动排尿，晚餐进食流利，能尽稠粥 1 大碗，夜睡颇酣。

13 日晨，病者已能起床下地，惟酸楚乏力耳。体温 36.8℃，脉仍弦大数，舌黄未退，口秽溲赤，守原方 1 剂。

14 日，血象：白细胞 16.5×10^9/升，杆状 2%，分叶 77%，淋巴 20%，大单核 1%。病者能扶杖步行，续守原方，是日大便通畅。

15 日，仍用前方，不予加减。或谓病人体温正常，且病退七八，恐药过寒凉者。何氏曰："中医之寒热，不等于体温计之高低。病者舌苔未净，脉弦大未和，余烬未息，祛邪务尽，庶无后患。"守方至 17 日，共服 7 剂，诸恙悉安，脉和舌净。血象：白细胞 9.5×10^9/升，分叶 73%，嗜酸细胞 2%，淋巴细胞 25%，始改用薛氏参麦散合增液汤加玉竹、桑枝等调理数天，康复出院。

评析：此例病势甚急，虽经西药连续治疗仍未好转，已开始出现吞咽困难，肋间肌及膈肌麻痹等危险征象，而服中药 4 小时后即见效果，且愈病之速，出乎意料，可知中医不但能治急重病，且投剂中肯，则效如桴鼓也。

此病属中医痿证范畴。中医治痿，方法繁多，不拘一格。除慢性者多虚或夹痰、瘀外，其由感受时邪而发者，最多风阳化燥，所谓"肺叶焦则痿"，亦有因"湿热不攘，大筋软短，小筋弛张"者，而此例则由于暑热深伏所致。叶天士云："夏暑发自阳明。"《素问·痿论》云："治痿者，独取阳明何也？阳明者，五脏六腑之海，主润宗筋，宗筋者，束骨而利机关也。"此病脉症合参，皆一派阳明蕴热之象。热伤津液，则宗筋失养，机关不利而痿，故径用大剂白虎为主，加生地滋养阴液，葛根升发清阳以涵濡筋脉。阳明里热，常引动厥阴风木，且肝主筋，故用羚羊角、桑枝以清肝息风。而茅根、丝瓜络、苡仁皆阳明经药，既可佐白虎解热，又有宣通脉络之功。同时考虑病由外感时邪引起，且血象显示白细胞数偏高，故加用银、翘、板蓝根以透邪解毒（抗感染），如此复合成方，药味虽多而中肯，故能获效。

9. 脊髓空洞症

周某，女，27岁，福建省某厂干部，1991年5月5日，专程来莞就诊。入门时，患者由家人扶掖，步履不稳。云起病已两年，经省医院检查确诊为脊髓空洞症，因无特效疗法，病情缓慢发展。病初起，仅上肢酸痹，关节筋脉拘痛，手指屈伸不自如，稍用力则震抖，现已成瘫痪。

患者面色苍白，精神萎靡，言语声低，答话迟钝，两臂肌肉萎缩，肌肤甲错，掐之痛觉不灵，举臂不随，握物无力，穿衣进食，日渐困难。近日延及腰尻，屈伸不利，大腿肌肉亦开始萎缩，双足履地不稳，行动蹒跚，小便频数，幸眠食尚可，大便正常，脉沉弱稍迟，舌质淡红不华，苔薄。此属顽残痼疾，药效难料，始予温肾阳、养肝血之剂：

附子15克　肉桂3克　熟地30克　萸肉20克　杞子

20 克　杜仲 20 克　菟丝子 20 克　当归 20 克　白芍 20 克　首乌 20 克　桑寄生 30 克

每剂水煎 2 次，早晚分服，隔天 1 剂，如无不良反应，可服 1 个月。

再诊：1 个月后，患者自云，药有小效，下肢活动稍好，观其举步较稳，上肢瘫软如故。前药服至 20 天后，喉中有燥热感，夜梦多，脉舌无变化。

前方去附子、肉桂，加鹿角胶 20 克、龟板胶 20 克（服法如前）。

三诊：患者因乘飞机转火车，跋涉不便，家人因故未能陪同，两月后始再来。患者行走已稳，但不能快步，腰酸减缓，面色转好，服药 30 余剂，无燥热感，惟上肢感觉虽稍好，仍酸软无力，自谓恐成废人。何氏好言劝慰，谓药已小效，坚持不懈当续有成。处一补肾填精、健脾益气复方治之。

龟板胶 20 克　鹿角胶 20 克　吉林人参 15 克　杞子 20 克　熟地 25 克　白术 20 克　黄精 25 克　陈皮 7 克　煨葛根 20 克（服法如前）

2 个月后，得患者亲笔来信，寥寥一页，字大而歪，但可辨认。说前方服 40 剂，上肢日有好转，现生活已能自理，问可否续服前方，或来莞再诊。何氏复函嘱其将原方加大 10 倍，炼蜜为丸，长期服食，若无变化，不须长途跋涉来莞也。

1992 年春，患者已能骑自行车上班矣。

评析：脊髓空洞症，病因未明，有谓多种因素造成者。中医虽无此病名，然似痿症，可借用其法施治。首用温肾阳、养肝血之法治之，继则去附桂之燥热，易以二胶之滋填，得腰腿稳健之小效。然其主症乃上肢瘫痪，可知病非肝血之亏而是脾气之虚，脾主四肢，主肌肉，脾虚不能升清，则阴精不能敷布于上。乃去归、芍、桑寄生等无关之药，加人参、黄芪、白术大补脾气。又黄精一味，古人谓其得坤土之精，能益气力，肥健人，对此症至为合拍，再加葛根之升清阳，陈皮之运中焦，组方无成法可循，而平脉辨证，洞察其脏腑阴阳气血之偏，用药缕治，亦能获效。

10. 多动症

麦某，男，9岁，1997年3月16日初诊。其母代诉，4个月前，学校老师说此儿近来上课不留心，时挤眉眨眼，手足躁动，学习成绩逐渐下降。父母屡教之不改，且在家中亦有此动作。到某医院做CT、脑电图、血象等多方面检查无异常，医说是神经官能症，大脑营养不良所致。其家颇丰裕，父母日以补品强之食，渐至厌食而动作更多。何氏细察之，患儿不时摇头耸肩，挤眉眨眼，撮唇弄舌，手足间有抽动。问其何故如此？答曰："不由自主。"精神无异常，性情稍乖戾而已。询知一向喜吃零食，烘炸食物、糕品饮料，日食不辍，正餐则进食甚少。近来纳呆食减，口臭便秘，夜烦躁动不宁，头汗大出，脉数，左弦右滑，舌苔黄厚，根部尤甚。此医刊所称之小儿多动症也。母问致病原因，何氏曰："病从口入。"令其摒绝补品，日进清淡饮食，先予保和丸加大黄消积通滞，又用黄连、竹茹、灯心、象牙屑凉心清胃，安神除烦：

莱菔子25克　连翘15克　神曲10克　山楂20克　麦芽25克　陈皮5克　半夏12克　茯苓15克　制大黄10克（4剂后去之）黄连7克　竹茹10克　象牙屑8克　灯心5克（每日1剂）

此方加减服之半月，夜睡颇安，头汗亦减，清蔬淡饭，进食稍可，惟多动如故。父母恐药过寒凉，问此时可进温补否？何氏曰："病仅稍好，脉弦滑不减，舌苔未净，是内热未清，若投温补，则如火上加油矣。"积滞既去过半，可于清心胃火之中，加入凉肝息风之品，予黄连温胆汤加羚羊角、桑叶、白芍、钩藤、蝉衣、地龙。

黄连7克　半夏10克　陈皮5克　茯苓20克　甘草5克　竹茹15克　枳实10克　羚羊角5克　桑叶10克　白芍15克　钩藤10克　蝉衣10克　地龙10克

每日1剂。另每口服健脾开胃饮3次，此乃本院制剂，仿缪氏资生丸意，消补并行，调整脾胃功能，以增进食欲。

此后胃纳日佳，抽动日减，精神状态日好，服至14剂，诸恙向安，间有轻微摇头，手臂抖动。舌苔退，脉象和，用育阴潜阳之剂善后：

龟板20克　龙齿20克　石决明25克　珍珠母25克　太子参15克　生地15克　麦冬10克　白芍15克　甘草5克　枣仁10克　石斛10克　谷芽20克（此仿三甲复脉汤之意，而不腻滞也）

评析：儿童多动症，《实用儿科学》称为"局部抽搐症"，属神经官能症之一种，古书少载。近年医刊间有报道，谓此病多动与弱智常见，病在肝肾。70年代初，惠阳一5岁患儿，自顶至足，抽动不已，在我院治疗半年，用大剂补肾益髓、养血平肝之剂，配合西药补脑而愈，可知病在肝肾之言，确具至理。然此例则不然，由于父母溺爱，衣袋中有大量人民币，炸鸡虾饺，薯条奶酪，曲奇糕饼，以及各种饮料，日食不厌，每日三餐，略一沾唇而已。脾胃积滞蕴热，多累及肝，儿科方书谓小儿疳积常兼肝热，即是此理。肝热盛则生风，故抽动迭见，故先其所因，荡涤其积滞，清泄其实火，继而清心凉肝，调和肝胃，乃得渐愈。至于育阴潜阳之方，仅作善后调理，因此是实证，与肝肾虚者究有不同也。

诊余漫话

（此部分皆何氏原文）

锲而不舍 自学成医
（《竹头木屑集》代自序）

如所周知，在旧社会，我是一个地地道道的，受人鄙视的"黄绿医生"。因为我既乏祖传，又无师授，完全是靠自学成医的。从21岁悬壶问世至今，差不多50年了。在此悠长岁月中，虽谈不上三折其肱，却幸未草菅人命。现在有许多勤奋好学的中青年中医问我自学成医，有何秘诀。其实，在书店里介绍名老中医成功之路的著作，琳琅满目，无须我再来饶舌了。然而，对同志们的恳切要求我又不好推却，惟有把如烟的往事中与医道有关者述其梗概，使读者知道我这几十年的道路是怎样走的。虽则既无秘诀，经历又很平凡，却有一点可以自慰的，就是我所说的都是实话，并无任何夸张隐讳之处，这也许能得到读者的认可吧？

"不为良相　当为良医"

我童年时代，父亲是个店员，后来他有了积蓄，和友人合股开设金铺，做起老板来。这时他把我从一家低级的私塾转到李仲台老师的专家馆里读书，希望我能在名师的培育下，有朝一日，"学而优则仕"，他便可以实现做老太爷的美梦了。

李老师是前清秀才，又进过师范学堂，可以说是博古通今的儒者。我随他读了5年书，就是这关键的5年，培养了我阅读古典书籍的能力，为我今后自学中医打下基础。这也许是一个"秘诀"吧。

李老师摸透了我父亲期望儿子将来光宗耀祖的心理，而他更深深地了解他这位学生的气质性格，不是为官作宦的坯子。有一天，李老师病了，我到他的住处南薰园看望他，李老师问我读了《岳阳楼记》后有何感想，还告诉我范仲淹从小就有"不为良相，当为良医"的抱负。最后，他语重心长地说："良相匡君济民，确是非凡人物。但古往今来，称得上良相的能有几个？就连清官循吏也寥若晨星。而千千万万在宦海中浮沉者，无非是争名夺利之徒，虽显赫一时，却无补于世，到头来，还是与草木同腐而已。医虽小技，然能拯危济急，利世便民，故范文正将良相与良医并称，并非说人人都要做良医，不过以此为喻，说明人生在世，必须以利济苍生为己任，有所作为，才不枉此生。"

听了李老师这番话，我真像沐在春风化雨之中，心神为之一爽。从此，我遵照李老师的教导，开始走上我一生的征途。今天，我虽是垂暮之年，但每记起李老师的谆谆训诲，自己还像是一个小学生，垂手侍立于李老师之侧，肃然谛听，宛如昨日。

后来，我考入东莞中学，李老师也结束了他的专家馆，到明生中学教国文，师生俩不能经常聚首了。然而，"一日为师，终身是父"，我经常盘算着将来怎样报答老师。抗日战争第二年，华南沦陷，我和母弟逃难到香港，李老师也辗转避乱于水乡一带，不久便忧劳病逝了。1939年秋，我们奔父丧返莞时，不料又闻此噩耗。目睹国土沦亡，又值亲人继丧，痛何可言！而且师病我不知时，师殁我不知日，殓不能凭其棺，葬不能临其穴，人间憾事，孰大于此！我欲到墓前祭扫，但在风鹤频惊的日子里，又不知李老师确实葬在何处，惟有望空遥拜，临风洒泪而已。今天，惟一可以告慰老师者，就是您的学生，虽然不肖，但是50年来，一直遵循您的教导，兢兢业业，不敢稍有差池。老师泉下有知，当含笑首肯罢！

少年立志　永矢不移

南薰园的一席话后，"不为良相，当为良医"的宏亮声音一直在我耳边响着。当然，李老师的本意是告诫我不要听从父亲的摆布，争逐于荣名利禄之场，并不一定要我当医生。而我总觉得自己的脾性是适宜于做医生的。于是啮指为誓，矢志学医。觑着个方便时刻把心里话向父亲诉说，不料却招来一番责备。他说我胸无大志，不想玉带横腰，却喜欢穿件"烂棉衲"（注：东莞人一向称作教师的为捧"破饭碗"，称做医生的为穿"烂棉衲"，意思是干这两行，仅能免受饥寒之苦罢了）。父亲既不支持，我便决心自学。孔子说得好：

"我非生而知之者，好古，敏以求之者也。"我又想起王冕把积攒的工钱买胭脂水粉学画荷花的故事，便拿着零用钱到觉觉斋书局去买中医书。买哪一本？心中没个底，自己还是个小孩，又不敢去问人，只好先去瞧瞧。我看见书架上摆着一堆堆线装中医书，便把书目从头细看一遍，自作聪明地选购了三本：陈修园的《医学三字经》和《医学实在易》，李梴的《医学入门》。当时我是这样想的：我初入私塾时，最先读的是《三字经》，那么，《医学三字经》大概也是启蒙的医书吧？又从"实在易""入门"等字眼，我便猜出这些书是给初学的人读的，便把它买了。

从此，便偷空躲在斗室里看医书。文字是看懂的，义理却不很明白。我知道，万事起头难，世上哪有不费气力，一学就会的科学技术？我得先学学陶渊明，"不求甚解"，把书中的疑难之点，边读边标出来，留待"下回分解"。奇怪的是，有时候读到下文，再联系前面的某个难点，竟会豁然开朗起来。读完一遍，再读第二遍，疑难的问题也会解决一小部分。把两本书的论点互相印证，领会也多了些。我尝到这点点甜头，兴趣便越来越浓厚了，从此把课余攻读古文诗词的时间挤出一半来偷偷摸摸地读医书。

一天晚上，我的秘密被父亲发现了。他攒着眉头问"你真的想学医？"

"那不一定。"我预料我的秘密总有一天会被发现，早就想定一套应付的办法。

"那你为什么不做功课而在看医书呢？"

我知道父亲是最尊敬孔圣人的，便说："孔圣人有言，'行有余力，则以学文'。我有充足的课余时间，看看医书完全没有妨碍功课。"

"那你为什么不多看点将来立身处世的书呢？"

"古人说过，为人子者不可不知医，为人父母者不可不知医。我觉得读医书总比你教我读的什么《交际大全》之类的书有用得多。我每想起小弟弟不到周岁夭亡，就是由于我们家没有一个知医的，不善择医，以致药石乱投，害了性命。现在，我学些医学知识，作为防身之宝，不是有点用处吗？"

父亲脸色变得阴沉，半晌，默然离去。是我的话撩起他对亡儿的哀思，我十分后悔，然而，从此以后，父亲再没有干涉我读医书了。

入了中学以后，功课多了些，同学们又介绍我看《大众哲学》《读书生活》等进步书刊；鲁迅的杂文又使我爱不释手。尽管时间很紧，我宁可夜眠早起，也要挤出一点时间来读医书。从 11 岁到 16 岁，读了十多部中医书，不过是初涉藩篱，一知半解而已。

焚膏继晷 兀兀穷年

1939 年，我丧父破产后，蛰居沦陷区中，全家靠一个在南洋作佣工的姑母资助度日。这时，不但父亲未能实现其做老太爷的宿愿而饮恨黄泉；而我自己的理想——高中毕业，考医科大学，将来做个能中能西的良医，也变成泡影。唯一的出路，就是发愤自学，争取做一个"黄绿医生"。逃难到香港那年，我在东莞联中读书，中医书没有带出去，丢荒了一年。这时幸喜家中旧书未失，重新翻阅，如睹故人。从此，便日夜埋头苦读，不敢稍有懈怠。过去，曾经怀疑过"苦功夫，何处下，三更灯火五更鸡"这一句古话有点夸大，今天轮到自己亲身体验，尝到其中苦辣酸甜各种滋味了。

"自学中医，谈何容易！你看那姓何的正在海底捞针呢！"一位在我家附近挂牌的"世医"在别人面前讥笑我。

的确，这几年我碰到了不少几乎是无法克服的困难。

一是买书难。沦陷时书坊里的书给抢光了，又没有新印的。求人借阅吧，又没有人愿意借，读来读去还是旧时的十几本。一天，我正为此发愁，忽然，街上传来"收买烂铜烂铁、旧书、旧报纸……"的声音。我灵机一动，跑出门外，把收买佬叫住。

"你收买的旧书肯卖给人吗？"

"怎么不卖？只要你肯出价钱。"

我翻了翻他的筐子，发现有几本残缺不全的《证治准绳》和《寿身小补》，而令我惊喜的是有一部完整的《温病条辨》。经过讨价还价，我统统把它买了。邻居们都说我是呆子，出这样价钱来买这些当烂字纸收购的旧书。我虽然很穷，就算少吃几顿也要买书。从此，收买佬便主动寻上门来，日积月累，架上的医书也颇为可观了。

二是读书难。一家四口，除了我，都是老幼病残——80岁的祖父，体弱多病的母亲，8岁的弟弟。不久，在南洋的姑母也病故了，无人接济，家中到了山穷水尽的地步。我只好硬着头皮，在家中开设私塾，教二三十个小学生，靠微薄的学费，勉强度日。白天要教书，抽不出空来，只有下午7时至深夜12时才是真正的学医时间。那时没有电灯，战争年代，没有煤油，居民用以照明的是桐油或菜油。用一个小灯盏，盛着油，像《儒林外史》里面的严监生临死时那样，点的只是一茎灯草。微风一拂，黯淡的灯火便摇晃不定。我在它下面看书写字，十分吃力。有些旧书的字，又细得像蝇头，看不清楚时，拿起书凑近灯光来看。"吱"的一声，一股焦味，原来凑得太近，头发给烧焦了。这样年复一年，我的体重一天天减轻，我的视力一天天减弱。现在，我右眼已经失明，左眼1100度近视，还有散光、白内障，身体也患有多种慢性病，溯本寻源，实始于此时。然而，"衣带渐宽终不悔，为伊消得人憔悴"，我确实一点也没有后悔。

三是解惑难。韩愈说："人非生而知之者，孰能无惑？"小时候，李老师替我解了不少的惑。今天，"惑"愈来愈多，却找不到像李老师那样的金玉君子了。我曾经十分谦虚而又恭敬地去请教老前辈，而所得到的不是哂笑便是揶揄。有一次，我看见一位老中医向病人大谈他的把脉是怎样怎样的好，我便乘机向他请教脉理。怎知老先生摇晃一下脑袋，打着鄙夷油滑的腔调说："脉理，脉理，其理甚微！"真使我一头雾水，啼笑皆非。老祖父见我艰辛若此，不禁叹息曰："你已经尝到了俗语说的'上山擒虎易，开口向人难'的味儿了。人家的医术还是传子不传女的，怎肯教你这个外人？"好，既然开口向人难，我就下决心上山擒虎去！我自制了许多大卡片，分门别类地把读书遇到的"惑"详记下来，并作一些自以为是的注释；在别的书上遇到同类的问题时，便把它记在一起；记得多了，把它们综合起来，互相参证，一些疑难的问题就这样给解决了。一年半载后，再回过头来，看看旧时的注释，常常觉得幼稚可笑，甚至荒诞不经，这说明自己有了进益，便再做第二次注释，甚至第三、第四次地做下去。我这种笨拙的方法的确要费很大力气，然而我走了这一段曲折崎岖的道路后，便渐入坦途。到了50年代，这些写得潦草歪斜的卡片，叠起来竟有一尺多厚。真是"字字看来都是血，十年辛苦不寻常"了。"文革"开始，这些卡片全被查抄，红卫兵想从里面找到我进行"反革命"

活动的蛛丝马迹，结论却是"里面虽无黑话，毕竟是谬论连篇"。于是，一个秋风萧瑟的晚上，在王氏家庙前面的空地上，我被勒令亲手把自己半生心血写成的纸片，连同全部古书，一一抛进熊熊的劫火之中。呜呼！从今以后，我这些"谬种"，不复流传于世，"贻害后人"了。

四是验证难。医家有句口头禅："熟读王叔和，不如临证多"。"王叔和"，我确实读得滚瓜烂熟，而临证呢，却空空如也。战国时赵括徒然纸上谈兵，导致了赵国军队的全军覆没。他日我出而问世，诊起脉来，会不会"心中了了，指下茫茫"，从而误尽苍生？为了解决这个难题，我想出了一些办法。首先就是经常替自己的几十个学生检查身体，鉴貌辨色，察舌按脉，从无病的人中去知其"常"；同时，又义务替学生、亲朋、邻居治病，用症来测脉，以识其变。由于治疗小病有点效果，竟有人上门求医，我也从脉症合参中，渐渐地心领神会了。1941年秋，暑湿热疫流行，我把叶天士的甘露消毒丹制了好几斤，免费赠给患者。群众反映，效果比时医开的方子还好。从此，我的医名渐为人所知。1942年春节，我便挂起"儒医"的招牌，正式悬壶。那年，我才21岁。

循序渐进　学以致用

陈修园的医书对我学习中医帮助很大，但也耽误了我一些宝贵时间。陈氏是个崇古尊经者，他把圣人的经典吹得神乎其神。我既然立志要做一个有所作为的医生，便先从圣人的《内经》下苦功。不幸所买的又是"张马合注"本。马元台的注还不怎样，而张隐庵的注解，真是"玄之又玄，众妙之门"，反比原文更难理解，而且不切实用（他的《伤寒论集注》也是如此）。我在徬徨苦闷当中，想起"行远必自迩，登高必自卑"那句名言，又回忆李老师教我读书时，先是从"秋夜有蟋蟀，鸣于墙下……"一类浅显的学起，接着读《桃花源记》《项脊轩志》等，后来才读《四书》《五经》以及诸子百家。我想，学医也如学文，必须循序渐进，不能躐等。于是，把陈修园抨击为浅陋不足道的《本草备要》《汤头歌诀》《医宗必读》《濒湖脉诀》，以及《医学心悟》《笔花医镜》等重新钻研。有些早在中学时代已经读过的，今天仔细玩味，得益更多。一天晚上，我专心研究程氏止嗽散的组方义理，略有所悟。第二天恰巧有一商人咳嗽两月，遍服燥热寒凉攻补诸药不效而来求诊。我用止嗽散，竟一剂知，两剂已。此人叹为奇迹，到处宣扬。这时，我深深体会到：深入浅出而又切合实际的医书，说它价值连城，也不为过。

像我这样一个无牌的青年医生，要跻身医林，树立威信，必先善治见效快的"时病"。我便把伤寒温病作为学习重点，专心钻研。这时不敢好高骛远，但求学以致用。古往今来，注解《伤寒论》的不下百余家，而我却从浅显的《伤寒论类方》入手，继而钻研柯氏《伤寒来苏集》。说老实话，几十年来，各种各样的《伤寒论》我浏览不少，而得力者还是此两书。学温病不消说是以《温病条辨》与《温热经纬》为主，旁及吴又可、杨栗山、俞根初、何廉臣、雷少逸诸家。我在中学时，学过一点历史唯物主义和辩证法，这对我学医很有好处，它使我避免陷入主观主义的泥淖中。我熟读《伤寒论》，但没有成为固执仲景方的"经方派"；我深究温病，也没有成为徒尚轻灵的"时方派"。我很早以前就认识到温病学说是伤寒论的发展和补充，主张"寒温合流"。在氯霉素尚未广泛应用之前，我运用仲景的桃花、黄土诸方，与吴氏安宫、清营、复脉等方化裁，治愈好几例肠伤寒下血重病，就是明显的例证。

俱收并蓄　待用无遗

听说行道数十年的老中医，必有几套看家本领，或长于温补，或擅用寒凉，或善治惊痫，或专医崩漏。甚至对一方一药的运用，也有独到之处，如"竹茹先生"、"平胃散大夫"等等。而我真是十分惭愧，可说是一无所长。如果硬要我说说自己几十年来读书临证有哪一点成就，那末，一言以蔽之曰："师古而不泥于古，能撷采各家之长；而辨证细心，据理治病，不拘一格，如此而已。"我能做到这一点，一方面是如上所述，学得一些辩证法的皮毛，另一方面和我缺乏师承很有关系。本来，没有祖传师授，光靠自学，"事倍功半"，是件坏事，但对我来说，却变成了好事。好就好在全靠自己独立思考，不会给一家之言先入为主，印定眼目，以致临床思维，"偏"向一边。

我对宋金元明时期争鸣的百家，用历史唯物主义观点详细分析他们所处的时代背景，不存任何偏见，而是采其所长，为我所用。例如，我用刘河间的防风通圣散治愈脑血管意外重症，用李东垣的清暑益气汤治愈"恶网"，用朱丹溪的越鞠丸治愈腹部手术后肠粘连，用张景岳的大补元煎治愈慢性肾炎，用王肯堂的神芎导水丸治愈急性肾功能衰竭，用谢映庐的大回生汤抢救危重的小儿慢脾风，用吴鞠通的三甲复脉汤治愈血小板减少性紫癜等。这些微小的成就，放在繁花似锦的医学园地里，不过是几茎野草；但可以作为我的寒热攻补诸法，是因病而施，不拘一格的例证。

我对古今有成就的医家都十分尊敬，但不盲目崇拜。我很佩服叶天士，但不同意他那"柴胡劫肝阴，葛根竭胃汁"

之说。几十年来，我治疗温病，常用柴葛，都很得心应手，没有出现过他老人家所说的不良反应。我也很赞赏王孟英，却惋惜他偏好寒凉，畏羌、独、芎、防如虎。而我于1957年夏秋之际，用活人败毒散治愈流感700多例，最近，又用此法加石膏治登革热，能收捷效，不是证明王氏未免偏执了吗？

　　随着自己对伤寒温病在实践中的不断摸索，对某些传统的理论也敢于提出不同的见解。例如，叶天士引述张凤逵《伤暑全书》之言，主张治疗暑温不必用下。余师愚治暑热疫也反对攻下。我却认为，既然"夏暑发自阳明"，且其热较伤寒温病为甚，寒、温之邪可以传腑，而暑温岂有只传经而不入腑之理？早在60年代，我就用下法抢救过许多例乙脑危症。又如麻后肺炎，从《医宗金鉴》至清末名家，都主张用辛凉宣肺，苦寒清热解毒的治法。我通过大量的临床观察，发现有半数以上的患儿出现火盛刑金、肺叶焦枯的证候，便采用以喻氏清燥救肺汤为主的甘凉濡润，沃焦救焚的治法，前后救过200多例危重患儿（多合并心衰），全部治愈。"愚者千虑，必有一得"，所以我从不曾为自己不是正途出身而妄自菲薄。

　　凡是活人之术，不论古的、今的、西的，以至针灸、外治、民间草药、单方，我都不肯摒弃。早在40年代，我认识一位姓陈的外科铃医，他说自己不知书，不懂内科，只会用点草药。但有好几例肠伤寒误用温补，出现严重毒血症的，他用鲜崩大碗二斤，捣汁加水频灌，都转危为安。我吸收他的经验，了解到崩大碗甘淡而寒，清热解毒祛湿之力甚强又不伤正气。后来在医院同道的启发和协助下，用它治疗尿毒症，降低血中非蛋白氮，很有实效。

韩愈曰:"玉札丹砂,赤箭青芝,牛溲马勃,败鼓之皮,俱收并蓄,待用无遗者,医师之良也。""良"则吾不敢当,"俱收并蓄",不存偏见,这一点自问尚能做到。

学无常师　不耻下问

孔子曰:"三人行,必有我师焉。"他老人家犹且学无常师,何况于我?在行医的40多年中,我曾经"偷"过师,拜过师,也和同道们在共事中,互教互学,能者为师。直到如今,垂老之年,还牢牢记着《尚书》的一句话:"谦受益,满招损。"

早年,东莞医界前辈中我最熟识的是陈炜如。沦陷时,他一家逃难乡间,衣食无着,我父亲曾周济过他几次。可惜我每次虚心向他请教时,他一味敷衍搪塞,甚至"王顾左右而言他。"陈炜如擅长温补,但又泥执温补。有一次,他用补中益气汤治愈一麻疹内陷危症,病家送来匾额金猪,以示酬谢。我向他道贺,顺便恭维他几句。他立刻眉飞色舞,滔滔不绝地谈论这病前手怎样误治致危,当时脉症如何如何,医皆谢绝不敢治,他为什么大胆用补中益气汤的道理。这样,我就"偷"到了师。事有凑巧,前面说的那位朴实的外科铃医用崩大碗治愈的肠伤寒毒血症,就有一例是陈炜如用温补治坏的。正反两面事例,使我深刻地体会到,医贵圆通,切忌固执,病万变,药亦万变,正如叶天士所云:"治病当活泼泼地,如盘走珠耳。"

从1959年到1979年的20年间,除了被因于"牛棚"的3年及其前后一段时间外,我负责留医部工作达15年之久。以我这个中医学术根基浅薄,西医知识又只懂皮毛的人来负此重任,惟有勤勤恳恳,谦虚谨慎,向同道们学习。一碰到疑难病例,我必请人会诊。李翼农、谢其彦两位老中医在抢救危重病人中就提过许多宝贵意见，我也学到他们许多专长。由于留医部是搞中西医结合的，十几年来，我每天都有向西医大夫学习的机会。尤其是陈婵娟医生，她既肯学，又肯教，和我共事时间较长。她向我学中医，我向她学西医，她言传身教，悉心指点，我也学到不少东西，陈医生不幸早逝，使我失去一位良师益友。那天向她遗体告别时，我不禁潸然泪下。

要向高级医务人员学习，是不容易的，但我绝不放弃每一个机会。大跃进期间，县委组织医务人员下乡防治水肿。虽然短短几天，我就向张崇炜站长学会触诊肝脾的方法。全国西医学中班的高级医生来我院实习，空军医院李主任是个心脏专家，每天下午，她随我看门诊。通过病例的共同探讨，我把自己的心得体会一一告诉她，她也把独到的心脏听诊技术传授给我。对她的无私和热忱，真是"中心藏之，何日忘之"。

"学无先后，达者为师"，"学如积薪，后来居上"，此乃理之常也。所以我不但向专家学者们学习，还向小字辈学习。我的许多学生，都已"人到中年"，从事医疗专业也近20年了。例如痔瘘、针灸、正骨、五官等科，我碰到问题时，经常找他们会诊，并向他们请教有关方面的知识，从来不摆老师的架子。

科学大师牛顿说他的成就，仅仅像个在海边玩耍的小孩，拾到几个贝壳以自娱；真理的大洋，还躺在他的前面而是未被发现的。对比起来，我真是沧海之一粟了。生也有涯，知也无涯，惟有遵照周总理的教导："活到老，学到老。"

知难而进　教学相长

少时读古人医案，经常见到"辞不治"这句话，如果套上"四人帮"的纲，就是见死不救了。我想，医生这样做，大概有两种原因，一是宣告自己技穷，希望病家另请高明；一是为了保全声誉，怕沾上"医死人"的恶名。我行医40多年，除了主持留医部期间，有些病人限于本院条件必须转院或上送者外，对危重病人，从不推托。我开业第一年，有一位产后瘫痪的病人，更医17手无好转，呻吟床第，动弹不得，已奄奄一息。许多名牌医生，匆匆一诊，便辞不治了。病家无法，希望"大鬼不灵小鬼灵"，请我诊治。我把病史、四诊及前后治疗经过详细记录下来，并查阅古今医籍，对症下药，终于把病治好了。此病人现犹健在，已白发如银，儿孙绕膝了。有些病人，我明知其必死，也全力救治，不但病家毫无怨言，我的声誉也没有受到损害。孙真人教导我们这些当医生的："若有疾苦来求治者，不得瞻前顾后，自虑吉凶，护惜身命。见彼苦恼，若己有之，深心凄怆，勿避险峨。昼夜寒暑，饥渴疲劳，一心赴救"。这些至理名言，我虽不能完全做到，但面对疑难重病，我从来没有畏缩不前。

医疗方面如此，教学方面，我也是知难而进。1959年，我鉴于本县中医队伍青黄不接的情况，向上级提出办中医学徒班的建议，得到党委和卫生部门的支持，并委托我主持其事。这时卫生院正当医药合一，红彤彤的"大老粗"掌权。在某些人眼里，中医都是"封建余孽"，因此，学徒班得不到医院某些人的支持。那时侯，我们不但没有办班的经验和现成的教材，甚至连教室和桌椅也不给我们。上课的地点，一会儿在饭堂，一会儿又叫我们挤在中药店的小阁里，一会儿又被赶到西城楼上去了。由于学习条件差，有两个学员中途退学了，于是，某些人又乘机飞短流长，吹起一股冷风，学徒班面临散伙的危险。面对着这样困难的局面，我毫不动摇。一方面不分昼夜地工作，细心批改作业，认真编写教材；一方面对学员进行细致的思想教育，并积极争取上级的重视。后来，得到省卫生厅精神上的鼓励和物质上的支持，学徒班才能安定地办下去，而且一届比一届办得好。

从 1959 年到 1979 年的 20 年间，我们办了四届中医学徒班，一届中医赤医班，两届西学中班，上课时间长达 16 年之久。老师担课是没有报酬的，后来只有很少的茶水费。在课程分配方面，我总是把方便让给别人，把困难留给自己。先让老师们尽量选择自己所喜欢的或是驾轻就熟的学科，剩下来的都由我担任，因而我担的课比别人多一倍，也比较深奥难教些。在那漫长的 16 年里，白天工作又十分繁忙，但为了把年青一代培养成材，我备课十分认真，往往工作到夜深人静，月斜窗纸，经常连星期天也不休息。各种自编的补充教材和备课的手稿，除了"文革"期间被烧掉的一部分外，现存的还有十余万言。这既是我辛勤劳动的留痕，也是我不断进步的标志。有人说我这样做是"老衬"（意即笨蛋），而我却认为自己不但不笨，而且既利于人，又利于己。魏征在谏唐太宗的《十渐不克终疏》里，提醒他在文治武功鼎盛煊赫之时，开始演变，不能像过去那样宵衣旰食，励精图治了。一个医生当他有点名气，诊务日繁，薪金优厚的时侯，往往也会像唐太宗那样觉得自己差不多了，该松一口气，歇歇脚了。于是从此停滞不前，甚至倒退了，"懒意一生，即为自弃"，我时常用"学如逆水行舟，不进则退"这话来警惕自己，我多担一些较深的课程，就是强迫自己不断学习，不断钻研。在十多年的教学工作中，我确是"温故而知新"，不但把过去所学的扎实生根，而且获得许多新知识、新见解。"教学相长"这句话是千真万确的啊！

岁月不留，青春难驻，儿时在李老师面前束发受书的情景，如影历历；而一觉邯郸，便头童齿豁，皤然一老翁了。"臣之壮也，犹不如人，今老矣——"照理是"无能为也已"。然而，共产党员有残年却没有闲年。我一息尚存，还想继续干下去。李商隐用"春蚕到死丝方尽，蜡炬成灰泪始干"的诗句来表达他对爱情的坚贞不渝，那我就借用它作为我对中医事业的信誓旦旦罢！

谈古人著书校勘之疏忽大意

古人谓立言传世，可与立德、立功并列，为三不朽。故著书立说，或校勘工作，须极其严肃认真，不能稍有粗疏苟且。然中医典籍浩繁，其中鱼龙混杂，在所难免。即使医学名著，亦有白璧微瑕，疏忽谬误之处，顺手拈来，即有数例。

（1）赵养葵《医贯》，阐发命门真阴真阳之说，不无可取，然书中疵谬不少。如引述古方，桂枝汤无姜枣；小柴胡汤仅录柴胡、黄芩、甘草3味；白虎汤却增入人参、竹叶，粳米改为糯米等，比比皆是。而论金匮肾气丸则曰："此方以八味丸为主……又有车前、牛膝二味，最为切当，方见《金匮要略》，故名金匮肾气丸。"将《济生》方误作为《金匮》方。其最无稽者如"消渴论"一节云："……昔汉武帝病渴，张仲景为处此方，至圣玄关，今有可想，八味丸诚良方也。"难怪徐洄溪砭之曰："仲景是汉献帝时人，与武帝相去三百年，明明可考，乃造出此语何耶？赵氏所谈，无往非梦，此则又梦之最不经者！"

（2）《温病条辨》风行海内，至今近200年。吴瑭自序，开首即说："立德立功立言，圣贤事也。"明示著此书之郑重。其"凡例"则曰："是书虽为温病而设，实可羽翼伤寒。"然而，若论精细严谨，吴氏去仲景远矣。试观《伤寒论》桂枝汤增桂之量则曰"桂枝加桂汤"，四逆汤重用干姜则冠以"通脉"二字，仲景处方用药，一丝不苟，法垂千古。吴氏侈言"是书仿仲景《伤寒论》作法"，试观其冠《条辨》诸方之银翘散是如何仿法。银翘散由十味药组成，方中原无元参。如"上焦篇"第4条，银翘散方加减法曰："……项咽肿痛加马勃、元参。""中焦篇"第22条云："阳明温病，下后疹续出者，银翘散去豆豉，加细生地、大青叶、元参、丹皮汤主之"。银翘散中确无元参甚明。然"上焦篇"第16条云："……发疹者，银翘散去豆豉，加细生地、丹皮、大青叶，倍元参主之"。所列方药标明"元参加至一两"，如此则银翘散原有元参五钱矣。又"上焦篇"第40条，"太阴伏暑，舌白、口渴、有汗，或大汗不止者，银翘散去牛蒡子、元参、芥穗，加杏仁、石膏、黄芩主之"。则银翘散又应有元参矣。忆60年代，医学杂志曾有银翘散究竟有无元参之争。余意此实吴氏粗疏之过，后人无须争议也。

《温病条辨》有青蒿鳖甲汤二首。一首见于"中焦篇"第83条，治"脉左弦，暮热早凉，汗解渴饮，少阳病偏于热重者"，药用青蒿、知母、桑叶、鳖甲、丹皮、花粉6味，此条录自《临证指南》卷四"疟门翁姓案"。另一首见于"下焦篇"第12条："夜热早凉，热退无汗，热自阴来者，青蒿鳖甲汤主之。"药用青蒿、鳖甲、细生地、知母、丹皮5味，此条录自《临证指南》卷三温热门王姓案。两方皆名"青蒿鳖甲汤"，而药味主治各异，且皆出自吴氏一人手笔，其粗心大意，竟至于此。

（3）王孟英笃实精思，似胜吴瑭一筹，然亦不免有疏忽之处。《温热经纬·叶香岩外感温热篇》第九章论绛舌："……舌绛而光亮，胃阴亡也，急用甘凉濡润之品……"

王氏按语云："光绛而胃阴亡者，炙甘草汤去姜桂，加石斛，以蔗浆易饴糖。"此乃误将小建中汤之饴糖移植于炙甘草汤中，王氏既一时大意记错，惜后又不加细校。而最怪者乃汪谢城，此人宦而知医，对王氏著作，多加评语。倘汪氏遵孔子直、谅、多闻之教，细加校勘，不难发现此误；奈何他一见王孟英按语，赞诩之辞便溢于言表，评曰："以蔗浆易饴糖，巧妙绝伦。"实属笑谈。

（4）何廉臣《重订广温热论》搜方颇广，其中嘉道以后之经验新方，尤足珍惜。惟其录方太多，重出之方不但未能觉察，且妄加比较，以致错上加错。此书第二卷"验方"一章，既有"安宫牛黄丸"，又有"新定牛黄清心丸"，两方药味、药量、制法、服法完全相同，其实即一方也。何氏每采近世验方验案，或安上新名，或冠以"新订"两字。经笔者对校，其中"新订牛黄清心丸"，乃何氏录自《温热经纬》者。只因王孟英贬抑《温病条辨》，不用其"安宫"之名，只云"一方"；何氏不曾核对，误认为另是一方。当然，忙中有错，在所难免，但何氏却加上按语云："安宫牛黄丸最凉；瓜霜紫雪丹次之；犀珀至宝丹、牛黄清心丸、新订牛黄清心丸、万氏牛黄丸又次之……临证斟酌可也。"同是一方，只因方名之异竟说成一则"最凉"，一则"又次之"，岂非笑话？

著书疏忽之误已如上述，编辑校勘医书，若粗心大意，亦可出差错。如：

（1）世所传《徐灵胎医书十六种》，其中《难经经释》《神农本草经百种录》《伤寒论类方》《兰台轨范》《医学源流论》《医贯砭》6种，以及徐氏晚年（乾隆丁亥，1767年，时年75岁）所作之《慎疾刍言》可确信为徐氏真作。《洄溪医案》乃王孟英咸丰五年所得之抄本，亦似徐氏手笔。其余则不能肯定为徐氏真作。如《六经病解》几乎全抄自柯琴《伤寒论翼》，亦无徐氏补正批注之文。又如《伤寒约编》，文辞义理皆与徐氏真作不类。而近世左季云所编之《伤寒论类方汇参》所列诸方，一是仲景原方药量，二是洄溪用量，其意殆谓古今铢两不同，应有所变通，用心非不善也。然其所谓"洄溪"用量者，实出自《伤寒约编》，可知左氏误认为此书乃徐氏所作。而《伤寒约编》所用经方，多违仲景法度。更荒诞者，此书将"发汗后身疼痛，脉沉迟者，桂枝加芍药生姜人参新加汤主之"，误为"桂枝去芍药生姜加人参新加汤"，且妄加注释，以说明去芍药、生姜之理。可知实非徐作，这显然乃左氏失察致误。

（2）裘吉生主编之《珍本医书集成》，亦有明显校勘核实之误。如《医医偶录》，一望而知即流行甚广之《笔花医镜》，仅在《医学三字经》之附录中抄录数条，遂变成"陈修园晚年教子所作"（见原书《提要》），杜撰有陈氏自序一篇，说是作于嘉庆癸亥年（1830年），其中有云："某今年七十有七……"考陈修园约生于1753年，癸亥年仅50岁耳，校勘者之不察如此。

又《宜麟策》及其《续编》，乃裘氏自己校勘者。其《提要》云："本书一卷，续集一卷，著者佚名，惟总论中自署曰宾，因不知其姓，无从考证。"其实《宜麟策》是《景岳全书·妇人规求嗣类》之第一章，可知裘氏并未读过《景岳全书》，甚至连目录也未看过。当然，中医古籍太多，未读过此书不足为奇，然而，更使人怀疑者，乃裘氏校勘时是否细看全书。因《续编》第一句即曰："张景岳先生《宜麟策》为求嗣者必读之书。今采诸书各论，编成四类以续之。"则《宜麟策》之作者当是张景岳，而"自署曰宾"之疑团亦可冰释（景岳名介宾），何得云"不知其姓，无从考证"乎？惟续作者尚未署名耳。裘氏乃医界名宿，校勘医书，竟大意若此！

以上所述，非余对古人之书肆意吹求，余中年时，亦有此失，及今思之，心犹怦然。余昔年读周岩（伯度）所著《六气感证要义》（《珍本医书集成》本），喜其词理明畅，诵读不辍。且其自序明言："集中注拙拟者百数十条，悉注家屦齿所未经……"深信皆周氏所自拟者。1963年，余治愈暑温后期眼球震颤全身瘫痪一例，撰文投寄医刊，文中引述周岩"拙拟"一条云："夏月人身之阳，以汗而外泄，人身之阴，以热而内耗，阴阳两有不足……"及后细思，此语甚熟，不知在何书见过。一日，某生谓余曰："师教我等流览喻氏书，今发现此语早已见于《医门法律》。检视之，果然。周岩剽窃前人名言为己有，余不察，遂受其欺。惜此文已发表，无从更改，懊悔莫及。嗣后写作乃不敢草草。十年动乱期间，文风不正，流毒海内，医界亦受其害，粗滥之作不少。已往不谏，来者可追，笔者本古为今鉴之旨，聊摭数则，一以自警，且与同道共勉云尔。

犀角、虎骨代用管见

最近国家明令禁止销售犀角、虎骨，两者今后亦不作为药物使用。近年全世界都在保护珍稀动物，犀角、虎骨实际上脱销已久。笔者一向认为，中药品种繁多，有许多是功效相同或近似者，可互相代用而不影响疗效。然必须按照中医辨证论治的立法、处方、用药原则，又须熟悉被代用之药所具有的各种效能，及其在方中所起的作用，才能运用自如。不能像某些方书所说的"如无犀角，代以升麻"那么笼统。下面略陈管见。

犀角的代用

古今方书，治热病用犀角者甚多，也由于珍贵难得，几百年前已开始找寻代用品了。过去常用兕角代之。兕是犀之别种，功效相侔。此物多由外国经广州进口，故清代医案称为"广角"，粤人称"柱角"。现此物亦已脱销，不可恃。近年有用大量水牛角代犀者，然在复方中，疗效尚难评价。如清瘟败毒饮，方中已有石膏、芩、连、元、地、丹、栀等药，虽不用水牛角也能治好大热症。水牛角单用能否代替犀角，还须积累大量临床资料，才能肯定。

犀角性味咸寒，入心肝胃三经，主要效能是清热、解毒、凉血、苏神。据此，拙意是：

（1）治疗心胃两经气营燔热，如《圣惠方》中几首犀角散，可用黄连生地两药代之。因两药皆入心胃两经，既清气分炽热，又能内彻营阴也。如方中已有黄连、生地，可加大其量，再用栀子、竹茹一两味已足。

（2）邪入血分，发斑发疹或吐血衄血，急须清热解毒，凉血活血者，如《千金》犀角地黄汤。可根据临床证候孰为主次，分别用药代之。消斑透疹可用红条紫草、金银花、丝瓜络等凉血透络之品。治疗各种热性出血，笔者常用犀角地黄汤复入《金匮》泻心汤及大量茅根（鲜者可用至 500 克），虽无犀角而疗效不逊。

（3）犀角是血肉有情之品，藉其通灵之性，入心包络以解热苏神，此则非上述药物可代，如安宫牛黄丸，叶氏神犀丹，吴氏清宫、清营诸方等，笔者每用羚羊角合玳瑁代之。羚羊角主要作用虽是凉肝息风，然亦有清心热、镇心神作用。玳瑁咸寒入心肝两经，古人多用治中风失语，神昏瞀乱诸症，故至宝丹用之。李时珍说："玳瑁解毒清热之功，同于犀角。"与羚羊角合用，相得益彰。玳瑁产于南海，羚羊主产于我国西北，目前药源尚足也。

虎骨的代用

虎骨的应用不及犀角广泛，且水煎不易出味，古方多入丸散或酒醴中。虎骨性味辛甘大温，主要作用是追风与健骨。用于追风之常用方有二：一是《圣济总录》之大活络丹，方中药味多至 50 种，属于动物类的追风药已有乌梢蛇、白花蛇、全蝎等，虎骨并非主药，将方中之动物药稍加大其量已足，不必另代（方中亦有犀角，不用亦无关紧要）；二是《圣惠方》中之史国公药酒，亦治中风后半身不遂，手足拘挛，麻痹不仁等证，拙意用白花蛇及全蝎两者代替虎骨，追风之力可能更佳。

虎骨作强筋健骨之用，以治痿症之常用方亦有二：一是

《局方》虎骨四斤丸，一是丹溪虎潜丸，前者偏于助阳，后者偏于补阴。笔者曾用山羊胫骨及其髓代替虎骨，疗效甚佳。《纲目》羊胫骨治筋骨挛痛无力，而其髓则有填阴补髓之功，正合于虎潜丸中用猪脊髓之义。至于后世有用虎骨入汤剂治肢体痿弱者，可用鹿筋代之，温煦之性既同，而补虚之功则更胜一筹也。

请君一读《郭玉传》

范晔的《后汉书》有《郭玉传》，记载东汉和帝时针灸名医郭玉的事迹。现将原文大意简译如下：郭玉任太医丞，就是朝廷里的医官。他医术高超，心存仁爱，虽贫贱奴仆，也尽心医治，但治疗达官贵人，有时是治不好的。汉和帝命贵人打扮成贫民模样，找他治病，却一针即愈。皇帝问他是什么原故。郭玉答道："医生治病，一定要情绪安静，才能用心思考。达官贵人凭着尊严的身份来驱使我，我怀着恐惧的心情来应付他，未免有许多顾虑，施针时过于小心翼翼，手法不能运用自如，怎会有好的疗效呢？……"

上面的事，在今天也会重演，下面是两个实例。例一，1969年，文化大革命期间，我刚从"牛棚"里被释放出来，恢复医疗工作。一天，某同志带着一个穿干部服的中年妇女，手抱两岁孩儿，来我诊室。某同志对我说："老何，这是某首长的儿子，你得认真细心地给他诊治。"我随口答道："请放心，我向来不分贫富贵贱，都一视同仁，细心诊治。"某同志立刻哼了一声，脸色变得很难看，并对我投以鄙夷愤怒的目光。这时，我知道说错了话（其实，这话一点也没错，后来在 1992 年，原中共广东省顾委主任寇庆延同志送给我的一张条幅里面就有这几句话），心中怦然，霎时咸酸苦辣各种滋味一齐涌上心头，怎样抑制也无法使心情平静下来。诊脉时，指下茫茫，辨证则模糊不清，只好开了一张极平淡的方子，聊以塞责。不消说，他们此后再也没找我看病了。

例二，1978 年，有一天，看守所两位同志抬着一个青年人入院治疗，这青年是企图偷渡出境的"卒仔"，被捕时，还以暴力抗拒，打伤了人，是应该判罪的。他患的是病毒性脑膜炎，当时高热神昏抽搐，病情危重。我和住院医生一起诊查后，建议用加减防风通圣散表里兼治、气血两清的方法，并结合西药治疗。医生们见病者是个犯人，便毫无顾忌地大胆用药，所用的剂量比我意想的还要大，结果，两天后热降神清，十天痊愈，而且没有任何后遗症。东莞有句谚语云："烂人天子命。"此之谓也。

读了《郭玉传》，听了我讲的亲身经历的故事后，大千世界的芸芸众生，包括医生、患者、大官小吏、富商巨贾、市井平民、山野村夫等等，都会有不同的感想吧？

精神内守　病安从来

中国最古老的医书《黄帝内经素问》第一篇《上古天真论》有这样几句话："恬淡虚无，真气从之，精神内守，病安从来？"意思是："心境清静安宁（恬淡），排除杂念妄想

（虚无），抗病能力（真气）就自然产生（从之）。这样，精神固守于内，疾病怎会发生呢？"此话阐明了人的精神状态在养生保健、防病治病中所起的作用。这种作用有时是十分巨大的，甚至是不可思议的。战斗英雄麦贤得，脑部多处重伤，竟能继续作战几小时，直至把敌人消灭，创造了医学史上的奇迹，就是他崇高的爱国思想和坚强的战斗意志所凝成的精神力量起着决定性作用。南唐李后主只活了42岁（也有传说他是被毒死的），他亡国后，过着"此中日夕只以泪洗面"的生活。"春花秋月何时了？往事知多少？小楼昨夜又东风，故国不堪回首月明中。"如果他不是对人生感到极端厌倦，是不会写出这样的词句。从医学的角度来看，无论宋太宗曾否赐给他牵机药，李后主也决不会久居人世。因为他的精神不但不能内守，而且彻底崩溃，他的生命力已经完全丧失了。

相反，南宋爱国诗人陆游的一生却是积极向上的，他从小就有驱除鞑虏、还我河山的雄心壮志，虽几经挫折，但始终没有丧失对胜利的信心。"老子居然健，上元如许晴，安能拥箍鼓，万里将幽并。"这是陆游78岁时所写的诗，垂暮之年，还想带兵伐金！他对理想是这么执着地追求，同时他胸怀豁达，热爱生活。"八十老翁顽似铁，三更风雨采菱归"的诗句，把一个健康、愉快、积极参加劳动的老知识分子的形象，活现于纸上。他说"家世无年"，祖父三代都早死，说明他没有长寿的遗传基因，而能活到85岁，"精神内守"是他享高寿的重要因素。

自然界的寒暑燥湿，变幻莫测，人类社会生活，又极为复杂，"致病原"随处都有，人们患病是很难避免的。然而我们也应该相信，自己的身体也是十分奇妙的，它完全有力量抵抗疾病，战胜疾病。最近有一位老人，经大医院检查确诊，他身上竟患有六大病：①右脑血栓形成；②三期高血压；③糖尿病；④慢性肾炎合并肾功能不全；⑤十二指肠球部溃疡；⑥痛风。如果他恐惧悲观，就像广东人说的"早就玩完了"。然而他抱着"既来之，则安之"的态度，不焦急，不忧虑，过着宁静愉快的生活，积极配合医生与疾病作斗争，现在，他还能生活自理，带病延年，寿逾古稀了。

古往今来无数事例，雄辩地说明"乐观者长寿"这个真理。奉劝一些因患慢性病而苦恼的朋友，从此振作起来，在"战略上藐视敌人"，只要你充分发挥强大的精神力量，一定能够调动五脏六腑的真气，战胜疾病！

无过、无不及（中老年防病刍见）

孔夫子曾说："过犹不及。"意思是：做事做过了头和做得不够，同样是不好的。这话用于养生防病确有一定好处。日常生活中不少这样的实例。譬如饮茶，大家都认为是有益的。诸家本草，都说茶有"清头目，除烦渴，化痰消食，利尿解毒之功"。近年文献不断报道茶有调整血压、降低血脂、抗癌、防癌各种好处。于是有人信之过甚，饮之过量，而成"茶癖"。中医书说，"茶癖日久，则伤精耗气"。现代医学说茶里有咖啡因，饮用过量会使心跳加快，血压升高；茶里的鞣酸摄入过高，会引起消化不良，食欲减退。

又如饮酒，害处很多，唐代《千金方》说过量饮酒，则"烂肠胃，溃髓蒸筋，伤神损寿"。但《本草纲目》说："少饮则活血行气，壮神御寒。"最近外国许多学者认为，"少量饮酒，对老年人来说，不是毒药，而是灵丹"。

茶酒如此，其他饮食也不应过和不及。

常见一些人，及时行乐，对酒当歌，甘脆肥浓，漫无节制，烧烤煎炸，毫不顾忌，这是太过的一面。近年来心脑血管病和慢性胃肠疾患，日渐增加，饮食失节是一个重要因素。

有一些人一知半解，产生了许多不必要的顾虑。例如，发现自己的血脂偏高，又知道鸡蛋中的胆固醇含量很高，便谈蛋色变，誓不沾牙，殊不知，鸡蛋中所含的卵磷脂却有降低血中胆固醇的作用，而蛋黄里的不饱和脂肪酸又能与胆固醇结合，增加其流动性，而不致沉积。大部分心血管病患者，吃些鸡蛋是有益无害的。还有一些人，泥执成说，拘忌过甚。有的吃一个冰棍便觉"寒"，有的喝半碗芥菜汤便觉"泻"，有的吃几块鸡肉便觉"燥"，有的吃几个荔枝，胃中马上生起"三把火"来了。这些都是长期戒口，身体对某些食物不适应所致，更主要的是由于一种不正常的心理状态所造成。只要解除心理威胁，善于把多种多样食物搭配得好，这些怪现象就不会出现了。

"生命在于运动"，中老年人参加适当的劳动和经常运动，对健康很有好处。然而岁月不饶人，脏腑气血，毕竟比不上青壮年时旺盛了，故运动宜"恒"而不应"过"，超负荷的运动导致不良后果的例子，我见甚多。南宋长寿诗人陆游，喜欢运动，但有一条，"意倦即止"，就是感到有点疲倦就马上停止，绝不勉强，这很值得我们借鉴。

服药治病，也不应太过。这里所说的是一般常见病，顽残痼疾，又当别论。其实有许多普通病是可以自愈的。有的病虽然要及时治疗，但有的人却过于怕病而又迷信"名医"、"良药"。感冒发热也要中西药并进，肌注与静注兼施，虽病退八九，还要服药打针，以为这才是"除恶务尽"，殊不知药过病所，便是诛伐无辜，而且过分依赖药物，身体对疾病的抵抗力便相对减弱，以后患病的机会便多了。"三分医疗，七分护理"这话是很科学的，所谓"七分护理"，并不意味着要住院，靠护士，而是可以经过自我和家人的调护，使身体能够依靠自己的力量来战胜疾病。清初一部医学名著《医学心悟》里有保生四要，就是"慎风寒，节饮食，惜精神，戒嗔怒"，寥寥12个字，如果能行之有恒，不但可以大大减少求医服药的麻烦，而且对人们的身心健康，更大有裨益。

扬长避短　心血管病患者可以长寿

同济医科大学名誉校长裘法祖教授说他的老师波尔期特教授有一句名言："人老，老在血管上。"就是说，随着人的年龄增长，血管的功能和结构也发生了变化，它也变老了。所以，中老年人的心血管发生这样那样的病变，是很自然的。譬如一个瓷碗，用了几十年，未免有些裂痕、缺损，只要你小心仔细，还可以用很长时间，下面列举三位患有心血管病而长寿的例子。

①丘吉尔，英国战时首相，他是早产儿，身矮体胖，家族又无长寿史，医生检查他的心血管系统有几个危险信号，他照样繁忙工作，活到91岁。

②上海诗人、书法家苏局仙，1992年12月30日逝世，

享年 111 岁。遵老人遗嘱，进行尸解，证实死亡原因为"休克型"肺炎（从那天出现症状到死亡仅 4 小时，人们都说他是"无疾而终"），同时发现他主动脉、冠状动脉、大脑动脉……重度粥样硬化，全身大、中动脉内膜增厚，中层萎缩。这说明苏老患有严重心血管病，且由来已久，却能活到 100 多岁。

③我市的广东省名老中医李翼农，从 40 岁起一直是心律不整。75 岁以后下肢时肿时消，而血压偏高、心功能不全也有很长时间，他却能活到 95 岁。

这 3 位老人的生活环境尽管各有不同，而其长寿的原因却有一个共同点："扬长避短"。因篇幅关系，现仅以我所熟知的李翼农为证，举一反三。

先谈避短。李老深知自己患有心血管病，所以从不吸烟饮酒，每天喝几大杯龙井茶，以疏通气血，清除积垢。心血管病忌熬夜、受凉，所以他早眠早起，谨慎风寒。情绪激动会导致心血管病患者猝死，所以他一生随遇而安，心境平静。文革期间，他被逐出医院，生活艰苦，他也处之泰然。造反派揪斗他，他一味支吾以对，奈何他不得，斗毕回家，照样谈笑吃饭，问他揪斗是什么内容，他竟一切都茫然不记得了。

李老能够充分发扬身心各方面的许多长处。他脾胃气旺，因而从不择食，精粗都吃，而且吃得饱，故能大量摄取身体所需的各种营养，以充实自己。他腰腿有力，因而他走路很快。他家住县后坊，几十年都在城外上班，快步也要走 20 多分钟，一天来回 4 次，等于运动锻炼 1 个多小时。李老更大的长处，是他的乐业思想，以治病救人为乐，不管严寒盛暑，病人越多，他诊病的劲头也越大，直至逝世前 1 个月，还支撑着为来求诊者处方下药。李老善诗能文，工余之暇，他把心情寄托在诗文上。他诗思敏捷，见景生情，一挥而就，我们说他比曹植的七步成诗还要快，称他做"李六步"。他经常全神贯注地撰写大量医学论文，这既为发扬中医学术作出了贡献，又能在自己的生命盘中添上了长寿的砝码。

患有心血管病的朋友们，只要你能扬长避短，也可以像这三位老人一样健康长寿。

漫谈服食人参

听说我国人参的销售量以广东为多，而广东又以珠江三角洲一带为最。我从医 50 年来所见，东莞人确实喜欢食参，但方法却不大讲究，故在此谈谈我个人一些看法。

人参品种甚多，以长白山野山人参（俗称大山抄参）功力最大，确能"回元气于无何有之乡"；但价昂不易得，除急重病外，一般不常用。常用的是园参，即用人工栽培者，如吉林人参（包括新开河参、边条参）和朝鲜人参（高丽参）。广东人一向认为高丽参的功力大于吉林参，这是一种误解。东北的老中医曾对我说："你们广东人有钱，以为高丽参价钱贵，就是好东西。其实，人参的本家长白山，主峰在我国吉林，朝鲜半岛只是山脉的伸延，吉林人参才是正牌的地道货。东北中医治病救人，一向用吉林参，绝少用高丽参。"近年我国经过多次科学研究，证实新开河参所含的有效成分都较高丽参为高，因此我的处方也绝少用高丽参，而改用新开河参，确能应手取效。

此外，还有花旗参（洋参），论补性虽不及吉林参，却长于生津液、清虚火，宜于阴虚有火之人。

中医最古老的药学著作《神农本草经》论述人参，除有"除邪气"的作用外，还能"补五脏，安精神，开心，明目，益智，久服轻身延年"。由此可知，人参既是治病的良药，又是保健的珍品。由于用来治病和用来保健的需要不同，人参的服食方法也有所差异。

如果用人参治病，应把它放在参盅里，每10克加水60毫升，隔水蒸炖。吉林参炖90分钟，花旗参炖30分钟即可，不能认为炖得越久越出味，加热过久，一部分有效成分会被破坏。参炖好后，取汁去渣，与煎好的其他中药液一起兑匀，按医嘱，一次或多次分服。有相当多的人，认为人参是补的，中药是"泻"的，应该分开服食；甚至上午服药，晚上食参，这是很不科学的。用药如用兵，陆海空三军，步炮装甲各兵种，紧密配合，才能克敌制胜。中医处方是按君、臣、佐、使的原则配伍，使诸药协调，发挥作用。例如著名的"补中益气汤"，用人参、黄芪，与升麻、柴胡配伍，能治许多"中气不足，清阳不升"的疾病，科研机构以前曾做过一个有趣的实验：把这4种药物分开使用，都没有"升举阳气"的作用，把4者合起来使用，"升举阳气"的作用就十分明显，由此可知中药配伍之妙。古往今来，用人参治病的方剂不下千百首，除了"独参汤"外，其余都是与其他中药一同服食，从来没有人提出过把人参单独服食，使其孤军作战的道理。

人参作为保健之用，服食方法很多，既可单独用，又可与其他中药同用。

最普通的方法，是传统的炖服法。如上文所述，每次要炖90分钟，服用一两次不怎么样，常用便觉麻烦。我认为，急重病服参，应去渣不用，而慢性病和保健用参，应该连渣服食。因此，我自己就用一种"速食法"：把切片的人参5~10克，加水1杯，煮沸5分钟，候稍温，加入少许蜜糖调味，连水连渣一起吃完。这样，既方便，又没有一点浪费。世俗食参弃渣，未免可惜，至于"渣能解参"之说，更是无稽之谈了。

最简便的方法是噙服。和我相熟的几位老中医就是这样食参的：每天早起，边晨运，边噙几片人参，慢慢嚼烂咽下。报载：我国著名文学家冰心老人，90岁尚能写作不辍，她的养生之道，其中一条也是常常吃几片洋参。这方法比我的速食法更简便。但两者各有优点，速食法用量稍大，可以间歇服食（每周1~2次），噙服法用量较少，宜于细水长流。

人参也可浸酒常饮。这方法的优点是人参可与其他中药共同发挥作用，又免去了煎药的麻烦。我曾向老干部介绍一张防治心血管病的药酒方，现抄录于下：

新开河参（补心气）30克，桂圆肉（养心血）30克，丹参、田七（活血化瘀）各15克，蒸熟晾干，用50度米酒1000克，浸半个月后可取饮。每天一两匙，少饮有益无害。此酒有营养心肌，调整血压，改善心率，抗血凝和降血脂作用，不寒不燥，可以久服。

最后，谈谈食参忌口（广东称戒口）问题。我认为，除了因病用参，须遵医嘱戒口外，一般不须严格戒口，禁忌过多，反而影响食欲，又会导致营养失调。世俗说食参须戒鱼腥、蔬菜，少则3天，多则7日，这是毫无根据的。历代本草以至现代中药学著作，都没有人参禁忌鱼腥、蔬菜的记载。反而，人参与龟板、鳖甲同用是著名的补益剂，洋参炖鳢鱼能治阴虚型高血压，与冬瓜同用可治消渴，与丝瓜络同用，能生津解暑，这都是彰彰可考的。因此食参不必戒食鱼腥、蔬菜。至于莱菔（萝卜）解参之说，古籍不载。清代名医徐灵胎治一病人，前医误诊为虚证每日服人参三钱，已费千金，竟至昏迷，身强如尸，遍体生痰核以千计。徐氏用莱菔子为末，和入中药汤剂治之，三日能言，五日能坐，一月能行，半年痰核全消，此病误用人参补住痰火，莱菔子善于下气消痰，故能治愈。萝卜下气，服参期间，禁食萝卜，也有道理。此外，没有什么严格禁食的了。

年谱

　　1938 年 9 月至 1941 年 12 月，日寇侵华，莞城论陷，丧父、破产、失学，在家自学中医。

　　1942 年 1 月至 1949 年 12 月，在莞城开业中医，加入东莞县中医公会，主持日常工作。

　　1950 年 3 月，新中国成立后，中医公会改组，任理事长。

　　1950 年 5 月至 1955 年，当选为莞城镇人民代表会议常务委员，至 1955 年宪法颁布普选开始时。

　　1952 年 6 月至 1958 年 8 月，成立新生中医联合诊所，任所长，直到 1958 年 8 月莞城卫生院成立。

　　1956 年 9 月，当选为中国人民政治协商会议东莞县第一届委员会常务委员。

　　1958 年 8 月，莞城卫生院成立，主持留医部工作。

　　1958 年 9 月，当选为中国人民政治协商会议东莞县第二届委员会常务委员。主持开办东莞县第一届中医学徒班。

1959 年 4 月，在《广东中医》发表两篇麻疹论文，被中国科学院科学情报研究所选采，译为外文文摘，在苏联医刊发表。

1959 年 12 月，先后被评为东莞县特等先进卫生工作者，佛山地区特等先进卫生工作者，广东省一等先进卫生工作者。

1960 年 7 月，被评为广东省文教战线先进工作者，出席广东省文教群英会。

1962 年 4 月，当选为中国人民政治协商会议东莞县第三届委员会常务委员。

1962 年 9 月，主持开办第二届中医学徒班。

1965 年 9 月，上书广东省卫生厅要求成立东莞县中医院获得批准，东莞县中医院于 1965 年 12 月 1 日正式成立。

1966 年 9 月至 1969 年 4 月，文革开始，被批斗、囚禁长达 2 年 7 个月，后在革命干部和贫下中农强烈要求下获得"解放"，恢复医疗工作。

1972 年 8 月，被委任为中医院科研组长，并主管留医部工作。

1973 年 7 月，主持开办第三届中医学徒班。

1973 年 10 月至 1975 年 9 月，先后两次被评为东莞县卫生先进工作者。

1976 年 6 月，主持开办第四届中医学徒班。

1977 年 12 月，当选为中国人民政治协商会议广东省第四届委员会委员。

1978 年 8 月，任东莞县中医院副院长。

1978 年 12 月，广东省人民政府授予"广东省名老中医"称号。

1980 年 5 月，当选为中国人民政治协商会议东莞县第四届委员会副主席。

1980 年 12 月，评定为副主任中医师，从 1959 年至 1980 年在医刊发表学术论文 29 篇。

1983 年 1 月，当选为中国人民政治协商会议广东省第五届委员会委员。

1983 年 6 月，参加中国共产党。

1984 年 4 月，当选为中国人民政治协商会议东莞县第五届委员会副主席。

1984 年至 1986 年，多次被评为县、地优秀共产党员、科技先进工作者、省卫生先进工作者。

1986 年 12 月，卫生部授予"全国卫生文明先进工作者"称号。

1987 年 11 月，评定为主任中医师，从 1980 年至 1987 年在医刊发表学术论文 14 篇。

1988 年 1 月，当选为中国人民政治协商会议广东省第六届委员会委员。当选为东莞市中医学会理事长，直到现在。

1988 年 8 月，任东莞市中医院名誉院长。

1989 年，向广东省委书记林若上书，请求迅速成立广东省中医药管理局，引起省委重视。不久，省中医药管理局正式成立。受到林若同志的亲切接见。

1990 年 5 月，第一部专著《常用方歌阐释》出版。

1990 年 10 月，代表广东省出席全国继承老中医药专家经验拜师大会。

1991 年 7 月，国务院批准享受政府特殊津贴。

1991 年 8 月，第二部专著《竹头木屑集》出版。

1992 年 3 月，应聘为广州中医药大学兼职教授；广东省中医药专家委员会顾问；广东省中医药学会仲景学说委员会顾问。

1993 年 6 月，当选为东莞市科学技术协会第四届名誉主席。

1995 年 8 月，第三部专著《何炎燊临证试效方》出版。

从 1987 年至 1995 年在医刊发表学术论文 18 篇。

1995 年 9 月，东莞市档案局建立全市第一个名人档案《何炎燊档案》。

1996 年 2 月，中央电视台于 2 月 2 日《天涯共此时》节目中介绍何炎燊生平及学术成就。

1997 年 12 月，当选为东莞市科学技术协会第五届名誉主席。

1998 年 7 月，第四部专著《双乐室医集》出版。

1998 年 9 月至 1999 年 4 月，由马凤彬等人研究整理的《中医名家何炎燊临症经验与学术思想研究》被东莞市科委评为科技进步一等奖，被广东省中医药管理局评为科技一等奖。